Le grand livre de

l'homéopathie familiale

V. Fabrocini

Le grand livre de l'homéopathie familiale

ÉDITIONS DE VECCHI S.A.
52, rue Montmartre
75002 PARIS

Malgré l'attention portée à la rédaction de cet ouvrage, l'auteur ou son éditeur ne peuvent assumer une quelconque responsabilité du fait des informations proposées (formules, recettes, techniques, etc.) dans le texte.
Il est conseillé, selon les problèmes spécifiques – et souvent uniques – de chaque lecteur, de prendre l'avis de personnes qualifiées pour obtenir les renseignements les plus complets, les plus précis et les plus actuels possible.

Traduction de Frédéric Delacourt

Imprimé en Italie

TABLE DES MATIÈRES

DEUXIÈME PARTIE : L'ENFANT ET L'ADOLESCENT

TROISIÈME PARTIE : DE LA JEUNESSE À LA VIEILLESSE :
LA SANTÉ À L'ÂGE ADULTE

PRÉFACE

Mon *Cours d'homéopathie* publié par les Éditions De Vecchi en 1996 m'a permis d'instaurer un dialogue direct (avec un plaisir réciproque) avec les lecteurs et le grand public intéressé par l'homéopathie, aussi bien en France qu'en Italie et en Espagne.
Ce nouveau livre élargit le cadre de ce sujet entamé il y a déjà quelque temps, puisqu'il s'adresse à toute la famille : le nourrisson, l'adolescent, le jeune adulte, l'adulte et la personne âgée.
À chaque âge correspond un remède lié à un trouble précis ; à chaque personne, un remède qui tient compte de ses symptômes physiques, émotionnels et mentaux, de son caractère, de son tempérament et de ses prédispositions à contracter certaines maladies (bioterrain pathologique).

STRUCTURE DU LIVRE

La structure de ce livre permet d'obtenir un **diagnostic de remède** selon les canons hahnemanniens classiques. Toutefois, les symptômes et les maladies sont non seulement décrits du point de vue homéopathique, mais aussi selon les critères de la médecine universitaire, hospitalière et ambulatoire.
Toute thérapie qui prétend « intégrer » la thérapie officielle tombe en effet dans la négligence, l'imprudence et l'inexpérience, car elle sous-évalue la médecine universitaire et son immense bagage de connaissances, ses données tirées d'appareils sophistiqués et de multiples examens de laboratoire.
L'homéopathie exige de la connaissance, de la promptitude, de l'habileté, de la prudence. Ce n'est pas une panacée miraculeuse, exclusive, unique.

COMMENT UTILISER CE LIVRE ?

Si vous recherchez un symptôme ou une maladie, pour vous ou un de vos proches, vous le trouverez en consultant l'**index**. Vous prendrez connaissance de la définition de la maladie, de ses symptômes et de ses signes, ainsi que de son évolution et de ses complications.
Quand vous examinerez la série de remèdes homéopathiques proposée pour vous soigner, illustrée symptôme après symptôme, vous pourrez rencontrer deux cas de figure :
– l'administration d'un seul remède à la fois (**exclusif**) peut faire disparaître le symptôme ou la maladie s'il reflète un cadre de similitude totale (***simillimum***) par rapport aux symptômes du malade, lesquels peuvent aussi bien être **psychiques** que **physiques**, généraux que locaux ;
– en cas d'absence de remède *simillimum*, il faut choisir deux remèdes présentant des similitudes partielles (**similaires**), mais

qui reflètent à eux deux les symptômes du malade ; ils doivent alors être pris en alternance (**pluralisme** ou **alternance**).
Pour chaque remède, vous trouverez les indications souhaitées avec la dilution et la posologie qui conviennent.

CARTE D'IDENTITÉ DES REMÈDES PROPOSÉS

Les remèdes homéopathiques que je vais vous soumettre sont certifiés par l'impressionnante expérimentation pathogénétique et clinique internationale cataloguée dans le *Répertoire de Kent* (1877), qui comprend 65 000 symptômes, et surtout le prestigieux *Répertoire de synthèse du docteur Frederik Schroyens* (1993) mis à jour, qui, avec ses 180 000 symptômes, est le plus complet à l'heure actuelle.
Vous ne trouverez pas, comme en allopathie, un seul médicament « standard » valable pour tous ceux qui présentent le même symptôme ou la même maladie. Ici en effet, les remèdes sont personnalisés : chacun d'eux reflète par similitude un « **type** » de malade, un individu qui réagit à la maladie à sa façon.
L'homéopathie soigne le malade **en copiant**, dans son **remède similaire**, les modalités et les symptômes, entièrement personnels, par lesquels chaque malade répond physiquement et moralement à sa maladie.

L'AUTOMÉDICATION ALLOPATHIQUE RESPONSABLE

L'automédication responsable qui consiste à acheter des médicaments sans ordonnance médicale est une pratique courante et encouragée par l'Organisation mondiale de la santé afin que chacun apprenne à se prendre en charge et que les dépenses publiques de santé soient réduites.

NÉCESSITÉ SOCIOSANITAIRE D'UNE AUTOMÉDICATION HOMÉOPATHIQUE

Un des objectifs de ce livre est de favoriser une automédication homéopathique responsable, véritable nécessité sociosanitaire.
Il est désormais permis aux médecins généralistes ou spécialistes de rendre publique leur compétence en homéopathie en mentionant sur leur plaque et sur leur papier à en-tête une **orientation en homéopathie** mais les **laboratoires homéopathiques** ne sont pas autorisés à joindre au remède une notice explicative comprenant toutes les indications qui sont nécessaires pour le patient.
Certaines revues sont venues à notre secours en publiant des guides « pratiques » malheureusement un peu limités. De nos jours, le citoyen qui veut se soigner avec l'homéopathie est obligé de « se débrouiller », la nécessité faisant loi.
La grande majorité des médecins refuse de prendre en considération les pratiques alternatives, parmi lesquelles l'homéopathie. Le Code de déontologie précise pourtant qu'un médecin diplômé « est libre de ses prescriptions qui seront celles qu'il estime les plus appropriées en la circonstance ».
Il existe toutefois des articles de ce même Code de la déontologie qui donnent une interprétation plus restrictive de cette liberté de prescription.
Ainsi, l'article 19 : « L'emploi sur un

malade d'une thérapeutique nouvelle ne peut être envisagé qu'après les études biologiques adéquates, sous une surveillance stricte, et seulement si cette thérapeutique peut présenter pour la personne un intérêt direct. »

À la lumière de ces articles, je pense que l'automédication homéopathique est la meilleure solution aujourd'hui pour qui veut se soigner par l'homéopathie. Ce choix devrait également s'imposer aux médecins qui, n'étant pas certains de pouvoir guérir un patient, prescrivent des faux remèdes, misant uniquement sur la suggestion (**effet placebo**). Après avoir informé le patient sur son état pathologique et obtenu de lui un accord explicite (un « contrat de confiance » en quelque sorte), ils devraient le soigner par l'homéopathie.

LES MÉDICAMENTS HOMÉOPATHIQUES D'UN POINT DE VUE LÉGAL

Aucune ordonnance n'est nécessaire pour acheter des médicaments homéopathiques. Ils peuvent être vendus par le pharmacien à toute personne qui en fait la demande, comme tous les **médicaments sans ordonnance**.

En effet, l'exercice de l'homéopathie est actuellement admis par les autorités sanitaires.

Les visites chez des médecins homéopathes sont remboursées tout comme, depuis 1948, les médicaments homéopathiques réglementés.

L'absence d'ordonnance est due au caractère absolument inoffensif des remèdes administrés, qui contiennent des substances à des doses très faibles ou infinitésimales.

LA PRESCRIPTION HOMÉOPATHIQUE

Il existe deux techniques de prescription homéopathique classique.

1. Une dose unique 200K d'un remède unitaire, similaire, suivie d'une prescription placebo, pendant 60 jours.

C'est une technique anachronique, dépassée par l'évolution de la médecine. Elle ne repose que sur les **symptômes subjectifs** qui ressortent du dialogue avec le patient. Elle ne prend pas en considération les signes de la maladie ni les examens effectués en laboratoire ou avec des appareils sophistiqués, négligeant ainsi les progrès et la coopération apportés par l'allopathie. Elle repose sur une **prescription routinière** du remède **placebo**, banalisant l'acte médical et ignorant les problèmes du malade.

D'un point de vue pénal, cette technique peut aller jusqu'à la **non-assistance à personne en danger**, si une maladie lésionnelle présente n'a pas été diagnostiquée.

2. Une prescription exclusive ou en alternance jusqu'à la guérison, avec des dilutions hahnemanniennes (DH, CH, LM) présentant une puissance unique ou bien progressive, sans placebo.

C'est cette voie que j'entends illustrer dans ce livre. Elle tient compte de l'évolution scientifique de la médecine, de la **totalité** symptomatologique de la personne ; elle la soigne en commençant par le traitement ponctuel de la maladie, afin de permettre la **récupération énergétique** du malade.

L'apport de la médecine conventionnelle est indispensable.

Le médecin prescripteur se trouve en outre à l'abri de tout contentieux.

À QUEL MOMENT FAUT-IL FAIRE APPEL AU MÉDECIN ?

Quand on souhaite effectuer une visite plus conventionnelle.
Quand on a besoin des paramètres de la médecine universitaire officielle pour effectuer un **diagnostic de maladie**.
Quand l'enquête médicale nécessite des examens instrumentaux et de laboratoire. Tout cela n'est possible qu'avec la médecine conventionnelle.
Si le médecin est également homéopathe, bien préparé au dialogue hahnemannien, le patient peut aussi se faire examiner pour obtenir un diagnostic-remède homéopathique et être rassuré sur le choix d'un remède adapté à son cas.
Le patient sera informé par le médecin sur les avantages et les inconvénients des deux thérapies : allopathie et homéopathie. Il décidera alors, en arbitre de sa propre santé, quel remède choisir, signant une sorte de « contrat de confiance ».

UN CADEAU DE LA PROVIDENCE QUI NE SERT PLUS !

« Un cadeau de la providence » : c'est ainsi qu'Hahnemann a défini le **placebo**.
À cette époque obscurantiste, « les méthodes thérapeutiques reposaient sur la base de suppositions stériles et d'hypothèses personnelles extravagantes, sans jamais interroger honnêtement la nature, sans jamais suivre l'expérience, en un mot, sans aucune objectivité » (*Organon*, 54, 1810). Au milieu de ces pratiques routinières et superstitieuses, le placebo représentait une prescription indispensable pour tous les médecins allopathes mais également pour les **pionniers de l'homéopathie** ; ceux-ci disposaient encore de peu de remèdes et rencontraient de grandes difficultés pour dialoguer avec des patients parfois incultes, incapables d'exprimer d'une façon intelligible leurs symptômes subjectifs.

LES AVANTAGES D'UNE ENTENTE MÉDECIN-PATIENT

L'automédication responsable et le « contrat de confiance » présentent d'indéniables avantages socioculturels et sociosanitaires, pour le patient comme pour le médecin homéopathe. Ce dernier pourrait d'ailleurs être défini comme un pionnier courageux qui va à contre-courant de la très grande majorité de ses collègues allopathes traditionnels.
Le fait que le patient soit préparé à l'automédication homéopathique est également un bon moyen pour que le dialogue médecin-patient débouche sur une collaboration réciproque, équilibrée, concrète et féconde, propre à éviter les erreurs de diagnostic et les ambiguïtés dans l'administration des remèdes.
Cette attitude met également fin (enfin !) à la pratique anachronique du **remède placebo**, faux médicament facteur d'illusion et de désillusion, qui pousse à la paresse intellectuelle et à une éthique professionnelle de désengagement.

Pour plus de renseignements, le lecteur peut écrire aux Éditions De Vecchi qui transmettront son courrier à l'auteur.

INTRODUCTION

LA NÉCESSITÉ D'UNE PETITE PHARMACIE FAMILIALE

Si vous voulez être à la fois prévoyant et prudent, je vous conseille de vous constituer une petite pharmacie familiale. Il est très utile de disposer de remèdes à l'action ponctuelle pour pouvoir les utiliser rapidement en cas d'urgence ou de besoin. Ainsi chez les **enfants**, et notamment les **très jeunes enfants**, l'expression de la force vitale, associée à la vivacité et à la violence de la circulation, entraîne de grandes probabilités d'inflammation. La maladie s'étend rapidement dans tout l'organisme et provoque des troubles soudains et alarmants, susceptibles de s'aggraver si l'on n'intervient pas rapidement. Il faut agir vite car l'action d'un remède homéopathique, énergétique par excellence, est proportionnelle à la rapidité de son administration.
De même, chez les **personnes âgées** sujettes à des pathologies chroniques souvent dégénératives, il est essentiel, quand l'âge l'exige, d'administrer certains remèdes naturels : même si la personne est en bonne santé, ils permettront de maintenir son tonus vital, l'élasticité de ses réflexes et sa bonne humeur.

MODES D'ADMINISTRATION

En raison de leur aspect pratique, nous vous proposons d'utiliser les **granules** ou les **globules**, qu'il faut absorber à travers la muqueuse linguale, parfaite éponge vivante, en les faisant fondre précisément sous la langue.
L'administration de **comprimés** que l'on suce calmement, sans les mâcher, est aussi conseillée. Les granules, globules et comprimés peuvent également être dissous dans de l'eau ou du lait et bus à petites gorgées en une vingtaine de secondes.
Les remèdes peuvent enfin être confectionnés sous forme liquide, en ampoules, et être administrés en **gouttes** que l'on dilue dans un peu d'eau ou de lait.

DOSES, HORAIRES ET INTERVALLES ENTRE DEUX PRISES

Doses : 5 granules ou 1 seule dose de globules ou 1-2 comprimés ou 10-20 gouttes à la fois.

Meilleur horaire : le matin au réveil et le soir, avant de se coucher. Quand la fréquence d'administration est plus importante, on peut aussi prendre les remèdes 30 minutes avant les repas.

Maladies aiguës : il faut prendre les remèdes toutes les 15-20-30 minutes ; s'il n'y a pas urgence, toutes les 2-3-4 heures.

Maladies chroniques : toutes les 12-24-48 heures.

Il faut également tenir compte du **type de dilution** (décimale ou centésimale) et de la dynamisation ou puissance du remède. Les dilutions **décimales (DH)** agissent vite et superficiellement. Il faut les administrer d'une façon plus rapprochée que les dilutions **centésimales (CH)**, dont l'action est plus lente mais plus incisive et plus durable. Les intervalles entre deux prises sont proportionnellement plus importants quand la **puissance**, basse, moyenne ou élevée, augmente.
Les administrations sont espacées progressivement, en fonction de l'amélioration, jusqu'à la guérison.

QUELQUES PRÉCISIONS SUR LES PUISSANCES INDIQUÉES

Il m'a paru utile, pour qu'aucun doute ne subsiste, d'indiquer de temps à autre la puissance ou la dynamisation du remède à administrer.
Ainsi, quand j'indique **Antimonium crudum** (de **4CH** à **7CH** à **12CH**), il faut partir de **4CH**, la puissance inférieure, et l'utiliser pendant quelques heures ou quelques jours, selon la persistance de la maladie. Il faut ensuite passer à **7CH** pour que l'organisme fournisse une réponse en profondeur et, au bout de quelques jours, terminer par **12CH**, dans le but de consolider et d'améliorer la guérison sur un plan énergétique global.
Cette technique repose sur la méthode thérapeutique progressive des **puissances échelonnées**, de l'inférieure à la supérieure. La guérison du malade est interprétée comme une montée progressive, « améliorante », du symptôme physiquement localisé dans le tissu de l'organe, au symptôme physiquement général qui concerne l'ensemble de l'organisme, et enfin au symptôme psychique, mental, émotionnel, qui recouvre la totalité énergétique de la personne : l'esprit et le corps du patient sont soignés d'une façon indissociable.
Cette technique atténue les réactions excessives (ce que l'on appelle « aggravation homéopathique ») qui peuvent survenir après les premières prises de remède, chaque fois que la réactivité du malade à ce remède est positive.

première partie

le nourrisson

LA DIARRHÉE DU NOURRISSON

DIARRHÉE AIGUË

Il est normal qu'un nourrisson alimenté au sein connaisse de quatre à sept évacuations par jour, jaune verdâtre et semi-liquides. L'enfant allaité artificiellement peut présenter de quatre à six évacuations de selles semi-liquides par jour. Ce qui importe, c'est que la croissance constitutionnelle soit régulière et que les évacuations fécales diminuent et cessent vers 4 ou 5 mois, lorsqu'on introduit des aliments solides dans l'alimentation. Si cela n'est pas le cas, il faut vérifier que ces évacuations ne sont pas associées à de l'anorexie, des vomissements, une baisse ou une stagnation du poids, une présence de mucus ou de sang.

TRAITEMENT DE LA DIARRHÉE AIGUË

Parmi les remèdes qui suivent, il faut administrer le ***simillimum***, c'est-à-dire celui qui présente le plus de similitudes (similitude totale) avec les symptômes du nourrisson.
Si les remèdes disponibles ne reflètent pas **à eux seuls** les symptômes du cadre clinique observé, on administrera en alternance deux remèdes complémentaires ayant une similitude partielle (**similaires**) : ils formeront ensemble une similitude totale, ou s'en approcheront tout du moins le plus possible.

MÉDICAMENTS DISPONIBLES

On prescrira le remède similaire 1 fois par jour le matin, ou les deux remèdes les plus « semblables » 2 fois par jour en alternance.

Antimonium crudum
de 4CH à 7CH à 15CH

- Diarrhée aqueuse mêlée à du lait caillé.
- Diarrhée due à un excès alimentaire.
- Diarrhée abondante avec émission d'aliments non digérés.
- L'enfant est gourmand, irritable, de mauvaise humeur.

Arsenicum album
de 7CH à 9CH à 15CH

- Diarrhée d'origine infectieuse ou peu claire, ambiguë.
- Diarrhée aqueuse, de la couleur de l'eau sale.
- L'enfant est inquiet en se réveillant la nuit et/ou le matin.
- L'enfant est agité et plaintif, même pendant son sommeil.
- L'état de l'enfant empire de jour en jour.
- Joues pâles, creusées, émaciées ; expression abattue.
- Aggravation générale pendant la nuit.

Calcarea carbonica
de 4CH à 7CH à 9CH

- Enfant atteint d'adénopathie, lymphatique.
- Diarrhée pendant la poussée dentaire.
- Selles incolores avec aliments non digérés.
- Selles acides avec irritation des fesses.
- Aggravation le matin après la tétée.

Chamomilla
de 4CH à 7CH à 15CH

- Diarrhée causée par le froid.
- Diarrhée pendant la poussée dentaire.
- Diarrhée avec douleurs coliques.
- Diarrhée aqueuse, écumeuse ou verdâtre, fétide.

➜ Diarrhée à l'odeur acide ou bien fétide.
➜ L'enfant est très irritable, capricieux, lunatique.
➜ L'enfant ne dort pas la nuit, veut être bercé dans les bras.

China
de 4CH à 7CH à 15CH

➜ Diarrhée après le sevrage du nouveau-né.
➜ Diarrhée surtout nocturne, accablante, déprimante.
➜ Selles abondantes, âcres, bilieuses, flatulentes.
➜ L'enfant est frileux et très irritable.
➜ Aggravation avec le froid.

Ipeca
de 4CH à 7CH à 9CH

➜ Selles diarrhéiques striées de sang.
➜ Selles diarrhéiques dues à une surcharge gastrique.
➜ Selles diarrhéiques dues à la chaleur estivale.
➜ Malaise disproportionné au cadre diarrhéique.

Niccolum metallicum
de 4CH à 7CH à 15CH

➜ Diarrhée causée par du lait non digéré.
➜ L'enfant a l'abdomen tendu, présente tympanisme et flatulence.
➜ L'enfant est sujet à des coliques flatulentes périodiques.
➜ L'enfant est nerveux, avec aggravation en cas de mouvement et après minuit.

Podophyllum peltatum
de 4CH à 7CH à 15CH

➜ Diarrhée à 4 heures du matin, avec douleurs abdominales.
➜ Diarrhée pendant la matinée.
➜ Diarrhée au moment de la poussée dentaire.
➜ Selles diarrhéiques pendant le sommeil.
➜ Diarrhée fétide, soudaine, abondante, aqueuse.
➜ Prolapsus rectal durant la diarrhée.
➜ Enfant somnolent, inquiet, avec aggravation le matin.

DIARRHÉE CHRONIQUE

DIARRHÉE CHRONIQUE NON SPÉCIFIQUE

Une diarrhée qui dure plus de 2 semaines est souvent due à plusieurs causes, plus ou moins connues.
Même si les évacuations journalières, de deux à cinq, deviennent abondantes, la croissance suit normalement son cours.
L'enfant a bon appétit. Il ressent parfois des douleurs abdominales gênantes avant l'émission des selles : celles-ci contiennent des aliments non digérés, sont malodorantes mais de consistance normale au début de la défécation, surtout le matin. La présence de sang est très rare, le mucus est abondant.
Si un des parents souffre d'une irritation du côlon, c'est un facteur génétique prédisposant important.

TRAITEMENT DE LA DIARRHÉE CHRONIQUE NON SPÉCIFIQUE

La thérapie doit commencer par un traitement « **de fond** ». C'est un remède essentiel pour assainir le terrain prédisposant et emprunter la voie de la guérison en favorisant les réactions de l'enfant envers d'autres remèdes plus adaptés à son cas, plus personnalisés.
Les autres médicaments homéopathiques peuvent avoir une action :
– **ponctuelle** : leur rôle est d'agir rapidement sur un symptôme ou un syn-

drome précis, comme par exemple *Argentum nitricum*, qui réduit les borborygmes et les flatulences, ou bien *Asa foetida* qui atténue l'aérophagie (ingestion d'air) ;
– **drainante** : ils favorisent la fonction des organes émonctoires (reins, foie, intestin, poumons, peau) qui éliminent les déchets du métabolisme nuisibles pour la santé.

REMÈDES « DE FOND » CONTRE LA DIARRHÉE CHRONIQUE NON SPÉCIFIQUE

Il faut prescrire, parmi les remèdes suivants, celui qui présente une similitude avec les symptômes rencontrés. La prise de doses de globules d'une puissance croissante (**7CH**, puis **9CH**, puis **15CH**) doit être effectuée 3 matins de suite.

Arsenicum album

➡ Nourrisson prédisposé aux troubles intestinaux insidieux.
➡ Langue blanche ; diarrhée et vomissement simultanés.
➡ Diarrhée abondante, dysentérique, accablante.
➡ Selles aqueuses, glaireuses, jaunes ou foncées, fétides.
➡ Aggravation après avoir mangé et la nuit.
➡ Enfant maigre, nerveux, irritable, agité.

Calcarea carbonica

➡ Prédisposition diarrhéique avec intolérance au lait.
➡ Vomissement de caillots de lait acide, selles blanchâtres.
➡ Abdomen volumineux, lenteur dans les mouvements, enfant frileux.
➡ Consolidation osseuse tardive, hyperhidrose à la tête et aux pieds.
➡ Nourrisson un peu pleurnicheur, impressionnable.

Lycopodium

➡ Ventre gonflé avec flatulences excessives et borborygmes.
➡ Diarrhée le matin ; de 16 à 20 heures ; après avoir mangé.
➡ Selles abondantes expulsées avec violence, soudainement.
➡ Selles à l'odeur fétide, âpre, acide, avec présence d'aliments non digérés.
➡ Faim vorace, y compris nocturne, apaisée dès les premières tétées.
➡ Humeur promptement irritable, colérique ; larmes faciles.
➡ Aggravation après avoir mangé et dans l'après-midi de 16 à 20 heures.
➡ Amélioration en éructant et en expulsant les gaz abdominaux.

Psorinum

➡ Nourrisson maigre, maladif, très frileux.
➡ Enfant montrant un bon appétit, vorace, surtout la nuit.
➡ Gonflement abdominal ; flatulences brûlantes en déféquant.
➡ Diarrhée nocturne de 1 à 4 heures du matin, même en dormant.
➡ Selles aqueuses et horriblement fétides.

Sulfur

➡ Nourrisson énergique et au visage bien coloré.
➡ Rougeur des joues et des orifices naturels (lèvres, narines, anus).
➡ Bon appétit et même appétit exagéré à 11 heures du matin.
➡ Abdomen relâché, sensible, endolori et douloureux.
➡ Borborygmes accompagnés de douleurs coliques et de diarrhée matinale.
➡ Diarrhée matinale indolore, en alternance avec de la constipation.
➡ L'enfant crie quand on le lave.
➡ Aggravation avec la chaleur du lit, la nuit.

DIARRHÉE CHRONIQUE SPÉCIFIQUE (SYNDROME DÛ À UNE MAUVAISE ABSORPTION)

En cas de **syndrome dû à une mauvaise absorption**, le nourrisson montre des signes cliniques de souffrance et de malnutrition. Ses selles sont plus abondantes et plus grosses que d'habitude. Son poids baisse ou n'évolue plus.
Maladies spécifiques à soigner : mauvaise absorption, entéropathies dues au gluten ; gastro-entérites dont l'étiologie est allergique.
Il faut avoir recours au médecin et au traitement allopathique ! On associe des médicaments homéopathiques pour soutenir l'organisme contre la maladie et pour compenser les effets indésirables du traitement allopathique.

REMÈDES DE SOUTIEN À LA THÉRAPIE ALLOPATHIQUE POUR SOIGNER LA DIARRHÉE SPÉCIFIQUE

Il faut prescrire 2 fois par jour, en alternance, les deux remèdes à **9CH** similaires aux symptômes du nourrisson.

Antimonium crudum

➜ Diarrhée des enfants, aqueuse, mélangée à du lait caillé.
➜ Selles composées d'aliments non digérés (**lientérie**).
➜ Douleurs à l'anus, protrusion rectale après avoir déféqué.
➜ Enfant glouton, irascible, scorbutique, revêche.
➜ L'enfant ne supporte pas d'être regardé ni touché.

Chamomilla

➜ Dans les crises diarrhéiques douloureuses au moment de la poussée dentaire.
➜ Diarrhée aqueuse, muqueuse, verdâtre.
➜ Diarrhée chez le nouveau-né coléreux, capricieux, ayant très mauvais caractère, qui ne se calme que quand il est pris dans les bras ou bercé.

China

➜ Chez le nouveau-né et le nourrisson, même après le sevrage, surtout dans les cas d'intolérance au gluten.
➜ Météorisme intense, borborygmes, flatulences.
➜ Diarrhée indolore, immédiatement suivie par un état de faiblesse.
➜ Diarrhée avec coliques flatulentes, lientériques, nauséabondes.
➜ Diarrhée après la rougeole et d'autres maladies exanthématiques.
➜ Diarrhée au moindre écart quantitatif alimentaire.
➜ Enfant prédisposé aux troubles gastriques, à l'aérophagie.
➜ Digestion difficile, atonique ; éructations après avoir bu du lait.

Helleborus niger

➜ Diarrhée essentiellement muqueuse, gélatineuse, abondante.
➜ Diarrhée aqueuse, claire, tenace, incolore.
➜ Diarrhée pendant la poussée dentaire, suivie de constipation.
➜ Nourrisson ou enfant faible et délicat, irritable.

Magnesia carbonica

➜ Diarrhée due à une intolérance au lait, précédée de colique.
➜ Diarrhée verdâtre, acide, aqueuse, écumeuse, abondante.
➜ Enfant faible, nerveux, maigre, épuisé.
➜ Enfant prédisposé aux verminoses (ascaris).

Magnesia muriatica

➜ Diarrhée chez les enfants nerveux, asthéniques, déminéralisés.
➜ Diarrhée chez les enfants prédisposés aux verminoses.
➜ Selles aqueuses, acides, jaunes, vertes, lientériques.
➜ Nouveau-né ou enfant asthénique, nerveux, qui souffre d'une mauvaise digestion (dyspepsie atonique).

Natrum carbonicum

➜ Diarrhée due à l'intolérance au lait, en alternance avec de la constipation.
➜ Diarrhée avec douleurs abdominales de type crampes et besoins urgents.
➜ Diarrhée par giclées avec selles flatulentes, acides, fétides.
➜ Nouveau-né ou enfant asthénique, nerveux, qui souffre d'une mauvaise digestion (dyspepsie atonique).

Silicea

➜ Diarrhée pendant la poussée dentaire.
➜ Diarrhée chez les enfants déminéralisés, fluets, délicats.
➜ Diarrhée chez les enfants très timides, apeurés par la présence d'étrangers.

LA POUSSÉE DENTAIRE

UNE ÉTAPE IMPORTANTE

L'apparition des premières dents de lait est une étape importante dans la vie d'un enfant parce qu'elle marque un tournant dans son alimentation et dans son caractère, en ouvrant la voie à un processus de développement et d'adaptation.
D'anciennes croyances populaires attribuent à la poussée dentaire la responsabilité de nombreux troubles. Il faut au contraire observer avec objectivité ce phénomène qui est tout à fait naturel et nécessaire pour l'organisme : on sera ainsi en mesure de reconnaître une maladie, ou de corriger par un traitement approprié certains troubles spécifiques qui peuvent accompagner la poussée dentaire.

SYMPTÔMES À OBSERVER

Les symptômes précoces de l'apparition imminente d'une dent sont les suivants : l'enfant salive abondamment, bave continuellement, porte les mains à sa bouche, suce son pouce et serre des objets durs contre ses gencives.
L'apparition d'une dent s'accompagne d'un sentiment de malaise, d'inquiétude, d'agitation : l'enfant pleure pour un rien, repousse sa nourriture ou dort moins ; sa température monte parfois jusqu'à 38-38,5 °C et il peut présenter des évacuations diarrhéiques non spécifiques. Il ne faut pas oublier que les troubles liés à la poussée dentaire coïncident souvent avec le changement de régime alimentaire et avec d'autres troubles tels que gastrites, entérites, coliques, convulsions, etc.

QUAND UNE DENT PERCE

TRAITEMENT « DE FOND »

Il faut prescrire chaque jour pendant les symptômes et à intervalles réguliers une dilution liquide, à agiter avant l'emploi.

Chamomilla
de 9CH à 15CH à 30CH

Remède unique pour l'ensemble des symptômes

➔ Fièvre avec signes respiratoires, otite moyenne.
➔ Très forte salivation accompagnée d'une inflammation des gencives.
➔ Convulsions, diarrhée, gastrites, vomissement.
➔ Irritabilité, humeur capricieuse.
➔ Signe fréquent : une joue est rouge, l'autre pâle.

MÉDICAMENT PRÉFÉRENTIEL À ACTION PONCTUELLE

Il faut prescrire le remède similaire au cadre clinique rencontré, et l'administrer chaque jour, à intervalles réguliers, sous la forme d'une dilution liquide que l'on dynamisera à chaque fois.

Actaea racemosa (Cimicifuga)
15CH

➔ Nervosité accentuée, avec insomnie.
➔ Troubles de la poussée dentaire chez les nouveau-nés et les enfants.

Belladonna
15CH

➔ États convulsifs.
➔ Congestion fiévreuse avec gonflement.

Rheum officinale
9CH

➜ Quand la diarrhée représente le symptôme dominant et persistant.
➜ Si le nourrisson dégage une odeur acide malgré une bonne hygiène.

DIARRHÉE AIGUË, SYMPTÔME CLÉ

Il faut prescrire 1 fois par semaine le remède qui correspond à la situation indiquée.

Arsenicum album
15CH

➜ Chez les enfants déjà très inquiets.

Calcarea carbonica
15CH

➜ Au cours de la première année de l'enfant.

Podophyllum peltatum
15CH

➜ En cas de diarrhée soudaine, abondante, accompagnée de douleurs paroxystiques et d'un prolapsus de l'anus.

Silicea
15CH

➜ Chez les enfants déminéralisés.

POUSSÉE DENTAIRE IRRÉGULIÈRE

REMÈDES DE SOUTIEN

Il faut administrer 2 fois par jour en alternance, comme soutien tissulaire-organique, les remèdes organothérapiques suivants.

Dent
4CH

➜ Altérations de la poussée dentaire.

Gencive
9CH

➜ Gengivite.

Le remède organothérapique a une double fonction :
– « nourrir » le tissu dentaire et gingival ;
– faire converger sur le tissu spécifique l'action synergique des autres remèdes homéopathiques prescrits à l'enfant, dans la situation spécifique dans laquelle il se trouve.

Quand les dents « **percent tard** », cela peut provenir :
– d'un manque de calcium et de vitamine D qui se traduit par une circonférence crânienne de l'enfant supérieure à la moyenne : il faut donc prévoir une thérapie qui comble les carences ;
– d'une tendance familiale (une circonférence crânienne normale indique que l'absorption de calcium et de vitamines est suffisante). Dans ce cas, les remèdes organothérapiques suffisent.

REMÈDES HOMÉOPATHIQUES SIMILAIRES À LA CONSTITUTION DE L'ENFANT

Il faut prescrire 1 fois par jour le remède approprié, en fonction du **biotype** auquel appartient l'enfant.

Calcarea carbonica

Biotype carbonique
➜ Retard dans la poussée dentaire et dans la marche.
➜ Convulsions durant la poussée dentaire.
➜ La fontanelle et les sutures crâniennes tardent à se refermer.
➜ Grosse tête, abdomen proéminent, jambes courtes.
➜ Enfant faible, lent, peureux, têtu.
➜ Tendance à grossir ; transpiration très abondante.
➜ Constitution bréviligne, carrée.

Calcarea fluorica

Biotype fluorique

➔ Petites dents, implantation irrégulière.
➔ Émail dentaire déficient ou absent.
➔ Odontalgie au contact des aliments.
➔ Déplacement incertain, oscillant.
➔ Enfant anxieux, peureux, manquant de confiance en soi, indécis.
➔ Constitution asymétrique, caractère instable.

Calcarea phosphorica

Biotype phosphorique

➔ Poussée dentaire difficile, ralentie ; caries très précoces.
➔ Enfant neurasthénique, pâle, mou, maladif.
➔ Rachitisme, trouble de la croissance, de l'ossification.
➔ Fontanelle ouverte, retard dans l'ossification.
➔ Constitution maigre, longiligne, lymphatique.

REMÈDES POUR SOIGNER LES DÉFAUTS PARTICULIERS

Il faut prescrire, sous forme de granules, de capsules ou de gouttes, le remède similaire aux symptômes rencontrés.

Aloe socotrina
4CH

➔ Dents coupantes sur le bord.
➔ Dents qui blessent la langue et les gencives.

China, Mercurius ou Staphysagria
4CH

➔ Dents noires.

Kreosotum
9CH

➔ Douleurs dentaires qui irradient dans les tempes.
➔ Dents en arête, cunéiformes.
➔ Carie prématurée, chute précoce des dents.
➔ Enfant irritable, jamais content.
➔ Enfant agité de 18 heures à 6 heures.

Luesinum (nosode)
15CH

➔ Petites dents, dents de Hutchinson (malformation des incisives médianes supérieures en une échancrure semi-lunaire du bord).
➔ Chez un enfant dont l'état empire la nuit.

Mercurius solubilis
4CH

➔ Dents grises.

Phosphoricum acidum
4CH

➔ Faiblesse, asthénie physique et psychique.
➔ Dans les troubles de la nutrition osseuse, les caries.

Psorinum
15CH

➔ Dents trop rapprochées.
➔ Enfant maigre, à l'aspect maladif.
➔ Enfant paisible le jour et agité la nuit.

Silicea
4CH

➔ Poussée dentaire ralentie chez un enfant déminéralisé.
➔ Enfant gracile, rachitique, présentant un gros abdomen.

Symphytum officinalis
3CH

➔ Pour favoriser la constitution des dents.
➔ Pour accentuer l'évolution de la poussée dentaire.

LA CROÛTE DE LAIT (eczéma atopique du nourrisson)

CARACTÉRISTIQUES

La croûte de lait est un terme populaire utilisé pour désigner l'eczéma du nourrisson, la dermatite séborrhéique atopique. Elle est généralement localisée sur le cuir chevelu et survient chez des nourrissons prédisposés à des manifestations d'exsudat.
Il est prouvé qu'il s'agit d'un signe de subsistance d'un terrain atopique (eczéma atopique, dermatite atopique). La croûte de lait est une maladie allergique, comme l'urticaire, la rhinite vasomotrice, l'asthme bronchique et l'œdème de Quincke.
Elle apparaît vers l'âge de 3 mois, sur le cuir chevelu et les joues, sous l'aspect d'un érythème rosé, prurigineux. La lésion a ensuite tendance à se desquamer en formant des croûtes jaunâtres avec des crevasses. D'autres régions cutanées peuvent être touchées, comme les cuisses et les bras, mais plus rarement. Il arrive souvent que des lésions provoquées par le grattement ou d'éventuelles infections se superposent à la croûte de lait proprement dite.

PHASES ÉVOLUTIVES

La croûte de lait présente quatre phases successives. Elles sont liées aux différents aspects de l'altération de l'épiderme et du derme, provoqués par l'augmentation de la perméabilité capillaire.
La phase **érythémateuse**, caractérisée précisément par un érythème diffus sur le cuir chevelu et sur le visage, est suivie d'une phase **vésiculeuse**, au cours de laquelle de fines vésicules donnent à la peau un aspect grêlé. Au cours de la troisième phase, ou phase de **transsudation**, la rupture des vésicules laisse échapper un liquide qui se coagule en croûtes miellées sur des lésions rouge brillant. Enfin, durant la phase de **desquamation**, la peau devenue sèche marque la fin de la maladie en se desquamant en croûtes fines.

TRAITEMENT HOMÉOPATHIQUE DE LA CROÛTE DE LAIT

PHASE ÉRYTHÉMATEUSE

Il faut prescrire des remèdes symptomatiques à action ponctuelle, en choisissant celui qui est similaire aux symptômes rencontrés et aux signes de la phase en cours, ou bien les deux remèdes les plus semblables en alternance.

Apis mellifica
de 7CH à 9CH à 15CH

➔ Peau de type peau d'orange ; rouge, piquante ; comme percée par de nombreuses aiguilles rougies ; érythème sur le cuir chevelu.
➔ Éruptions érythémateuses-œdémateuses, prurigineuses, brûlantes.
➔ Aggravation avec la chaleur, de 16 à 18 heures, au toucher.
➔ Amélioration avec des applications froides locales.
➔ Enfant pleurnicheur, méfiant, maladroit, maladif.

Belladonna
de 4CH à 9CH à 12CH

➔ Peau rouge, chaude, palpitante, prurigineuse.
➔ Éruption fine, écarlate, opaque, scarlatiniforme.

➔ Peau à l'aspect brillant, luisant, compact.
➔ Aggravation après 15 heures, avec le froid, au toucher.
➔ Amélioration dans une chambre chaude, avec le repos.
➔ Enfant hypersensible, très excité.

Calcarea sulfurica
9CH

➔ Peau malsaine, vésiculeuse.
➔ Lésions locales sur le cuir chevelu et sur le visage.
➔ Éruptions squameuses, boursouflées, pustuleuses, croûteuses.
➔ Éruption avec lent transsudat de pus jaunâtre, malodorant.
➔ Aggravation au toucher, avec l'humidité.
➔ Amélioration avec la chaleur sèche et les bains.

PHASE VÉSICULEUSE

Il faut prescrire des remèdes symptomatiques à action ponctuelle, en choisissant celui qui est similaire aux symptômes rencontrés et aux signes de la phase en cours, ou les deux remèdes les plus semblables en alternance.

Cantharis
de 9CH à 12CH à 15CH

➔ Peau enflammée, brûlante, comme décharnée.
➔ Éruptions vésiculeuses avec un fort prurit brûlant.
➔ Éclatement des vésicules avec prurit.
➔ Enfant hypersensible, hyperesthésique, hydrophobe.

Croton tilium
de 4CH à 7CH

➔ Éruptions vésiculo-pustuleuses.
➔ Vésicules très prurigineuses, confluentes.
➔ Vésicules puis pustules rouges, puis croûtes jaunâtres.
➔ Alternance entre eczéma et diarrhée ; toux.
➔ Aggravation la nuit, avec le sommeil.

Kalium muriaticum
de 4CH à 7CH à 15CH

➔ Vésicules avec liquide séreux, blanc, épais.
➔ Vésicules séro-hémorragiques, croûteuses.
➔ Aggravation au toucher, avec la chaleur, l'humidité, au bord de la mer.
➔ Amélioration à l'air frais, avec le mouvement.
➔ Enfant très irritable, coléreux, très frileux.

Rhus toxicodendron
de 4CH à 9CH à 12CH

➔ Peau dure, épaisse, endolorie par l'air frais et le froid.
➔ Très petites vésicules, comme des pointes d'aiguille.
➔ Vésicules rouge-brun avec prurit brûlant.
➔ Vésicules avec œdème, brûlure, prurit.
➔ Aggravation avec l'humidité, le froid humide.
➔ Prurit qui ne disparaît pas en se grattant.
➔ Prurit qui s'atténue avec des applications d'eau chaude.
➔ Enfant extrêmement frileux.

PHASE DE TRANSSUDATION

Il faut prescrire des remèdes symptomatiques à action ponctuelle, en choisissant celui qui est similaire aux symptômes rencontrés et aux signes de la phase en cours, ou les deux remèdes les plus semblables en alternance.

Calcarea sulfurica
de 4CH à 7CH à 9CH

➔ Peau malsaine, suppurante.

➜ Vésicules avec lent transsudat de pus jaunâtre, malodorant.
➜ Aggravation avec l'humidité, au toucher.
➜ Amélioration avec la chaleur sèche, les bains.

Graphites
de 4CH à 9CH à 15CH

➜ Peau pâle, sèche, atone, malsaine, suppurante.
➜ Vésicules avec écoulement liquide visqueux, jaune comme le miel.
➜ Éruptions sur la tête avec mucus glutineux, purulent.
➜ Aggravation avec le froid, l'humidité, la nuit, la chaleur du lit.
➜ Amélioration en se couvrant, à l'air libre, en mangeant.
➜ Enfant obèse ou plutôt sujet à la surcharge pondérale.
➜ Enfant timide, émotif, frileux.

Mezereum
de 4CH à 9CH à 15CH

➜ Peau brûlante, prurigineuse, avec des éruptions vésiculeuses.
➜ Lent transsudat vésiculeux blanchâtre, jaunâtre, puis purulent.
➜ Éruptions de vésicules croûteuses, blanchâtres, épaisses avec du pus.
➜ Enfant nerveux, frileux, présentant des éruptions périodiques estivales.

PHASE DE DESQUAMATION

Il faut prescrire des remèdes symptomatiques à action ponctuelle, en choisissant celui qui est similaire aux symptômes rencontrés et aux signes de la phase en cours, ou les deux remèdes les plus semblables en alternance.
On les administre 3 fois par jour toutes les 4 heures.

Arsenicum album
4CH

➜ Éruptions avec desquamation pelliculeuse.

Borax
4CH

➜ Eczéma sec sur le cuir chevelu.

Bryonia
4CH

➜ Éruptions tardives ou qui évoluent lentement.

Natrum sulfuricum
4CH

➜ Squames larges, fines, transparentes.
➜ Squames parfois blanchâtres, parfois jaunâtres.
➜ La peau sous les squames est fine, rouge brillant.

Petroleum
4CH

➜ Éruptions vésiculeuses avec des croûtes jaunâtres sur la tête.

REMÈDES « DE FOND »

Pour obtenir une action radicale et personnaliser le traitement de la croûte de lait, vous pouvez employer quelques remèdes homéopathiques « de fond ».
Vous devez choisir le remède similaire au malade. Vous l'administrerez en granules à **9CH** (1 tube), puis à **15CH** (1 tube) pour renforcer les résultats obtenus.

Calcarea carbonica

Croûte de lait séborrhéique
➜ Peau flasque, ridée, cireuse.

➡ Transpiration nocturne sur le cuir chevelu.
➡ Aggravation avec le froid, l'humidité, le mouvement.
➡ Amélioration avec le climat sec, la constipation.
➡ Action thérapeutique constitutionnelle.

Croton tilium

Croûte de lait diffuse
➡ Lésions cutanées en alternance avec de la diarrhée, de la toux.
➡ Aggravation la nuit mais amélioration avec le sommeil.
➡ Symptôme clé : la transpiration.
➡ Action thérapeutique de drainage spécifique.

Kalium muriaticum

Croûte de lait séborrhéique
➡ Chez l'enfant qui digère difficilement le lait gras.
➡ En cas de prédisposition à des manifestations cutanées diverses.
➡ Aggravation avec la chaleur, l'humidité, au bord de la mer.
➡ Amélioration à l'air frais, avec le mouvement.
➡ Action thérapeutique constitutionnelle.

Sulfur jodatum

Dermatite allergique
➡ Chez l'enfant atteint d'adénopathie, frileux, ayant bon appétit.
➡ Chez l'enfant hypermétabolique, atteint de thermophobie, asthénique.
➡ Aggravation la nuit, avec la chaleur, l'humidité.

Viola tricolor

Croûte de lait atteignant le visage
➡ Exsudat abondant qui colle les cheveux.
➡ Chez un enfant frileux, abattu, triste.
➡ Chez un enfant prédisposé à des eczémas humides du cuir chevelu.

deuxième partie

l'enfant et l'adolescent

LES SYMPTÔMES DE L'APPAREIL RESPIRATOIRE

LES INFECTIONS RESPIRATOIRES

Les infections respiratoires sont de loin les maladies les plus courantes chez les enfants âgés de moins de 10 ans. Elles représentent un des motifs les plus fréquents des visites chez le pédiatre. Le praticien rassure les parents en leur expliquant que la maladie est un phénomène naturel : c'est une réaction d'**autodéfense** de la part de l'organisme qui se fabrique des anticorps et d'autres défenses naturelles qui lui permettront de retrouver la santé.

COMPRENDRE LES SYMPTÔMES POUR COMPRENDRE LES MALADIES

Les symptômes sont des **points clés** : ils conduisent à un diagnostic de maladie.
La thérapie traditionnelle s'attache surtout à soigner la maladie en tant que telle et utilise pour cela des médicaments de synthèse qui peuvent provoquer des effets indésirables.
L'homéopathie vise avant tout à soigner le malade, dans la totalité de ses structures psychophysiques. La guérison des symptômes et de leurs causes sera la conséquence directe de la guérison du malade dans sa totalité énergétique : il faut pour cela reconnaître les symptômes, puis choisir le remède homéopathique le plus similaire afin que la guérison soit entièrement naturelle. L'identification des symptômes est donc essentielle pour comprendre la maladie et pouvoir y remédier. Vous adopterez cette démarche pour vous, vos enfants et votre entourage.

LA FIÈVRE

Quand un enfant a de la fièvre, il se sent mal, n'a pas faim et perd son entrain habituel.
Cependant, la fièvre n'est pas un ennemi qu'il faut détruire avec des médicaments antipyrétiques. Il s'agit d'un « **symptôme de guérison** » provoqué par l'autodéfense organique. C'est le signe que le système immunitaire est entré en action.
Le seul danger, chez l'enfant, ce sont les **convulsions fébriles**. Plus fréquentes chez les enfants âgés de 6 mois à 5 ou 6 ans, elles peuvent être bénignes ou plus redoutables, quand elles cachent une autre maladie ou ont tendance à se répéter.

DIFFÉRENTS TYPES DE FIÈVRE CHEZ L'ENFANT ET L'ADULTE

Continue : la fièvre est constamment « élevée », entre 38 et 40 °C, avec des variations journalières ne dépassant pas 1 °C.
Rémittente : la fièvre « oscille », mais reste toujours supérieure à 37 °C, avec des variations de plus de 1 °C.
Intermittente : la fièvre apparaît et disparaît en 24 heures, avec des pics élevés et une baisse rapide sous les 37 °C.
Récurrente : la fièvre se manifeste par des pics élevés, alternant avec des périodes de température normale.
Ondulante : la température monte progressivement puis redescend, toujours progressivement, pendant des jours ou des semaines.
Fébricule : la température se maintient à environ 37,5 °C pendant longtemps.
La fièvre peut tomber :
– **par paliers**, si elle redescend peu à peu en quelques jours avant de disparaître ;

– **par crise**, si elle retombe en seulement quelques heures, après être restée élevée durant quelques jours.

TRAITEMENT DE LA FIÈVRE

Dans les affections fébriles les plus courantes, il faut prescrire les remèdes plusieurs fois par jour, en alternance rapprochée (toutes les 30-60 minutes), jusqu'à ce que la fièvre diminue. Les puissances sont de **4CH**.
Consultez toujours le pédiatre !

Belladonna

➔ Fièvre avec transpiration qui va et vient.
➔ Fièvre rémittente des enfants, l'après-midi, le soir.
➔ Fièvre exanthématique, catarrhale, respiratoire, abdominale.
➔ Fièvre avec frissons, le matin, l'après-midi.
➔ Fièvre avec frissons, suivie de sensation de chaleur et de transpiration.
➔ Fièvre nocturne, sèche, brûlante, sans sensation de soif.
➔ Fièvre prolongée, plutôt élevée, intense.
➔ Fièvre élevée, intense, avec convulsions.
➔ Fièvre sèche, brûlante, avec délire furieux.
➔ Fièvre brûlante, nocturne, intolérable.
➔ Fièvre paroxystique en progrès à chaque accès.
➔ Fièvre paroxystique irrégulière, changeante.

Echinacea

Circonstances d'administration
➔ Pendant toute la durée du cycle fébrile en cas de maladies infectieuses, bactériennes et virales.
➔ Dans tous types de fièvre.
➔ Dans les processus septiques.
➔ Pour stimuler les systèmes défensifs.
➔ Pour augmenter les défenses du mésenchyme.

LA TOUX : SÈCHE OU PRODUCTIVE

L'appareil respiratoire produit du **mucus** pour expulser tout ce qui peut lui être nuisible. La **toux** aide les voies respiratoires à se libérer de tout corps étranger. Les caractéristiques du mucus ou du catarrhe sont modifiées par la maladie.
La toux sèche est improductive, sans catarrhe. Insistante et surtout nocturne, elle est caractéristique des sinusites et des rhinopharyngites. On distingue :
– la toux sèche et métallique dans la trachéite et la laryngite ;
– la toux « aboyante » dans la laryngite ;
– la toux sèche, sibilante, dans l'asthme bronchique.
L'air très sec provoque aussi des toux sèches, d'irritation.
La toux humide est productive, catarrhale. Elle est typique des trachéo-bronchites et de la bronchite asthmatique.
Il n'existe pas de thérapie spécifique de la toux, qui est un réflexe utile et nécessaire pour pouvoir expectorer. Si la maladie est bactérienne, il faut des médicaments antibactériens (**adressez-vous au pédiatre !**).
Quand la toux dure longtemps, on peut suspecter une allergie. Les parents doivent alors consulter le pédiatre pour qu'il effectue les examens habituels, établisse le diagnostic de la maladie, et prescrive la thérapie conventionnelle adaptée.
Toutefois, **la toux n'est pas une maladie** mais un symptôme à propos duquel

il ne faut pas dramatiser, car c'est un moyen de défense de l'organisme.
La plupart du temps, les remèdes homéopathiques contre la toux se révèlent plus efficaces, parce qu'ils agissent selon les lois naturelles, comme des alliés précieux et adaptés à l'organisme.

TRAITEMENT DE LA TOUX

Prescription valable pour les enfants, les adultes et les personnes âgées.
On prescrit plusieurs fois un remède similaire aux symptômes rencontrés, ou deux remèdes en alternance présentant une similitude partielle. On utilise une puissance de **4CH** si les symptômes physiques sont seuls présents, de **9CH** s'ils sont liés à des possibilités d'aggravation.

Aconitum

- Toux qui survient brusquement le soir, la nuit.
- Toux sèche, brève et sibilante au début.
- Toux rauque, « aboyante » ; caverneuse ; forte ; âpre.
- Expectoration faible, blanche, glaireuse, hématique.
- Aggravation dans une chambre chaude, le soir, la nuit.
- Amélioration avec la transpiration.

Ambra grisea

- Quintes de toux le matin, au réveil.
- Toux avec un peu de mucosités blanc perle.
- Toux avec éructation, spasmodique, paroxystique.
- Toux nerveuse, toux convulsive.
- Expectoration muqueuse, gris perle ou blanc perle.
- Expectoration uniquement le matin.
- Aggravation une fois couché, le matin, après les repas.
- Amélioration avec le frais, les mouvements lents.

Ammonium carbonicum

- Toux sèche, asthmatique, brève, brûlante, incessante.
- Toux sèche, de 2 à 5 heures du matin.
- Pouls fréquent, « filant ».
- Larmoiement ; tremblement des mains.
- Nez bouché la nuit uniquement.
- Expectoration avec râles due à une accumulation de mucosités.
- Expectoration difficile.
- Expectoration muqueuse, écumeuse, muco-purulente, hématique.
- Aggravation avec le froid humide, vers 3 heures du matin, en mangeant.
- Amélioration par temps sec, avec la chaleur.

Antimonium tartaricum

- Toux suffocante, sibilante, asthmatique.
- Toux soufflante, comme une fuite de gaz.
- Toux violente, spasmodique, convulsive.
- Toux grasse avec des râles extrêmement bruyants.
- Toux qui oblige à s'asseoir dans son lit.
- Toux de 22 heures à 1 heure, à 2 ou 3 heures du matin.
- Toux avec sécrétions abondantes, glaireuses, collantes.
- Toux avec sécrétions difficiles à expulser.
- Expectoration muqueuse blanchâtre, douceâtre, glaireuse.
- Expectoration filamenteuse, muco-purulente, purulente.
- Aggravation dans une pièce chaude ; avec la chaleur humide.
- Amélioration en s'asseyant, en éructant, en se déplaçant.

Arsenicum album

➜ Toux sèche, sibilante ; hachée ; asthmatique.
➜ Toux suffocante, comme si l'on respirait des vapeurs de soufre.
➜ Expectoration muqueuse, écumeuse, avec des bulles d'air ; glaireuse, dense, collante ; salée, âcre, excoriante.
➜ Aggravation après minuit, avec le froid.
➜ Amélioration près d'une fenêtre ouverte, avec la chaleur.

Belladonna

➜ Toux sèche, brève, sans expectoration.
➜ Toux avec hémoptysie.
➜ Toux tourmentée, violente, spasmodique, paroxystique.
➜ Toux persistante, épuisante, exténuante, spasmodique.
➜ Toux caverneuse, « aboyante », dure ; avec des éternuements.
➜ Hémoptysie rouge vif.
➜ Expectoration au goût acide, âpre.
➜ Expectoration uniquement le jour, le soir.
➜ Aggravation après 15 heures, le soir, en cas de secousses.
➜ Aggravation avec le bruit, le froid, couché sur le dos.
➜ Amélioration avec le repos, l'obscurité, la chaleur.

Bryonia

➜ Toux toujours sèche, qui secoue, gênante.
➜ Toux accompagnée de céphalée et de douleurs thoraciques.
➜ Toux avec dyspnée, crachat sanguinolent.
➜ Aggravation avec le mouvement, la chaleur.
➜ Amélioration avec le repos et à l'air libre.

Calcarea carbonica

➜ Toux grasse, insistante, pendant un accès de fièvre.
➜ Toux grasse le matin, sèche le soir.
➜ Toux nocturne sèche, avec obstruction nasale chronique.
➜ Expectoration abondante, muqueuse, très collante.
➜ Expectoration purulente, acide ; douceâtre ; nauséabonde.
➜ Aggravation avec le froid, le lait, la pleine lune.
➜ Amélioration par temps sec, allongé sur le côté douloureux.

Carbo vegetabilis

➜ Toux spasmodique, suffocante, convulsive.
➜ Quintes de toux nocturnes, toux plus faible le matin.
➜ Expectoration aqueuse, muqueuse, glaireuse, purulente.
➜ Aggravation avec le chaud-humide, la chaleur locale.
➜ Amélioration à l'air frais.

Causticum

➜ Toux sèche, dure, violente ; incessante.
➜ Toux rauque, le matin, le soir.
➜ Toux convulsive et émétique, coqueluchoïde.
➜ Toux avec possible incontinence urinaire.
➜ Expectoration de mucosités épaisses, denses, collantes.
➜ Expectoration blanche comme l'albumine ; âcre, excoriante.
➜ Expectoration qui a un goût de gras ou d'amande.
➜ Aggravation avec le beau temps sec, le soir, vers 3-4 heures du matin.
➜ Amélioration avec l'humidité, la chaleur.

Coccus cacti

➜ Toux qui commence avec les premiers froids ; hivernale.
➜ Toux suffocante, avec des mucosités épaisses, blanches, tenaces.
➜ Toux spasmodique ; quinte vers 23 heures 30.
➜ Toux qui apparaît et s'aggrave au réveil.
➜ Expectoration abondante après chaque accès de toux.
➜ Expectoration muqueuse, glaireuse, blanche, filamenteuse.
➜ Aggravation dans une pièce chaude, après le sommeil.
➜ Amélioration avec la chaleur, en marchant.

Cuprum metallicum

➜ Toux coqueluchoïde ; avec râles, sifflements.
➜ Accès de toux qui durent chaque fois longtemps.
➜ Quintes de toux incessantes, suffocantes, spasmodiques.
➜ Toux sèche et gênante, irritation laryngée.
➜ Expectoration de mucosités blanc perle, transparentes.
➜ Expectoration glaireuse peu abondante ; purulente, nauséabonde.
➜ Aggravation avec le vent froid, la nuit.
➜ Amélioration en transpirant, en buvant une gorgée d'eau fraîche.

Hepar sulfur

➜ Toux grasse le matin, sèche le soir.
➜ Accès de toux avec de fortes pulsations carotidiennes.
➜ Accès de toux sèche, âpre et sourde.
➜ Quintes de toux suffocantes, le soir, la nuit.
➜ Expectoration muqueuse ; muco-purulente ; jaune.
➜ Expectoration épaisse, dense ; glaireuse, difficile.
➜ Aggravation avec le froid sec, en hiver.
➜ Amélioration avec la chaleur ; après les repas.

Ipeca

➜ Toux sèche, sibilante ; caverneuse, avec des râles.
➜ Toux grasse, la nuit ; spasmodique, avec nausée.
➜ Accès de toux qui durent chaque fois longtemps.
➜ Toux convulsive ; exténuante ; incessante.
➜ Expectoration difficile.
➜ Aggravation avec le vent chaud et humide.

Kalium bichromicum

➜ Toux grasse le matin, sèche la nuit.
➜ Expectoration dense, gélatineuse, le matin.
➜ Expectoration épaisse, tenace, glaireuse, filamenteuse.
➜ Expectoration muco-purulente, jaune verdâtre.
➜ Aggravation de 2 à 3 heures du matin, avec le froid, le matin.
➜ Amélioration avec la chaleur, en été.

Manganum metallicum

➜ Toux sèche, laryngée, alternant avec de l'enrouement.
➜ Toux sèche, paroxystique, sans expectoration.
➜ Toux sèche qui s'aggrave avec l'humidité et le froid.
➜ Expectoration rare, compacte, de formation douloureuse.
➜ Aggravation avec les changements de temps, l'humidité.

Mercurius solubilis

- Toux sèche la nuit, productive le jour.
- Toux avec agitation, violente, douloureuse.
- Expectoration abondante, uniquement pendant la journée.
- Expectoration muco-purulente ou purulente.
- Aggravation avec le froid et la chaleur humide.
- Amélioration en climat tempéré, avec le repos.

Nux vomica

- Toux sèche, douloureuse, avec peu de mucus gélatineux.
- Toux qui s'atténue avec les boissons chaudes.
- Aggravation avec le froid, au réveil, chez les enfants nerveux, irrités.
- Amélioration le soir, avec la chaleur, le repos.

Phosphorus

- Toux sèche, sibilante, le soir, la nuit.
- Toux fragmentée, discontinue ; métallique.
- Expectoration muqueuse, blanche ; transparente.
- Expectoration glaireuse et collante ; muco-purulente ; verdâtre.
- Aggravation au crépuscule, avec le froid, quand le temps change.
- Amélioration avec la chaleur, les aliments froids, en mangeant.

Pulsatilla

- Toux due à une gêne ou une irritation laryngée.
- Toux sèche le soir et grasse le matin.
- Toux grasse le jour et sèche la nuit.
- Toux avec émission involontaire d'urine.
- Expectoration abondante, muqueuse, écumeuse.
- Expectoration glaireuse ; dense, non irritante.
- Expectoration purulente ; jaunâtre ou verdâtre.
- Aggravation dans une pièce chaude, avec les aliments gras.
- Amélioration à l'air libre, en se déplaçant.

Rumex crispus

- Toux sèche, constante, épuisante.
- Crises de toux en passant du chaud au froid.
- Toux rauque, « aboyante », une fois couché.
- Quinte de toux au réveil, la nuit.
- Toux accompagnée d'incontinence urinaire.
- Expectoration muqueuse abondante, facile à expulser.
- Expectoration glaireuse, dense, très compacte.
- Aggravation avec le froid, le mouvement, en se découvrant.

Sambucus nigra

- Toux asthmatique, spasmodique et suffocante.
- Toux brusque, suffocante, croupale, profonde, vers minuit.
- Toux sèche, avec inspiration sibilante.
- Toux sèche, profonde, qui précède les accès de fièvre.
- Toux spasmodique, due à une irritation catarrhale laryngée.
- Toux avec enrouement et mucus visqueux, difficile.
- Expectoration gélatineuse, glaireuse, laryngée.
- Amélioration avec la sudation et/ou en dormant.

Sanguinaria canadensis

- Toux sèche, violente, persistante, exténuante.
- Toux grasse, avec différents types d'expectoration.
- Expectoration dense, difficile à expulser.
- Aggravation avec le froid, humide ou non.
- Amélioration avec l'expulsion de gaz intestinaux.

Scilla maritima

- Toux productive, avec expectoration abondante.
- Toux grasse le matin, continue, épuisante.
- Toux sèche, le soir, avec élancements thoraciques.
- Quintes de toux coqueluchoïde.
- Toux avec larmoiement irritant et éternuements.
- Toux avec incontinence urinaire et fécale.
- Expectoration muqueuse, constante, incessante.
- Expectoration purulente ; fétide ; douceâtre.
- Aggravation avec l'air et les boissons froides.
- Amélioration en mettant des vêtements chauds.

Silicea

- Toux sèche, irritante, spasmodique, rauque.
- Toux humide avec expectoration abondante.
- Toux aggravée par les boissons froides, la sensation de froid au niveau des pieds.
- Expectoration en forme de bulles, de petit amas.
- Expectoration muco-purulente, jaunâtre, fétide.
- Aggravation avec le froid, les courants d'air.
- Amélioration avec la chaleur modérée, en été.

Spongia marina tosta

- Toux sèche « aboyante », continuelle, nuit et jour.
- Toux sèche, comme une scie en action.
- Toux bruyante ou « croassante ».
- Toux convulsive, le soir, la nuit.
- Toux grasse le matin et pendant la fièvre.
- Expectoration membraneuse ; glaireuse ; collante.
- Expectoration au goût acide, âpre ; d'algue marine ; salée.

Sticta pulmonaria

- Toux sèche, « aboyante », épuisante ; émétique.
- Toux qui s'aggrave une fois allongé ; provoque l'insomnie.
- Aggravation la nuit ; quand le temps change.
- Amélioration en expectorant.

LES MALADIES DES VOIES RESPIRATOIRES SUPÉRIEURES

RHINITE ET RHINOPHARYNGITE

NEZ, PHARYNX ET FOSSES NASALES

Les maladies qui concernent l'appareil respiratoire sont très fréquentes chez l'enfant. Celles qui touchent les voies aériennes supérieures se localisent dans le nez et le pharynx. La **rhinite aiguë**, inflammation catarrhale qui touche la muqueuse des fosses nasales, reste rarement limitée à ces cavités. Il arrive souvent qu'une **rhinopharyngite** se déplace rapidement vers les muqueuses des autres voies respiratoires et de l'oreille. C'est pourquoi en pédiatrie, toute infection des voies aériennes supérieures doit être considérée très attentivement.

RHINOPHARYNGITE AIGUË

La rhinopharyngite est source de gros soucis pour de nombreux parents. Elle survient sept ou huit fois par an au cours des deux ou trois premières années de la vie d'un enfant. À l'école maternelle, certains enfants attrapent une rhinopharyngite encore plus fréquemment. Il devient alors pratiquement impossible de prévenir l'infection, faute de traitement spécifique ; les complications sont aussi souvent difficiles à éviter.

CAUSES

La rhinopharyngite est provoquée par plusieurs types de virus, auxquels peuvent s'associer des bactéries (pneumocoques, staphylocoques, *Haemophilus influenzae*) : ils altèrent la muqueuse, provoquant une rhinopharyngite **purulente**. La période de contagion est limitée aux jours où la symptomatologie est ambiguë, peu claire. Cela explique la diffusion rapide de cette maladie, dont la réceptivité varie d'un enfant à l'autre et diffère même, selon les périodes, chez un même enfant. Les facteurs prédisposants sont le froid, l'humidité, la promiscuité, la pauvreté.

SYMPTÔMES ET SIGNES

Début : fièvre dépassant 38 °C ; sécrétion nasale qui obstrue le nez, gênant la nutrition et la respiration. L'enfant respire la bouche ouverte, sa gorge est sèche.
Pendant la petite enfance, on peut observer dans l'oreille, dans la caisse du tympan, un liquide clair ou purulent, signe d'une otite moyenne. C'est une complication de l'infection, qui passe du rhinopharynx à l'oreille en suivant la trompe d'Eustache.
Symptômes : douleur, toux irritée, vomissement ou diarrhée.
Après la petite enfance, la maladie commence par un assèchement, une irritation nasale et pharyngée, une myalgie, une céphalée, des frissons de fièvre modérée. Ces signes durent environ 1 semaine.
Complications possibles : otite moyenne, otite séreuse ; sinusite ; trachéite, trachéo-bronchite.

TRAITEMENT DE LA RHINITE ET DE LA RHINOPHARYNGITE AIGUËS

On prescrit le remède similaire aux symptômes rencontrés. On l'administre selon des puissances échelonnées (de **4CH** à **9CH** à **15CH**).

Allium cepa

Dans tous les types de rhinite

➜ Série d'éternuements violents, larmoiement non irritant.

➜ Sécrétion nasale abondante, irritant la lèvre supérieure.

➜ Aggravation au printemps avec les allergènes saisonniers.

➜ Aggravation en été avec la chaleur, les courants d'air.

➜ Aggravation l'hiver avec le froid humide, les pieds mouillés.

➜ Nette amélioration en sortant à l'air libre.

Ammonium carbonicum

Rhinite avec obstruction nasale la nuit

➜ Éternuements en série le matin, au réveil.

➜ Obstruction nasale la nuit.

➜ Sensation d'étouffement au moment de s'endormir.

➜ Hyperesthésie douloureuse à l'oreille avec hypoacousie.

➜ Aggravation avec le froid humide.

➜ Aggravation la nuit (**rhinite obstructive**).

➜ Enfant apathique pendant la journée mais vif le soir.

Antimonium tartaricum

Rhinopharyngites évoluant en bronchites asthmatiques

➜ Dyspnée, beaucoup de mucosités, expectoration impossible.

➜ Respiration difficile vers 3 heures du matin.

➜ L'enfant se racle la gorge la nuit et toussote.

➜ Aggravation avec la chaleur ou en s'allongeant.

➜ Amélioration en s'asseyant ou en expectorant.

Apis mellifica

Rhinopharyngites avec œdème piquant, brutal

➜ Pharynx œdémateux, comme recouvert d'une couche de rouge brillant.

➜ Fièvre après les repas, accompagnée de frissons et d'une sensibilité au froid.

➜ Fièvre sans frissons de 15 à 16 heures.

➜ Douleurs piquantes à la gorge.

➜ Douleur et rougeur à l'oreille avec mal de gorge.

➜ Douleurs brûlantes soulagées par des applications froides.

➜ Aggravation dans l'après-midi ou avec la chaleur.

➜ Amélioration avec le froid ou en urinant beaucoup.

Baptisia tinctoria

Rhinopharyngite symptomatique ayant tendance à empirer, pharyngite ulcéreuse, nécrotique

➜ Fièvre élevée, précédée de frissons intenses.

➜ Apyrexie dans les formes infectieuses graves par manque de réaction vitale à l'infection.

➜ Gorge et luette rouge foncé, mais pas douloureuses.

➜ Pharynx rouge foncé avec de petites ulcérations.

➜ Émission le matin de mucosités denses et tenaces.

➜ Déglutition difficile des aliments.

Belladonna

Rhinopharyngite symptomatique ayant tendance à empirer

➜ Gorge rouge brillant, sèche, durant la phase initiale.

➜ Fièvre élevée, peau brûlante et chaude, céphalée.

➜ Sensation de gêne dans les voies respiratoires.

➜ Sensation de corps étranger dans la trachée.

➜ Inflammation de la gorge, amygdales rouges.

➜ Aggravation avec le froid, le bruit, la lumière.

Calcarea carbonica

Rhinopharyngites à répétition chez l'enfant et l'adolescent ; asthénie, sensation de froid, vulnérabilité aux infections

➜ Toux grave pendant la fièvre.
➜ Toux grasse le matin, sèche le soir.
➜ Toux nocturne sèche, avec obstruction nasale chronique.
➜ Expectoration abondante, muqueuse, très collante.
➜ Expectoration purulente, acide ; douceâtre ; nauséabonde.
➜ Aggravation avec le froid, le lait, la pleine lune.
➜ Amélioration par temps sec ; couché sur le côté douloureux.

Kalium bichromicum

Rhinopharyngite symptomatique ayant tendance à empirer

➜ Douleurs nasales, pulsations nasales.
➜ Écoulement nasal épais, abondant, verdâtre, visqueux.
➜ Sécrétions purulentes et muco-purulentes, épaisses.
➜ Croûtes à l'intérieur du nez.
➜ Mucosités dans la gorge, épaisses, tenaces, collantes.
➜ Fausses membranes dans la gorge qui irradient jusqu'au larynx.
➜ Suppuration de l'oreille moyenne, otorrhée.
➜ Sinus frontaux et maxillaires endoloris et douloureux.
➜ Aggravation de 2 à 3 heures du matin ; périodique en hiver.

Mercurius corrosivus

Rhinopharyngite et angine avec douleurs brûlantes ; association de symptômes respiratoires et intestinaux

➜ Gorge, amygdales, pharynx très enflammés, hypertrophiés.
➜ Hypertrophie lympho-glandulaire cervicale et sous-maxillaire.
➜ Inflammation et infection des oreilles.
➜ Caractère très douloureux des affections.
➜ Aggravation avec la sudation, le froid ; amélioration avec le repos.

Mercurius solubilis

Inflammations purulentes oto-rhino-laryngologiques ; rhinites et rhinopharyngites à répétition pendant l'enfance ; syndromes respiratoires allergo-infectieux de l'enfance

➜ Enfant hypersensible aux changements atmosphériques.
➜ Rhinite avec beaucoup d'éternuements et un écoulement nasal jaune verdâtre.
➜ Pharynx et amygdales très enflammés.
➜ Mal de gorge avec des taches rouges et blanchâtres, de la fièvre.
➜ Salivation abondante, dense, glaireuse.
➜ Toux nocturne, réitérée, violente.
➜ Hypertrophie glandulaire avec tendance à la suppuration.
➜ Catarrhe nasal s'étendant vers les sinus frontaux.
➜ Sinusite avec céphalée supra-orbitaire.
➜ Infection des oreilles, douleurs, otorrhée.
➜ Suppuration de l'oreille, ulcération du tympan.
➜ Aggravation nocturne, avec la chaleur du lit.
➜ Amélioration par temps sec et température modérée.

Natrum muriaticum

Rhinopharyngites à répétition chez l'enfant et l'adolescent, rhume au moindre coup de froid

➜ Enfant frileux, surtout aux extrémités.
➜ Enfant frileux, mais craignant les sources de chaleur, le soleil.
➜ Enfant pâle et maigre, mais avec un appétit exagéré.
➜ Écoulement, rhinorrhée blanchâtre comme du blanc d'œuf.

➔ Écoulement aqueux, abondant, avec larmoiement.
➔ Catarrhe de la gorge, expectoration transparente.
➔ Toux causée par un assèchement pharyngé.
➔ Toux pharyngée avec céphalée, larmoiement.
➔ Toux avec émission involontaire d'urine.
➔ Fièvre brûlante le matin.
➔ Fièvre sans frissons de 10 heures à 11 heures.
➔ Aggravation au bord de la mer, avec la chaleur, le soleil.
➔ Amélioration à l'air libre, en suant.

Nux vomica

Coryza avec obstruction nasale chez le nourrisson ; rhinite, rhinopharyngite chez l'enfant colérique très excitable et irritable
➔ Coryza avec écoulement nasal et mal de gorge le matin.
➔ Avec un démarrage soudain après une exposition au froid sec.
➔ Avec éternuements, surtout au réveil et après les repas.
➔ Avec le nez bouché, une narine après l'autre.
➔ Avec toux du matin, paroxystique, au réveil.
➔ Avec douleurs à la gorge, piquantes.
➔ Avec douleurs de gorge qui se propagent vers l'oreille.
➔ Aggravation au réveil et après avoir mangé.
➔ Aggravation avec le froid et les courants d'air.

Pulsatilla

Rhinopharyngites à répétition chez l'enfant et l'adolescent
➔ Avec de la fièvre à tout moment de la journée.
➔ Avec de la fièvre brûlante, intolérable quand elle est nocturne.
➔ Avec des accès de fièvres irréguliers, changeants, variables.
➔ Avec des muqueuses congestionnées passivement, rouges, violacées.
➔ Avec des muqueuses gonflées, œdémateuses, et une tendance au catarrhe.
➔ Catarrhe muco-purulent, jaunâtre, non irritant.
➔ Écoulement nasal épais, jaune verdâtre, non irritant.
➔ Obstruction nasale s'aggravant dans une chambre chaude.
➔ Mucosités dans la gorge, collantes, le matin.
➔ Toux sèche le soir, la nuit ; toux grasse le jour.
➔ Expectoration abondante, muqueuse, écumeuse.
➔ Expectoration glaireuse ; dense, non irritante.
➔ Expectoration purulente ; jaunâtre ou verdâtre.
➔ Aggravation dans une pièce chaude, avec des aliments gras.
➔ Amélioration à l'air libre, en se déplaçant.

Sulfur jodatum

Rhinopharyngites à répétition chez l'enfant et l'adolescent
➔ Enfant faible, maigre, agité, instable.
➔ Enfant atteint d'adénopathie, de thermophobie même s'il est frileux.
➔ Enfant qui maigrit, malgré son fort appétit.
➔ Pharynx, amygdales, tissu lymphoïde hypertrophiés, rouges.
➔ Écoulement muco-purulent, irritant, brûlant.
➔ Muqueuse rouge foncé, croûtes ressemblant à des brûlures.
➔ Catarrhe tubaire, otites associées.
➔ Toux dyspnéique, spasmodique, allergique.
➔ Mucosités, pus muqueux difficile à expulser.

➜ Aggravation avec la chaleur, l'effort ; amélioration à l'air frais.

Thuja

Rhinopharyngites à répétition chez l'enfant et l'adolescent ; sécrétions épaisses, jaune verdâtre, des muqueuses

➜ Enfant émotif, qui pleure facilement.
➜ Assèchement nasal, croûtes sur la cloison nasale.
➜ Écoulement rhinopharyngé jaune verdâtre.
➜ Parfois, polypes des fosses et des sinus nasaux.
➜ Sécrétions nasales de mucus épais, vert, fétide.
➜ Toux sèche, spasmodique, convulsive, au réveil.
➜ Toux en ingérant de la nourriture et des boissons fraîches ou après avoir mangé.
➜ Toux après s'être découvert les pieds ou la tête.
➜ Toux violente, s'aggravant quand on se couche.
➜ Faible expectoration, muqueuse, granuleuse, jaunâtre.
➜ Expectoration muco-purulente, sanguinolente, fétide.
➜ Dyspnée la nuit, avec de la fièvre ; aggravée avec le froid, la chaleur humide.
➜ Aggravation avec l'humidité, le vent, les vaccinations.

COMPLICATIONS DE LA RHINITE ET DE LA RHINOPHARYNGITE

OTITE CATARRHALE AIGUË ET OTITE MOYENNE PURULENTE

L'inflammation de l'oreille moyenne apparaît fréquemment chez le nourrisson. Elle débute par une inflammation **rhinopharyngée virale**. Des pneumocoques, des streptocoques, *Haemophilus influenzae*, mais aussi d'autres bactéries entrent alors en action.
Chez les enfants un peu plus grands, l'inflammation commence par un **catarrhe tubaire**, avec obstruction de la trompe d'Eustache.
L'inflammation catarrhale (**otite catarrhale**) peut à son tour se transformer en inflammation purulente (**otite moyenne purulente**).

SYMPTÔMES, SIGNES ET COMPLICATIONS DE L'OTITE MOYENNE AIGUË

Généraux : fièvre, agitation, vomissement, troubles du sommeil.
Possibles : sensibilité au contact, symptômes méningés ; une otorrhée, sécrétion purulente du méat auditif, peut survenir brutalement : la partie centrale du tympan est perforée. La mastoïdite, tuméfaction œdémateuse mastoïdienne, complique parfois le cadre ; on peut suspecter sa présence quand la fièvre persiste et que la maladie se prolonge.
Chez le nourrisson, une dyspepsie gastro-intestinale apparaît également.
Le facteur prédisposant des otites récidivantes peut être une hyperplasie des amygdales. Si l'hyperplasie s'accompagne d'infections récidivantes, il faut envisager l'adénoïdectomie.

TRAITEMENT DE L'OTITE MOYENNE AIGUË

Il faut prescrire 3 fois par jour le remède qui reflète le mieux le cadre clinique rencontré.
On l'administre de **4CH** à **7CH** à **9CH**.

Aconitum

➜ Douleurs violentes, après une exposition au froid sec.

➜ Fièvre élevée, peau sèche sans transpiration.
➜ Pouls dur, fréquent, tendu.
➜ Enfant peureux, agité.
➜ Aggravation dans une pièce chaude, le soir, la nuit.
➜ Amélioration sensible dès qu'apparaît la sueur : c'est le moment de passer à *Belladonna*.

Belladonna

➜ Otite moyenne aiguë initiale ou en cours de virose.
➜ Otite après exposition de la tête au froid.
➜ Tympan rouge, avec vasodilatation.
➜ Douleurs intenses, violentes, surtout à l'oreille droite.
➜ Visage chaud, rouge ; fièvre ; soif ; céphalée.
➜ Otite (mastoïdite) purulente, fièvre, douleur.
➜ Exsudat séro-hématique, otorrhée, hypoacousie.
➜ Aggravation l'après-midi, le soir, avec le bruit.
➜ Amélioration avec l'obscurité, la chaleur, le repos.

Bryonia

➜ Otite aiguë avec gonflement et douleurs piquantes.
➜ Fièvre continue ou intermittente.
➜ Soif d'eau froide très intense.
➜ Frissons, toux, douleurs piquantes.
➜ Aggravation au moindre mouvement, avec la chaleur.
➜ Amélioration avec des applications froides.

Calcium phosphoricum

4CH en alternance avec Symphytum 4CH

➜ Après perforation du tympan.

Capsicum

➜ Douleurs auriculaires sourdes ; irradiant dans la région mastoïdienne.
➜ Région mastoïdienne très douloureuse à la palpation.

Chamomilla

Suppositoires pour enfants
➜ Otite aiguë, surtout lors de la première éruption dentaire.
➜ Pavillon auriculaire rouge, chaud, enflé.
➜ Traitement des symptômes, en particulier de la douleur : fièvre, spasmes, douleur aiguë, intolérable.

Hepar sulfur

➜ Otite aiguë avec fièvre élevée et douleurs lancinantes.
➜ Évolution suppurante de l'otite moyenne aiguë.
➜ Otorrhée nettement purulente.
➜ Hypersensibilité au froid et à la douleur.
➜ Aggravation au moindre courant d'air.

Lachesis

➜ Tympan violacé, pourpre, avec ecchymoses.
➜ Douleur intense, s'aggravant avec la chaleur.

Mercurius solubilis

➜ Otite aiguë avec perforation de la membrane du tympan.
➜ Sécrétion abondante de pus verdâtre.
➜ Douleur s'aggravant avec la chaleur et la nuit.
➜ Fièvre parfois élevée, transpiration nocturne.

Pulsatilla

➜ Otite des enfants survenant après un épisode fébrile.

➜ Tympan violacé, otorrhée jaune verdâtre, non irritante.
➜ Otite moyenne persistante, pouvant devenir chronique.

Silicea
4CH

➜ En cas de fistule auriculaire chronique.
➜ En présence de sécrétion abondante de pus fétide.

SINUSITES

PANSINUSITE AIGUË

Dans toutes les inflammations catarrhales du pharynx, il faut tenir compte des fosses nasales, qui participent plus ou moins activement à la pathologie phlogistique.
Un sinus frontal infecté donne lieu à une **sinusite**, dont l'apparition dépend de l'âge de l'enfant et de la présence d'air dans ses fosses nasales. Si les sinus supérieurs et maxillaires se forment rapidement chez le nourrisson, les sinus frontaux ne se remplissent d'air qu'à partir de l'âge de 6 ans. Les plus touchés sont les **sinus maxillaires** (90 %).

SYMPTÔMES ET SIGNES

Les symptômes cliniques peuvent être modestes : état général altéré, inappétence, pâleur.
Rhinosinusite frontale : douleur spontanée périodique (à heures fixes !) due à une variation du tonus neurovégétatif ; douleur à la pression sur le coin supérieur-interne orbitaire (point d'Ewing) ; sécrétion purulente nasale unilatérale ou bilatérale.
Rhinosinusite maxillaire : douleur sous-orbitaire qui se réveille à heures fixes. Sécrétion nasale jaune antérieure et postérieure ; pus franc dans le méat moyen.
Rhinosinusite supérieure : inflammation dans les autres sinus ; douleur typique au sommet du sphénoïde ou à l'occiput, périodique ; rhinorrhée jaune sur la paroi pharyngée.
Ethmoïdite de l'enfance : très rare ; fusion purulente de sédiments osseux, avec propagation sur l'orbite antérieure ; œdème de la paupière supérieure et du coin supérieur interne de l'orbite ; déplacement du bulbe oculaire vers l'extérieur et le bas, avec conservation de mobilité.

TRAITEMENT DES SINUSITES

On prescrit matin et soir, à **9CH**, le remède similaire aux symptômes, ou bien deux remèdes à similitude partielle à **4CH** en alternance, 2 fois chacun dans la journée.

Belladonna

➜ Sinusite aiguë, soudaine, avec douleur, gonflement.
➜ Douleur pulsative dans les sinus frontaux et maxillaires.
➜ Amélioration avec des applications chaudes locales.

Bryonia

➜ Après la disparition subite d'une rhinite avec des antibiotiques.
➜ Douleurs sourdes ou pulsatives dans les sinus frontaux.
➜ Fièvre faible, muqueuses sèches, soif intense.

Cinnabaris

➜ Sinusite frontale avec violentes douleurs périorbitaires.
➜ Rougeur inflammatoire frontale ou au sommet du sphénoïde.
➜ Rhinorrhée muco-filamenteuse ; sécrétions malodorantes.

Euphorbium resinifera

➜ Sinusite associée à un catarrhe jaune verdâtre abondant, ou bien abondant, purulent, malodorant.
➜ Pulsations à la racine du nez.

Sanguinaria canadensis

➜ Sinusite frontale droite, congestion de la moitié du visage.
➜ Aggravation diurne, amélioration nocturne.

Silicea

➜ Douleurs piquantes comme des éclats de verre dans les sinus maxillaires.
➜ Sécrétion jaune verdâtre, purulente, fétide.
➜ Anosmie fréquente chez les enfants frileux.

Spigelia

➜ Sinusite à droite avec des douleurs irradiant dans le visage.
➜ Palpitations violentes associées à des vertiges.

PHARYNGO-AMYGDALITE AIGUË (ANGINE)

CAUSES

Cette maladie très fréquente de 4 à 7 ans a tendance à se répéter avec une fatalité exaspérante pour les parents. Elle est soutenue par un virus et par le streptocoque bêta-hémolytique du groupe A, plus rarement par un mycoplasme.
Ce sont les **amygdales pharyngées de Luschka** qui sont concernées : elles sont constituées dans leur partie haute par les végétations adénoïdes, en bas par l'amygdale linguale, et sur les côtés par les amygdales palatines. L'enfant est protégé jusqu'à l'âge de 4 mois par les immunoglobulines de sa mère. Puis, jusqu'à 6-7 ans, il se constitue sa propre immunité liée à la présence de ce tissu lymphoïde.

AMYGDALES PHARYNGÉES DE LUSCHKA : CADRES CLINIQUES

L'infection des amygdales provoque des **angines aiguës**. L'infection des végétations adénoïdes provoque des **rhinopharyngites chroniques**, dont la répétition constitue un handicap pour l'enfant, y compris en raison des complications possibles : otite moyenne, otite séreuse, laryngites, trachéites, bronchites.
La médecine conventionnelle traite par des médicaments les symptômes de ces inflammations (antipyrétiques, antibiotiques). La guérison n'est qu'apparente. Elle est suivie d'une pathologie vicariante, chronique et atténuée, mais exaspérante. Il faut recourir à une thérapie biologique, homéopathique et phytogemmothérapique.

SYMPTÔMES ET SIGNES

Difficulté respiratoire et voix nasale, en raison de l'hypertrophie des amygdales pharyngées ; bouche ouverte avec l'expression typique de la maladie (*facies adenoidea*).
Écoulement muco-purulent dans les fosses nasales et l'arrière du pharynx.
Odynophagie ; otalgie ; dysphagie aggravante ; fièvre d'une intensité variable (inversement proportionnelle à l'âge) ; cou douloureux en raison d'une adénopathie lymphoïde.
Après la petite enfance, les symptômes diminuent d'intensité : la respiration par la bouche est possible ; les fosses nasales sont plus larges.

AMYGDALITE RÉCIDIVANTE

Le cadre assez fréquent d'**inflammation chronique** des amygdales se caractérise par la répétition des épisodes angineux. C'est le cadre classique des angines à répétition.
Cela témoigne d'un terrain malade qui subit de nouvelles aggravations persistantes. Il s'ensuit une **hypertrophie de l'amygdale pharyngée** permanente, processus également favorisé par des facteurs constitutionnels.
L'ablation des amygdales n'est aujourd'hui indiquée que dans les cas de très forte hypertrophie, c'est-à-dire quand il y a une véritable « maladie » du tissu tonsillaire et non pas uniquement quand ce phénomène gêne la respiration et la déglutition. Le pharynx ne joue plus son rôle immunologico-mécanique défensif. En effet, le tissu tonsillaire a perdu son intégrité fonctionnelle.

TRAITEMENT DE LA PHARYNGO-AMYGDALITE ET DE L'HYPERTROPHIE AIGUË ET CHRONIQUE DES AMYGDALES

On prescrit en dilutions échelonnées de **4CH** à **9CH** à **15CH** le remède similaire à la façon de réagir de l'enfant.

Apis mellifica

➜ Œdème du voile palatin, muqueuses rouges, brillantes.
➜ Amygdales et voûte palatine gonflées, douloureuses, brûlantes.
➜ Absence de soif, perte du goût et de l'odorat.
➜ Fièvre l'après-midi avec dyspnée et frissons.
➜ Aggravation avec la chaleur, le toucher, de 16 à 18 heures.
➜ Amélioration à l'air frais, avec le mouvement.

Baptisia tinctoria

➜ Pharynx, luette et amygdales rouge foncé.
➜ Petites inflammations ulcérées indolores.
➜ Déglutition difficile des aliments solides.

Baryta carbonica

➜ Amygdalite chronique, amygdales hypertrophiées et dures.
➜ Inflammations récidivantes des amygdales.
➜ Douleurs brûlantes de la gorge, la nuit.
➜ Douleurs en déglutissant à jeun.
➜ Douleurs ganglionnaires sous-maxillaires.
➜ Déglutition difficile des aliments solides.
➜ Aggravation au moindre refroidissement.

Hepar sulfur

➜ Suppuration récurrente des amygdales.
➜ Douleurs à la gorge, piquantes comme une arête de poisson.
➜ Pulsations dans la gorge, douleurs irradiant dans l'oreille.
➜ Aggravation avec le froid sec, en hiver.
➜ Aggravation avec la chaleur ; après les repas.

Kalium jodatum

➜ Douleurs à la gorge en parlant.
➜ Douleurs piquantes comme un dard, en mangeant.
➜ Aggravation avec le froid humide, entre 3 et 4 heures du matin.
➜ Amélioration à l'air libre, avec la chaleur, en étant assis.

Lac caninum

➜ Fausses membranes blanches dans la gorge.
➜ Déglutition et alimentation impossibles.
➜ Respiration semblable à un ronflement.

Lachesis

➜ Sensation de gonflement de la gorge, d'étouffement.
➜ Hypertrophie des amygdales ; gorge livide, bleuâtre.
➜ Fausses membranes sur les amygdales.
➜ Fausses membranes sur l'amygdale gauche.
➜ Déglutition difficile des liquides.
➜ Douleur en déglutissant des liquides chauds.
➜ Douleur de plaie dans la gorge, de gauche à droite.
➜ Aggravation avec la chaleur, le soleil, après avoir dormi.
➜ Amélioration à l'air libre, le soir, la nuit.

Lycopodium

➜ Hypertrophie des amygdales, suppuration de l'amygdale droite.
➜ Fausses membranes sur les amygdales ; sur l'amygdale droite.
➜ Douleurs de plaie sur le côté droit de la gorge.

Mercurius solubilis

➜ Amygdalite, suppuration des amygdales.
➜ Inflammation de la gorge, la nuit.
➜ Inflammation et sécrétion muco-purulente.

Nitricum acidum

➜ Ulcération des amygdales.
➜ Douleurs oppressantes dans la gorge.
➜ Fausses membranes blanches dans la gorge.
➜ Déglutition et alimentation impossibles.
➜ Aggravation au moindre contact, avec le froid, la nuit.

Phytolacca decandra

➜ Pharynx, amygdales couleur rouge-pourpre, muqueuse sèche.
➜ Douleur pharyngée brûlante, à la base de la langue.
➜ Douleur irradiant du pharynx au cou et aux oreilles.
➜ Douleurs en déglutissant des liquides chauds.
➜ Fausses membranes sur les amygdales, sur la luette.
➜ Fausses membranes blanches ou grises dans la gorge.
➜ Aggravation avec l'humidité, le froid, la nuit.

Silicea

➜ Inflammations chroniques des amygdales pharyngées.
➜ Suppuration aiguë ou récurrente des amygdales.
➜ Douleurs à la gorge en prenant froid.
➜ Aggravation avec le froid, les courants d'air ; amélioration avec la chaleur modérée, en été.

L'INTERVENTION DE LA GEMMOTHÉRAPIE

Elle permet d'augmenter sensiblement la résistance du sujet et d'obtenir des résultats rapides si l'enfant est « saturé » d'antibiotiques et d'autres remèdes chimiques. L'action de l'homéopathie paraît lente à beaucoup de parents. La gemmothérapie agit plus vite.
On peut prescrire 30 gouttes par jour des produits suivants, en alternance, dilués dans un demi-verre d'eau qu'il faut boire à petites gorgées.

Ribes nigrum, bourgeons macérés à 1/10

➜ Anti-inflammatoire précis et rapide.

Rosa canina, bourgeons macérés à 1/10

➜ Pour augmenter les immunoglobulines.

LES MALADIES DES VOIES RESPIRATOIRES INFÉRIEURES

LES VOIES AÉRIENNES INFÉRIEURES

SYMPTÔMES ET SIGNES

Les organes concernés par les affections des voies aériennes inférieures sont le **larynx**, la **trachée**, les **bronches** et les **poumons**.
La **toux** est le symptôme de base des maladies qui les affectent. Elle peut être grasse, humide, catarrhale, avec râles ou irritation, sèche, ovine ou bêlante, caprine ou stridulante, « aboyante » ; de type « chant du coq », coqueluchoïde, à deux tons, « de canard », rauque. La signification clinique de l'**expectoration** dépend de son aspect : muqueux, muco-purulent, purulent, hémorragique, séreux, séro-muqueux, séro-muco-purulent, filandreux.

EXAMENS OBJECTIFS

Il est aussi utile qu'instructif pour les parents de savoir ce qu'effectue le pédiatre quand il examine leur enfant.
Grâce à l'**examen**, il constate d'éventuelles rétractions thoraciques. Il vérifie les mouvements de la respiration et contrôle l'insuffisance respiratoire (dyspnée).
Grâce à la **palpation**, il localise les points douloureux, sent le frémissement vocal tactile, éprouve l'expansion et la résistance thoracique.
La **percussion**, difficile à réaliser chez les plus petits, offre beaucoup moins d'informations que l'**auscultation**, qui permet d'identifier des sons catarrhaux précieux pour le diagnostic : des râles humides, de consonance bulleuse, sous-crépitants ; des râles sonores, métalliques, crépitants, secs et explosifs ou évoquant des craquements ; des ronchus ou des râles ronflants dus à un rétrécissement, sibilants, gémissants. Ce sont des indices ou des signes d'une maladie déterminée.

MALADIES DU LARYNX

LARYNGITE AIGUË, SOUS-GLOTTIQUE, LARYNGOSPASME, STÉNOSANTE

Souvent d'origine virale, la laryngite est particulièrement fréquente chez les enfants déjà un peu grands. Elle apparaît sous une forme aiguë, associée à une rhinopharyngite.
Symptômes principaux : toux « aboyante », rauque, et grincement inspiratoire (épliglottite). Leur apparition brusque, nocturne, et la présence d'une dyspnée importante attestent d'une laryngite sous-glottique-laryngospasme.
La laryngite sténosante est la plus fréquente aujourd'hui : elle frappe les nourrissons les plus âgés et les enfants jusqu'à 3 ans.
Symptômes : difficultés respiratoires pendant l'inspiration, rhinite ; parfois fièvre, enrouement, toux métallique « aboyante », voix cassée. La muqueuse laryngée est enflammée et enflée. La maladie survient en automne-hiver, de nuit, et dure peu.

LARYNGO-TRACHÉITE AIGUË, LARYNGO-TRACHÉO-BRONCHITE AIGUË

Les différentes formes de laryngo-trachéites ou de laryngo-trachéo-bronchites sont également fréquentes. La fièvre est le plus souvent présente et la dyspnée est modeste. La **toux**, irritée et sèche, tourmente jour et nuit l'enfant qui se plaint aussi de douleurs au thorax, sur le sternum. Les plus petits repoussent la nourriture parce que la toux provoque souvent le vomissement. Quand il n'y a pas de fièvre et que les symptômes n'apparaissent pas mais qu'une toux insistante persiste, il faut suspecter la présence d'un corps étranger dans une petite bronche, ou une maladie grave (fibrose cystique, asthme bronchique, bronchectasie, tuberculose).

TRAITEMENT DE LA LARYNGITE ET DE LA LARYNGO-TRACHÉITE AIGUËS

On prescrit matin et soir, à **9CH**, le *simillimum* des symptômes, ou bien deux remèdes à similitude partielle à **4CH** en alternance, 2 fois chacun dans la journée.

Aconitum

➜ Fièvre avec dyspnée soudaine, aiguë.
➜ Toux rauque, « aboyante », surgissant brusquement.
➜ Toux s'aggravant avec le froid sec, la nuit.

Arnica

➜ Toux brève et sèche, avec algies thoraciques piquantes.
➜ Douleurs thoraciques sternales ou rétrosternales en toussant.
➜ L'enfant se tient le thorax à deux mains en toussant.
➜ Fièvre avec somnolence ou agitation.
➜ Respiration difficile avec douleurs thoraciques.
➜ Dyspnée inspiratoire, étouffante, orthopnée.
➜ Pharynx rouge violacé, ulcéré, avec halitose.

Bromium

➜ Toux sèche, spasmodique, avec sifflement croupal.
➜ Dyspnée avec râles trachéaux sans expectoration.
➜ Cyanose due à une ventilation insuffisante obstructive.
➜ Visage bleuâtre, cyanosé.

Carbo vegetabilis

➜ Dyspnée avec grincement respiratoire.
➜ Cyanose due à une ventilation insuffisante obstructive.
➜ Aggravation avec le chaud, la chaleur locale.
➜ Amélioration à l'air frais.

Causticum

➜ Enrouement avec voix basse et grave.
➜ Toux caverneuse ; expectoration difficile.
➜ Douleurs trachéales fulgurantes du haut vers le bas en toussant.
➜ Dyspnée inspiratoire, inspiration difficile.
➜ Enrouement chronique après une laryngite aiguë.
➜ Aggravation avec le froid sec, la nuit.

Corallium rubrum

➜ Gêne, sténose laryngée, en toussant.
➜ Toux violente, inspiratoire, due à une laryngite grinçante.
➜ L'enfant cache sa tête pour se calmer.

Cuprum metallicum

➜ Toux sèche due à l'irritation, à la gêne laryngée.
➜ Quinte de toux avec gêne laryngée.
➜ Toux qui s'améliore en buvant de l'eau froide.
➜ Dyspnée alternant avec des vomissements spasmodiques.

Hepar sulfur

➜ Douleurs laryngées dues au temps ou à l'air froid.
➜ Douleurs laryngées, comme un écorchement, en inspirant.

➜ Toux après un vent froid et sec, le soir jusqu'à minuit.
➜ Fièvre catarrhale, intermittente, nocturne.
➜ Râles respiratoires en dormant.
➜ Dyspnée due à une toux suffocante, nocturne.

Kalium carbonicum

➜ Rugosité, aspérité du larynx causée par la toux.
➜ Toux violente, nocturne.
➜ Dyspnée, respiration difficile de 2 à 3 heures du matin.
➜ Respiration difficile mais amélioration en s'asseyant.
➜ Dyspnée qui s'améliore en restant assis, la tête penchée en avant entre les mains et les coudes sur les genoux.
➜ Cyanose due à une ventilation insuffisante obstructive.

Lobelia inflata

➜ Toux spasmodique avec râles humides.
➜ Dyspnée avec toux spasmodique sans expectoration.
➜ Dyspnée avec nausée, vomissement, sueurs froides.

Manganum metallicum

➜ Toux sèche, laryngée, alternant avec l'enrouement.
➜ Dyspnée anxieuse avec toux sèche.

Phosphorus

➜ Enrouement avec toux et assèchement laryngé.
➜ Douleur laryngée au contact, à la pression, en toussant.
➜ Douleurs laryngées, comme un écorchement, en toussant.
➜ Toux survenant la nuit, métallique, discontinue.
➜ Toux suffocante comme s'il y avait des cheveux dans la gorge.
➜ Dyspnée paroxystique, due à une laryngite catarrhale aiguë.

Rhus toxicodendron

➜ Irritation, rugosité, aspérité laryngées.
➜ Enrouement s'aggravant à l'air frais du matin.
➜ Toux sèche, rauque, « aboyante », laryngée.
➜ Dyspnée, respiration difficile vers 18 heures.

Sambucus nigra

➜ Laryngite grinçante nocturne.
➜ Laryngite grinçante, qui réveille à minuit.
➜ Toux spasmodique due à une irritation laryngée aiguë, spécialement chez l'enfant, avec un réveil brusque.
➜ Dyspnée inspiratoire nocturne, avec une crise à 4 heures du matin.
➜ Voix enrouée causée par des mucosités laryngées.

Senega

➜ Catarrhe trachéal, avec enrouement laryngé.
➜ Douleurs laryngées, brûlantes, avec coryza.
➜ Dyspnée laryngée, avec assèchement et brûlure.
➜ Râles nombreux et sibilants intéressant toute la région trachéo-bronchique.

INFLAMMATIONS TRACHÉO-BRONCHIQUES AIGUËS

Diagnostic et thérapie de la seule compétence du pédiatre !

TRACHÉO-BRONCHITE ET BRONCHITE AIGUËS

La trachéo-bronchite aiguë est une maladie très fréquente chez les enfants et secondaire à la rhinopharyngite. Quand ses symptômes cessent, il reste la bronchite.

Symptômes : toux sèche, surtout nocturne qui, en diminuant d'intensité, devient progressivement humide, catarrheuse, avec une expectoration muqueuse à purulente, remontant pendant la journée.
Le **pédiatre** ausculte et constate dans le thorax des ronchus sonores et/ou des râles de consonance bulleuse. L'état général est altéré, la fièvre n'est élevée qu'au début. La bronchite disparaît au bout de 1 ou 2 semaines.

BRONCHITE SPASMODIQUE ET BRONCHITE ASTHMATIQUE

Chez certains nourrissons et au cours de la petite enfance, la bronchite aiguë se complique en contraction spastique de la paroi bronchique (bronchospasme) avec réduction du débit d'air. Le cadre ressemble à celui de l'asthme (bronchite asthmatique), avec une expiration râlante prolongée et, à l'auscultation, une expiration pulmonaire soufflante, comme le remarque le **pédiatre**.
S'il y a un emphysème pulmonaire très marqué, aucun bruit respiratoire ne se fait entendre. Quand le bronchospasme ne répond pas à une thérapie spasmolytique, il faut diagnostiquer une bronchiolite, maladie assez sérieuse qui demande beaucoup d'attention.

BRONCHIOLITE OU BRONCHITE CAPILLAIRE

Chez les jeunes enfants et les nourrissons, la bronchiolite survient comme un cadre clinique grave de **pneumonie virale**, avec une inflammation étendue des bronchioles et une possible insuffisance respiratoire aiguë mortelle (**nécessité d'un contrôle hospitalier rigoureux !**). L'obstacle à l'expiration n'est pas constitué par le spasme bronchique, comme dans la bronchite spasmodique, mais par l'inflammation sténosante de la muqueuse des bronchioles.
Symptômes : fièvre élevée, grave dyspnée expiratoire, couleur pâle-cyanosée de la peau, souffle des ailes du nez, toux, rentrées thoraciques.

LARYNGO-TRACHÉO-BRONCHITE MALIGNE STÉNOSANTE

Elle ne se manifeste qu'au cours de la petite enfance. Elle semble être une forme évolutive du croup laryngé, mais est provoquée par des virus, *Haemophilus influenzae* et des streptocoques.
Cette maladie, beaucoup plus grave que le faux croup, retient l'attention par sa gravité et sa difficulté de traitement. L'évolution des symptômes, en excluant des diagnostics de simple faux croup, **nécessite en soi une hospitalisation** !
Symptômes et signes : envie d'air due à un laryngospasme avec un brusque intéressement des bronches par tuméfaction et formation de sécrétion et de membranes, un grincement paroxystique ; dyspnée qui persiste ou augmente ; tachycardie ou signes d'extrême fatigue ou de déshydratation.

SINUSO-BRONCHITE

Le fait que soient concernées en même temps les voies aériennes et les fosses nasales se traduit en sinuso-bronchite, qui débouche souvent sur une bronchite. Cela dépend de la persistance de la sécrétion muqueuse ou muco-purulente.
La sinuso-bronchite est très répandue dans les endroits pollués. Il faut suivre attentivement sa diffusion.

Symptômes et signes : rhinite prolongée, accès de toux habituellement nocturnes, céphalée, douleur à la pression sur le sinus maxillaire (sinusite maxillaire), catarrhe chronique.

BRONCHECTASIE

Les bronchectasies (dilatations bronchiques) sont provoquées chez l'enfant par des malformations congénitales ou acquises après une rougeole, une coqueluche, une bronchite chronique récidivante, une ingestion de corps étrangers, mais elles supposent toujours une faiblesse des parois.
Symptôme de base : toux chronique avec émission le matin d'une expectoration purulente, que l'on constate seulement chez les enfants un peu plus grands (les plus petits l'avalent).
Autres symptômes : fièvre, amaigrissement.

TRAITEMENT DES INFLAMMATIONS AIGUËS TRACHÉO-BRONCHIQUES

Avertissement très important pour les parents
En cas d'inflammation trachéo-bronchique aiguë, il est indispensable de s'adresser au **pédiatre**, comme je l'ai souligné précédemment en donnant une série d'informations pour mettre en garde les parents quand certains symptômes signalent qu'il existe un danger pour leurs enfants.
Certaines maladies demandent un contrôle médical constant et parfois même une **hospitalisation**, et s'accompagnent de soins et d'examens de laboratoire conventionnels. Quand on connaît la symptomatologie de ces maladies, on sait exactement comment se comporter et à qui s'adresser.

En attendant le pédiatre…
Le recours au traitement homéopathique peut avoir une certaine utilité dans le cas de pathologies légères ou en attendant l'arrivée du pédiatre.
La connaissance du rayon d'action symptomatologique des remèdes préconisés ci-après peut déjà vous donner des informations générales pour effectuer un éventuel « **secours d'urgence d'attente** », afin de soutenir l'enfant sur un plan énergétique.
Le traitement homéopathique peut être utile pour prévenir la maladie, accompagner le médicament traditionnel, en particulier au cours de la convalescence. Il a en outre toujours pour but de stimuler les capacités énergétiques du malade.

SITUATIONS SYMPTOMATOLOGIQUES ACCESSIBLES AU TRAITEMENT HOMÉOPATHIQUE

Il faut prescrire le remède présentant une similitude totale avec les symptômes rencontrés, 2 fois (**9CH**) ou 1 fois (**15CH**) par jour, ou bien deux remèdes à similitude partielle à **7CH** en alternance, 2 fois chacun pendant la journée.
On utilise la puissance **15CH** quand le caractère de l'enfant est semblable à celui qui est décrit.

Aconitum

Enfant anxieux, agité, nerveux à cause de sa maladie ; il a peur de mourir et prévoit même l'heure de sa mort
➜ Dans toutes les inflammations aiguës des bronches et des poumons, qui surviennent brusquement après un coup de froid.
➜ Trachéo-bronchite soudaine, après un coup de froid.
➜ Fièvre élevée, sans sueur ; pouls fréquent, dur.

➜ Toux sèche, brève, soufflante ; aggravation le soir.

Alumina

Enfant déshydraté, pâle, sans vivacité, triste le matin

➜ Bronchite avec des accès de toux matinale et des vomissements.
➜ Douleurs thoraciques, oppressantes, en particulier la nuit.
➜ Pharynx aride et sec avec enrouement persistant.
➜ Toux sèche, constante, insistante, permanente.
➜ Chaleur fébrile, unilatérale, plutôt du côté droit.
➜ Aggravation avec le froid sec, la nouvelle lune.
➜ Amélioration avec la chaleur, un jour sur deux.

Ammonium carbonicum

Enfant somnolent, taciturne le jour, vif le soir ; grassouillet, indolent, menant une vie sédentaire. Fille plutôt pleurnicheuse, qui se plaint

➜ Symptômes catarrhaux bronchiques et pulmonaires abondants, avec toux et râles abondants dans les voies aériennes.
➜ Toux asthmatique, brève, sèche, s'aggravant à 3 heures du matin.
➜ Expectoration dense, glaireuse, difficile à expulser.
➜ Aggravation avec le froid humide, en mangeant.
➜ Amélioration par temps sec, avec la chaleur.

Antimonium tartaricum

Enfant présentant des tics nerveux du visage, quand il tousse

➜ Bronches et poumons engorgés par du mucus abondant que l'enfant ne parvient pas à expulser.
➜ Râles nombreux et brûlants dans la poitrine.
➜ Ronchus bronchiques bruyants audibles à distance.
➜ Toux grasse qui s'accumule dans les bronches.
➜ Respiration difficile, avec menace d'asphyxie.
➜ Cyanose due à une ventilation pulmonaire insuffisante.
➜ Chaleur fébrile persistante, plus élevée de 15 à 18 heures.
➜ Transpiration et absence de soif pendant la fièvre.

Belladonna

Enfant très excité par la fièvre, délirant

➜ Bronches et poumons parcourus d'une toux sèche, brève, surtout la nuit.
➜ Toux « aboyante », courte, coqueluchoïde, faisant mal dans la poitrine.
➜ Fièvre élevée, brûlante, intense ; rémittente chez les enfants.
➜ Peau brûlante ; transpiration ; pouls dur, plein, rapide.
➜ Aggravation au moindre contact, avec le bruit et la lumière.
➜ Amélioration avec le repos, allongé, couvert, au chaud.

Bryonia

Enfant irritable, revêche, qui a envie de pleurer ; il veut quelque chose mais ne sait pas quoi ; taciturne, inquiet, craintif, il ne veut pas sortir seul ; il refuse de manger, malgré sa sensation de faim

➜ Douleurs aiguës, lancinantes, piquantes, dans la poitrine.
➜ Respiration rapide, difficile, faisant mal dans la poitrine.
➜ Fièvre débutant progressivement, continue ou intermittente.
➜ Fièvre avec pouls dur, tendu, plein, fréquent.

➜ Fièvre avec soif très intense d'eau froide.
➜ Toux sèche, par accès, insistante, douloureuse.
➜ Aggravation avec le mouvement, la chaleur.
➜ Amélioration avec le repos, à l'air libre.

Ferrum phosphoricum

Enfant inquiet, changeant, sujet à la fébricule ; s'il est malade, il ne veut pas rester au lit
➜ Bronchite avec crises congestives et épistaxis.
➜ État subfébrile (légère hyperthermie comprise entre 37,1 et 37,8 °C) continu pendant toute la maladie.
➜ Température de 38 °C le matin, 38,5 °C l'après-midi.
➜ Toux sèche, avec irritation, spasmodique, douloureuse.
➜ Toux sèche nocturne, mucosités jaunâtres le matin.

Ipeca

Enfant qui refuse la nourriture pendant la fièvre. Enfant avec nausée continuelle quelle que soit la maladie
➜ Bronches et poumons très encombrés de catarrhe.
➜ Fièvre intermittente, nausée, frissons, puis chaleur.
➜ Toux incessante, violente, suffocante en inspirant.
➜ Toux sèche, spasmodique, constrictive, asthmatique.
➜ Symptômes associés à des troubles gastriques et intestinaux.
➜ Aggravation avec le chaud humide et le froid hivernal.

Kalium bichromicum

Enfant potelé, attrapant facilement des affections catarrhales. Toux caverneuse violente en cas d'exposition à l'air froid
➜ Bronches et poumons secoués par une toux violente, raclante.
➜ Douleurs rétrosternales et catarrhe abondant dans la gorge.
➜ Toux grasse le matin ; sèche, caverneuse, la nuit.
➜ Expectoration muco-purulente, glaireuse, verdâtre.
➜ Expectoration collante, difficile à détacher.
➜ Aggravation de 2 à 3 heures du matin, avec le froid, le matin.

Manganum metallicum

Enfant agité, inquiet, plein d'appréhension
➜ Chaque coup de froid réveille une bronchite.
➜ Bronchite soutenue par une inflammation laryngée chronique.
➜ Toux sèche, laryngée, alternant avec de l'enrouement.
➜ Toux sèche, paroxystique, sans expectoration.
➜ Toux sèche s'aggravant avec l'humidité et le froid.
➜ Dyspnée due à l'accumulation constante de mucosités.
➜ Aggravation avec l'humidité, le froid, le changement de temps.
➜ Amélioration avec le repos, couché, en changeant de cadre.

Mercurius solubilis

Enfant obèse, anxieux, agité, impétueux
➜ Points douloureux dans le lobe pulmonaire inférieur droit.
➜ Bronchite et broncho-pneumonie avec toux grasse.
➜ Expectoration muco-purulente ou purulente.
➜ Expectoration muqueuse verdâtre ou jaune verdâtre.
➜ Toux sèche, rauque la nuit, humide le jour.
➜ Toux violente, éreintante, avec de fortes douleurs.

➜ Toux avec sialorrhée et soif intense.
➜ Fièvre catarrhale avec frissons à fleur de peau.
➜ Fièvre avec hypersalivation, langue chargée, halitose.

Psorinum

Enfant souvent triste et apathique, frileux ; très couvert ; sujet à des rechutes incessantes
➜ Bronchite qui réapparaît chaque hiver.
➜ Bronchite soutenue par des angines à répétition.
➜ Toux bronchitique hivernale, récurrente.
➜ Expectoration gluante, jaune verdâtre, purulente ; avec des amas caséeux qui sentent l'œuf pourri.
➜ Aggravation avec le froid, à l'air libre, en se lavant.
➜ Amélioration avec la chaleur, le matin, au réveil.

Pulsatilla

Enfant craintif, rassuré par la compagnie. Enfant lent, indécis, flegmatique, pleurnicheur
➜ Bronchite chronique soutenue par une congestion veineuse qui enflamme les muqueuses, les fait enfler et devenir rouge violacé.
➜ Écoulement catarrhal épais, verdâtre, doux.
➜ Bronchite soutenue par des rhumes fréquents, par un catarrhe nasal chronique qui bouche les narines.
➜ Toux grasse le jour et sèche la nuit.
➜ Toux avec émission involontaire d'urine.
➜ Aggravation avec la chaleur, le repos, après les repas.
➜ Amélioration à l'air libre, avec le mouvement.

Rumex crispus

Enfant extrêmement sensible à l'air frais
➜ Toux qui irrite la gorge, sèche, torturante, épuisante.
➜ Toux rauque, « aboyante », après s'être couché.
➜ Quinte de toux au réveil, la nuit.
➜ Toux accompagnée d'incontinence urinaire.
➜ Aggravation avec le froid, le soir, la nuit.
➜ Amélioration avec le chaud sous toutes ses formes.

INFLAMMATIONS PULMONAIRES

Diagnostic et thérapie de la seule compétence du pédiatre !

BRONCHO-PNEUMONIES ET PNEUMONIES AIGUËS

Il n'est pas très important de distinguer la broncho-pneumonie de la pneumonie. Commencée à temps, la chimiothérapie fait disparaître ces deux formes qui évoluent d'une façon analogue.
Les **broncho-pneumonies** touchent les bronches et leurs zones alvéolaires, dont la diffusion lobulaire est à embranchements multiples. Dans les **pneumonies**, l'infection aiguë concerne un ou plusieurs lobes (pneumonie croupale). L'infection, causée par des bactéries et des virus, est inoculée par voie bronchique.

SYMPTÔMES ET SIGNES

Symptômes catarrhaux des voies aériennes supérieures.
Symptômes pneumoniques : difficultés respiratoires, souffle des ailes du nez pendant l'inspiration, cyanose périorale.

Fièvre plus ou moins élevée ; **faibles bruits** perçus à l'auscultation dans une ou plusieurs zones délimitées du thorax, avec des râles crépitants ; éventuellement, souffle bronchique (pneumonie croupale) ; le relevé objectif peut aussi faire défaut (forme virale).
Un diagnostic exact exige un **examen radiologique** : opacité plus ou moins étendue, arrondie ou triangulaire, aux contours peu nets, ou avec un des contours nettement marqué par une scissure (pneumonie croupale) souvent adossée au médiastin, en correspondance avec le hile.
Chez les plus petits, le cadre est polymorphe : plus l'enfant est petit, plus la broncho-pneumonie comprend de centres d'infection et part de foyers multiples.

TRAITEMENT DE LA SYMPTOMATOLOGIE INFLAMMATOIRE PULMONAIRE

En attendant le pédiatre...
Il faut prescrire le remède le plus similaire aux symptômes rencontrés à **9CH**, matin et soir, ou deux remèdes semblables à **4CH** en alternance, 2 fois chacun pendant la journée.

Aconitum

Stade initial de la maladie
➜ Dans les pneumonies du poumon gauche apparaissant brutalement, surtout après une exposition au froid sec.
➜ Fièvre élevée, peau chaude, sèche, sans transpiration.
➜ Pouls dur et tendu, au début, fréquent.
➜ Cyanose avec un halo bleuâtre autour des yeux.

Antimonium crudum

Stade d'expectoration
➜ Dans les pneumonies avec toux sèche, spasmodique.
➜ Avec quinte de toux qui diminue progressivement.
➜ Avec catarrhe encombrant et difficile à éliminer.
➜ Crachats glaireux, filamenteux, épais, collants.

Arnica

Stade initial de la maladie
➜ Dans la pneumonie due à un traumatisme, avec fièvre élevée.
➜ Fréquente céphalée brûlante dans un corps froid.
➜ Toux sèche, pénible, expectoration rouge vif.
➜ Hémoptysie après un traumatisme ou de violents efforts respiratoires.

Bryonia

Stade initial de la maladie
➜ Dans les pneumonies du poumon droit, avec douleurs lancinantes.
➜ Avec toux sèche, irritante, qui aggrave la douleur.
➜ Avec fièvre élevée, lèvres sèches, gercées.
➜ Avec soif intense de grandes quantités d'eau.

Ipeca

Stade d'expectoration
➜ Dans les pneumonies du poumon droit, avec oppression respiratoire.
➜ Grande accumulation de mucus encombrant les poumons et les bronches.
➜ Toux incessante, violente, à chaque inspiration.

Kalium carbonicum

Stade initial de la maladie
➜ Dans les pneumonies virales où la gorge est sèche et douloureuse.
➜ Gonflement amygdalien et glandulaire sous-maxillaire.
➜ Toux sèche, dure, difficile ; violente la nuit.

➜ Douleurs dues à un poids thoracique, en inspirant profondément.
➜ Dyspnée qui s'améliore en s'asseyant et en penchant la tête vers l'avant.
➜ Aggravation générale de 2 à 3 heures du matin.

Lycopodium

Stade d'expectoration
➜ Dans les pneumonies en général, à la base du poumon droit.
➜ Sur un terrain favorable dès l'enfance.
➜ Avec catarrhe nasal devenu chronique, persistant, obligeant à respirer la bouche ouverte, surtout la nuit, en raison d'une obstruction nasale chronique.
➜ Battement caractéristique des ailes du nez, avec des mouvements rapides, haletants, soufflants, qui ne sont plus synchrones avec les mouvements respiratoires.

Phosphorus

Stade initial de la maladie
➜ Dans les pneumonies avec douleurs aiguës à la base des poumons.
➜ Nombreux râles dans la poitrine, toux dure, qui peuvent provoquer des secousses.
➜ Crachats sanguinolents ou bien purulents.
➜ Fièvre avec pouls rapide, petit, faible.

Sanguinaria canadensis

Stade initial de la maladie
➜ Fièvre avec frissons ou chaleur fébrile.
➜ Fièvre avec acmé l'après-midi, après 15 heures.
➜ Oppression et douleur thoracique brûlante.
➜ Toux sèche, violente, persistante, exténuante.
➜ Toux qui s'améliore en position assise.
➜ Expectoration dense, muco-purulente, purulente.
➜ Expectoration fétide, nauséabonde à distance.
➜ Expectoration avec hémoptysie.
➜ Dyspnée associée à de l'anxiété et de l'agitation.

LES MALADIES INFANTILES INFECTIEUSES

ROUGEOLE

DÉFINITION DE LA MALADIE

Virose exanthématique fébrile, très contagieuse, avec une inflammation des muqueuses, un exanthème de macules et un énanthème.
Première virémie : à partir des cellules de la muqueuse respiratoire jusqu'aux organes du système réticulo-endothélial, où le virus se reproduit à nouveau.
Deuxième virémie : concerne les muqueuses respiratoires, avec apparition d'une inflammation des muqueuses.
Complications : otite moyenne, laryngite sténosante, broncho-pneumonie, névraxite, bronchite capillaire.

ÉVOLUTION DE LA MALADIE, SYMPTÔMES ET SIGNES

Incubation : variable entre 9 et 12 jours.
Début avec fièvre élevée (39-40 °C) de type rémittente. Rhinopharyngite et conjonctivite avec photophobie.
Énanthème de macules palatines avec **taches de Köplik**, pathognomoniques (70 %), touchant aussi les autres muqueuses (également symptômes gastro-intestinaux et génito-urinaires).
Toux : sèche, avec irritation (pharyngite, laryngite). Après une brève accalmie, la fièvre élevée revient avec un exanthème de macules rougeâtres de la racine des cheveux à l'arrière de l'oreille, qui s'étend en 3 jours au reste du corps à l'exception des paumes des mains et des plantes des pieds. L'exanthème s'accompagne d'une adénomégalie, qui s'étend aux ganglions lymphatiques profonds (possibles cadres cliniques de type appendiculaire).

TRAITEMENT DE LA ROUGEOLE

Il faut prescrire à **9CH** le remède similaire au cadre clinique rencontré (ou à **15CH** si la similitude s'applique aussi aux symptômes caractériels et mentaux) 1 fois par jour le matin, jusqu'à ce que l'état de l'enfant se soit nettement amélioré.

Belladonna

Réaction bien marquée à la maladie, vive
- Fièvre exanthématique, peau ardente, scarlatiniforme.
- Exanthème rouge vif, qui dégage de la chaleur à distance.
- Accès de toux sèche, douloureuse, spasmodique.
- Yeux brillants, mydriase, photophobie.
- Céphalée pulsatile, pulsations dues à la congestion.
- Transpiration abondante, extrémités froides.
- Visage rouge et congestionné, mydriase, céphalée.
- Hypersensibilité, excitation mentale, délire.

Bryonia

Réaction à la maladie plutôt faible, lente
- L'exanthème tarde à se manifester ou apparaît lentement.
- Fièvre modérée et débutant plutôt progressivement.
- Soif ardente, extrême, d'une grande quantité d'eau, très souvent ou de façon très espacée.
- Accès de toux sèche, douloureuse en général.
- Toux qui semble provenir de l'estomac.
- Douleurs intercostales aggravées par le mouvement.

➜ Douleurs thoraciques atténuées lorsqu'on s'allonge sur le côté douloureux.
➜ Céphalée pressante, provoquant une surcharge, qui s'aggrave en bougeant.
➜ Céphalée torturante, occipitale, temporale.
➜ Aggravation générale avec le mouvement et le soir, à 21 heures.

Gelsemium sempervirens

Réaction à la maladie plutôt atténuée, lente
➜ Fièvre morbilleuse ou scarlatiniforme.
➜ Fièvre rémittente, infantile, sans frissons.
➜ Fièvre avec somnolence, yeux qui se ferment tout seuls.
➜ Éruptions ressemblant à celles de la rubéole.
➜ Peau rouge et prurigineuse.
➜ Symptômes catarrhaux, fatigue des membres.
➜ Abattement, absence de soif.
➜ Chez l'enfant timide qui a peur d'apparaître en public.
➜ Chez l'enfant qui souffre d'anxiété d'anticipation.

Pulsatilla

Extrême variabilité des symptômes chez l'enfant ; traitement homéopathique spécifique de la rougeole
➜ Éruptions de rubéole, de varicelle, de rougeole.
➜ Éruptions exanthématiques sur les membres en général.
➜ Bouche très sèche, mais sans soif.
➜ Peau sèche et brûlante.
➜ Langue présentant un mucus blanc ou jaunâtre, tenace.
➜ Rhinorrhée muqueuse, abondante, jaune-vert.
➜ Fièvre modérée après midi.
➜ Fièvre sans frissons, de jour.
➜ Paroxysme de fièvre qui augmente à chaque accès.
➜ Paroxysme de fièvre irrégulier avec de longs frissons.
➜ Toux sèche le soir et grasse le matin.
➜ Toux grasse le jour et sèche la nuit.
➜ Toux épuisante, nocturne, qui empêche de dormir.
➜ Toux pendant la rougeole, toux après la rougeole.
➜ Écoulement jaune-vert de l'oreille.
➜ Écoulement de l'oreille après la rougeole.
➜ Éruptions de pustules derrière les oreilles.
➜ Aggravation générale le soir au crépuscule.

Sulfur

Réaction vive à la maladie, sympathicotonique ; traitement homéopathique spécifique de la rougeole, de la scarlatine et de la varicelle
➜ Langue blanche au centre, rouge sur la pointe et les bords.
➜ Fièvre continue ou rémittente.
➜ Fièvre nocturne avec sensation de froid, frissons.
➜ Éruptions prurigineuses aggravées par la chaleur du lit.
➜ Coryza spasmodique, catarrhe, toux, douleur thoracique.
➜ Toux sèche, brève, irritante, de nuit.
➜ Toux aggravée par la chaleur du lit, la laine.
➜ Toux améliorée en suant, par temps sec.
➜ Toux grasse le matin, le jour.
➜ Râles muqueux marqués, dus à une accumulation bronchique : chez l'enfant indolent, qui ne veut rien faire, paresseux, qui n'aime pas le travail physique et mental.
➜ Aggravation générale en se lavant avec de l'eau, avec la chaleur du lit, de nuit.
➜ Amélioration par temps sec et chaud.

RUBÉOLE

DÉFINITION DE LA MALADIE

Virose infectieuse avec fièvre modérée, **exanthème** de macules, adénomégalie et plasmocytose hématique.
Comme dans la rougeole, le virus pénètre dans l'organisme par voie respiratoire, se reproduit dans les cellules de la muqueuse puis se répand dans l'organisme (**première virémie**) ; ensuite, il est localisé dans le système réticulo-endothélial.
Après cette phase, survient la **deuxième virémie**, qui ouvre la phase d'apparition des signes et des symptômes cliniques.

ÉVOLUTION DE LA MALADIE, SYMPTÔMES ET SIGNES

Incubation : de 14 à 21 jours, en général feutrée.
Début avec des signes modérés : fièvre, énanthème, myalgie, arthralgie, rhinopharyngite, conjonctivite ; mais surtout, adénomégalie très importante (polyadénopathie) qui concerne surtout les ganglions lymphatiques latéro-cervicaux, rétroauriculaires et de la nuque. Les **ganglions lymphatiques**, dont la taille va du petit pois à la noix, sont peu endoloris et peu douloureux ; ils sont mobiles en surface et en profondeur.
Après quelques heures ou 1-2 jours, apparaît l'exanthème de couleur rose pâle, constitué de macules ; il se diffuse rapidement sur tout le corps d'une façon centrifuge. Les éléments de l'exanthème sont généralement petits, peu visibles, et n'ont pas tendance à se regrouper. Parfois, l'exanthème est scarlatiniforme.
Dans le sang, on relève : une leucopénie, une lymphocytose, une monocytose et une présence caractéristique de cellules de plasma (5-10 %).

TRAITEMENT DE LA RUBÉOLE

Il faut prescrire à **9CH** le remède similaire au cadre clinique rencontré (ou à **15CH** si la similitude s'applique aussi aux symptômes caractériels et mentaux) 1 fois par jour le matin, jusqu'à ce que l'état de l'enfant se soit nettement amélioré.

Aconitum

Rubéole bénigne depuis le début ; remède homéopathique spécifique de la rubéole à prescrire au cours de la première phase de la maladie

➜ Chez l'enfant fort et robuste, sthénique, réactif ; excessivement inquiet et peureux quand il est malade.
➜ Avec une soif intense et fréquente d'eau froide.
➜ Avec des algies thoraciques bien localisées.
➜ Avec des névralgies, arthralgies, myalgies.
➜ Rapidité de la disparition de la crise.

Belladonna

Complications à la gorge ou aux oreilles

➜ Chez l'enfant hypersensible au froid et au nez rouge ; mentalement toujours actif, vif, plein d'imagination.
➜ Douleurs déchirantes des amygdales, en avalant.
➜ Douleurs de plaie sur les ganglions cervicaux.
➜ Rhinorrhée diurne, obstruction nasale nocturne.
➜ Muqueuse nasale, larynx et trachée asséchés, aphonie.
➜ Enrouement accompagné de toux nerveuse.
➜ Douleur auriculaire associée à une douleur au visage.
➜ Douleur auriculaire déchirante irradiant vers le bas.
➜ Sudation abondante, extrémités froides.
➜ Articulations œdémateuses, rouges et chaudes.

Bryonia

Symptôme clé : le rash survient après la fièvre éruptive.
Symptôme clé : apparition rapide de l'exanthème, quand les symptômes respiratoires déclinent, quand la toux cesse d'être sèche et douloureuse, quand la toux devient grasse, productive.
➜ Douleurs et raideur musculaire pendant la maladie.
➜ Articulations rouges, gonflées, chaudes, douloureuses.
➜ Peau sèche, brûlante ; prurit ardent.
➜ Chez l'enfant impétueux, impatient, très irritable.
➜ Chez l'enfant inquiet à l'idée de se déplacer (il déteste le mouvement).
➜ Chez l'enfant solitaire qui peut se mettre dans une colère extraordinaire, surtout si on s'oppose à lui ou s'il est contredit.

Pulsatilla

Éruptions de rubéole, de varicelle, de rougeole ; prépondérance des symptômes catarrhaux
➜ Larmoiement oculaire fréquent, paupières enflammées.
➜ Rhinorrhée muqueuse, abondante, jaune-vert.
➜ Muqueuses nasales enflammées avec perte de l'odorat.
➜ Catarrhe nasal s'atténuant à l'air libre.
➜ Sécrétion nasale douce, verdâtre, jaunâtre.
➜ Écoulement jaune-vert de l'oreille.
➜ Râles muqueux marqués, dus à une accumulation bronchique.
➜ Chez l'enfant, fille ou garçon, qui pleure facilement pour un rien, pour des choses tristes ou gaies.
➜ Aggravation générale avec la chaleur, dans une chambre chaude, avec le repos, après les repas, avec des aliments gras ou lourds.
➜ Amélioration à l'air libre, avec des applications froides, avec le mouvement.

SCARLATINE

DÉFINITION DE LA MALADIE

Maladie bactérienne aiguë, exanthématique, infectieuse, caractérisée par un exanthème et un énanthème typiques. L'infection (**streptococcique**) se localise généralement dans l'oropharynx (comme pour l'**énanthème pharyngé**) ; plus rarement sur la peau ou les voies génitales féminines.
Formes cliniques : bénigne (« **petite scarlatine** ») ; moyenne-grave ; classique ; septique ; toxique ; chirurgicale (plaies).

ÉVOLUTION DE LA MALADIE, SYMPTÔMES ET SIGNES

Incubation : 3-5 jours, début brusque, fièvre de 39-40 °C, peau sèche, pouls fréquent, pharyngodinie, céphalée, parfois nausée et vomissement. Angine rouge, érythémateuse.
Muqueuse pharyngée finement pointillée ; muqueuse linguale couverte de patine blanchâtre, puis perte d'épithélium sur fond rouge, les papilles étant de couleur framboise ou fraise.
Après 1-5 jours : l'exanthème apparaît, formé de petites macules proches les unes des autres ; il est présent à la racine des membres et sur le tronc puis sur les membres et le visage, mais épargne le nez, le menton et la zone périorale, formant ce que l'on appelle le « **masque scarlatineux** ».
La **peau** prend un aspect vitreux à cause de l'érection des muscles des follicules pileux.
Traits purpuriques siégeant aux plis du coude (signe de Pastia).
Après 2-5 jours : la fièvre baisse par le phénomène de lysis ; peu à peu, l'exanthème s'atténue et la desquamation pelliculeuse prend sa place, d'abord sur le visage et le tronc, puis sur les membres.

TRAITEMENT DE LA SCARLATINE

Il faut prescrire à **9CH** le remède similaire au cadre clinique rencontré (ou à **15CH** si la similitude s'applique aussi aux symptômes caractériels et mentaux) 1 fois par jour le matin, jusqu'à ce que l'état de l'enfant se soit nettement amélioré.

Ammonium carbonicum

➜ Exanthème faible, rouge foncé, à apparition progressive.
➜ Éruption scarlatiniforme sur le visage et le ventre.
➜ Odeur putride de la bouche et de la gorge, toujours enflammées.
➜ Dyspnée avec nez bouché, surtout la nuit.
➜ Fièvre avec délire, abattement, petit pouls.
➜ Réaction à la maladie faible, retardée.
➜ Chez l'enfant gras, asthénique, flasque, sans réaction.

Apis mellifica

➜ Éruptions scarlatiniformes.
➜ Exanthème rosé qui se déclare rapidement.
➜ Peau en peau d'orange rouge, piquante, comme touchée par de nombreuses aiguilles chauffées à blanc.
➜ Peau sèche en alternance avec de la sueur.
➜ Gorge rouge, brillante, comme vernie.
➜ Oligurie, œdèmes sur les paupières inférieures.
➜ Abattement, secousses convulsives des membres.
➜ Chez l'enfant distrait, maladroit, méfiant, pleurnicheur, hystérique.

Arsenicum album

Situation grave ! Visage pâle et cireux.
➜ Éruption livide, œdèmes locaux ou généraux.
➜ Fréquente albuminurie et cylindrurie.
➜ Anxiété assez marquée, abattement.
➜ Aggravation nocturne, de 1 à 3 heures du matin.

Baptisia tinctoria

Situation grave ! Taches livides sur tout le corps.
➜ Haleine très fétide.
➜ Fréquente diarrhée fétide et débilitante.
➜ Transpiration abondante, froide, collante, acide.
➜ Fièvre élevée, avec brûlure sèche, ardente.
➜ Abattement, hébétement, délire, bougonnement.

Belladonna

Traitement homéopathique spécifique de la scarlatine.
➜ Fièvre élevée, intense, convulsions possibles.
➜ Chaleur locale violente, intensément irradiée.
➜ Éruption de scarlatine lisse, d'érysipèle lisse.
➜ Éruption de rash rouge feu, rouge vif, rouge écarlate.
➜ Aggravation générale après 15 heures.

Lachesis

Traitement homéopathique spécifique de la scarlatine.
Situation grave ! Éruption rouge foncé ou livide.
➜ Inflammation pharyngée constrictive spasmodique.
➜ Peau cyanosée, taches bleuâtres ou ictériques.
➜ Pétéchies, épistaxis, danger d'hémorragie.

Rhus toxicodendron

➜ Éruption très diffuse, brûlante, prurigineuse.
➜ Hypertrophie lympho-glandulaire sous-maxillaire.

VARICELLE

DÉFINITION DE LA MALADIE

Virose exanthématique (**virus VZ**) bénigne très contagieuse, caractérisée par de la fièvre et un exanthème vésiculeux. Elle apparaît le plus fréquemment entre 5 et 9 ans.
Le virus, après s'être multiplié dans les cellules de la muqueuse respiratoire, se diffuse dans le torrent hématique (**première virémie**) ; il va ensuite se localiser dans les organes du système réticulo-endothélial (**seconde virémie**), avant d'atteindre la peau, les muqueuses et les ganglions nerveux.

ÉVOLUTION DE LA MALADIE, SYMPTÔMES ET SIGNES

Incubation : 14-18 jours ; propagation en 18-36 heures, avec une fièvre modeste, une gêne, un **exanthème de macules** qui concerne le tronc et les parties couvertes soumises à de microtraumatismes ; en particulier, exanthème prurigineux qui envahit le cuir chevelu.
Les éléments de l'exanthème apparaissent par ondes successives (2-4 en 2-6 jours). L'évolution suit le cours suivant : macules, papules, vésicules qui éclatent facilement et croûtes.
Formation possible d'un **énanthème** (conjonctive, bouche, pharynx, larynx et vulve), avec formation d'aphtes douloureux.
L'évolution de la fièvre est capricieuse, avec des pointes ou une chute subite (**fièvre biphasée**). Elle disparaît définitivement après la dernière série d'éruptions.
Examen du sang : leucocytose avec lymphocytose.
Complications : infection des vésicules, pneumonie interstitielle, méningite, névraxite, myélite, hémorragies variées (des capillarites à *Purpura fulminans*) et même encéphalopathies avec insuffisance hépatique et arthrite.

TRAITEMENT DE LA VARICELLE

Il faut prescrire à **9CH** le remède similaire au cadre clinique rencontré (ou à **15CH** si la similitude s'applique aussi aux symptômes caractériels et mentaux) 1 fois par jour le matin, jusqu'à ce que l'état de l'enfant se soit nettement amélioré.

Antimonium crudum

Remède spécifique de la varicelle.
➔ Grosses vésicules contenant une sérosité dense, glaireuse, jaunâtre ; croûtes épaisses, dures, assez prurigineuses.
Symptôme clé : langue chargée, présentant une patine blanche.
➔ Chez l'enfant nerveux, onycophage, de mauvaise humeur.
➔ Chez l'enfant qui crie au moindre prétexte.

Hepar sulfur

Symptôme clé : exanthème avec suppuration et fièvre.
Symptôme clé : éruptions extrêmement sensibles au contact.
➔ Vésicules très sensibles au contact et à l'air froid.
➔ Fièvre qui accompagne constamment la suppuration.
➔ Chez l'enfant hypersensible, irritable, dissipé, violent.

Mercurius solubilis

➔ Grosses vésicules au contenu purulent, très prurigineuses.
➔ Fièvre, transpiration, langue blanche, sialorrhée, asthénie.
➔ Aggravation du prurit avec la chaleur.

Mezereum

➜ Vésicules très prurigineuses, croûtes blanchâtres épaisses.
➜ Vésicules infectées qui s'ulcèrent, recouvertes de croûtes.
➜ Croûtes blanchâtres ou brunâtres, avec un pus dense, jaunâtre.

Pulsatilla

Remède spécifique de la varicelle.
➜ Paroxysmes fébriles irréguliers, longs frissons.
➜ Paroxysmes fébriles jamais deux fois identiques.
➜ Absence absolue de soif durant la fièvre.
➜ Éruptions piquantes ; de varicelle.
➜ Éruptions avec sécrétion blanche ou jaunâtre.
➜ Prurit ardent, aggravé par le grattement.
➜ Chez l'enfant pleurnicheur, mais non irritable.

Rhus toxicodendron

➜ Vésicules petites, aqueuses, claires, transparentes.
➜ **Symptôme clé :** vésicules très prurigineuses et brûlantes, entourées d'une auréole rouge ; amélioration avec la chaleur.
➜ **Symptôme clé :** agitation motrice et anxiété.
➜ Chez l'enfant qui ne réussit pas à rester tranquille.
➜ Chez l'enfant qui n'est jamais tranquille mentalement et physiquement.

Sulfur

Réaction vive, sympathicotonique face à la maladie
Traitement homéopathique spécifique de la rougeole, de la scarlatine et de la varicelle.
➜ Langue blanche au centre, rouge sur la pointe et les bords.
➜ Fièvre continue ou rémittente.
➜ Fièvre nocturne avec sensation de froid, frissons.
➜ Éruptions prurigineuses aggravées par la chaleur du lit.
➜ Coryza fluctuant, catarrhe, toux, douleur thoracique.
➜ Toux sèche, brève, irritante, de nuit.
➜ Toux aggravée avec la chaleur du lit, avec la laine.
➜ Toux améliorée en suant, par temps sec.
➜ Toux grasse le matin, de jour.
➜ Râles muqueux marqués, dus à une accumulation bronchique.
➜ Chez l'enfant indolent, ayant une aversion pour le travail physique et mental.

PAROTIDITE (OREILLONS)

DÉFINITION DE LA MALADIE

La parotidite épidémique, communément appelée oreillons, est une **virose** infectieuse, contagieuse, épidémique. Sa diffusion épidémique intervient entre 4 et 15 ans.
Elle est caractérisée par une inflammation aiguë non suppurante des parotides et des glandes sous-maxillaires et sous-linguales, parfois des testicules, rarement des ovaires. Il arrive que le pancréas, les seins et les glandes lacrimales soient concernés. On note presque constamment une compromission subclinique neurologique du névraxe, qui peut se manifester par une bronchite, une ovarite ou une pancréatite.

ÉVOLUTION DE LA MALADIE, SYMPTÔMES ET SIGNES

Incubation : 18-21 jours ; début aigu avec gêne subfébrile, épuisement ; ensuite, grossissement douloureux des parotides (à

75 % bilatéral), avec les lobes des oreilles qui ressortent (**oreillons**) et une douleur pendant la mastication. Implication (possible) des glandes salivaires.
La **fièvre** disparaît en 3-4 jours, la tuméfaction en 15. Le **taux d'amidon** (même sans pancréatite) est élevé. L'analyse des globules blancs révèle une **leucopénie**.
Les **complications** se traduisent par les symptômes et les signes :
– de la **méningite** parotidienne, séreuse, bénigne ; les manifestations cliniques de la parotidite peuvent aussi faire défaut ;
– du **névraxe** parotidien, avec troubles graves du nerf sensoriel et présence de signes concernant ou non le faisceau pyramidal.

TRAITEMENT DE LA PAROTIDITE

Il faut prescrire à **9CH** le remède similaire au cadre clinique rencontré (ou à **15CH** si la similitude s'applique aussi aux symptômes caractériels et mentaux) 1 fois par jour le matin, jusqu'à ce que l'état de l'enfant se soit nettement amélioré.

Abrotanum

➔ Possibles métastases aux testicules et aux ovaires.
➔ Chez les garçons et filles faibles, en état de dénutrition, grognons, irritables.
➔ Quand il y a une aggravation avec l'air froid, humide, le brouillard.
➔ Après la suppression iatrogène d'inflammations.

Apis mellifica

➔ Apparition brutale avec douleurs piquantes.
➔ Coexistence d'inflammation pharyngée, rouge, œdémateuse.
➔ Fièvre brûlante l'après-midi, avec frissons.

Belladonna

➔ Frissons suivis d'une chaleur fébrile élevée.
➔ Yeux brillants, mydriase, photophobie.
➔ Parotides rouges et gonflées, avec douleurs soudaines.
➔ Tuméfaction élastique, douloureuse, chaude.
➔ État d'irritation neurologique fonctionnelle.
➔ Beaucoup d'agitation, remarques délirantes pendant la période fébrile.

Bryonia

➔ Tuméfaction parotidienne dure, chaude, douloureuse.
➔ Fièvre modérée, jamais trop élevée.
➔ Soif anormale par longs intervalles.
➔ Désir de calme et de repos.

Ferrum phosphoricum

➔ Pendant la période de propagation, malaise général.
➔ Fièvre autour de 38 °C, douleurs aux oreilles.
➔ Inflammation modérée ; pouls plein, mou, rapide.
➔ L'enfant préfère rester hors de son lit.

Lachesis

Dans les cas graves ! Avec fièvre élevée et grand abattement.
➔ Tuméfaction parotidienne rouge livide ou bleuâtre.
➔ Hypersensibilité au contact, à la pression.

Mercurius solubilis

➔ Inflammation des parotides en cours.
➔ Langue flasque et épaisse, couverte d'une couche blanc jaunâtre qui garde l'empreinte des dents.
➔ Salivation épaisse et haleine fétide.

➡ Hausse de la température avec frissons à fleur de peau et transpiration malodorante qui n'apporte aucun soulagement.

Pulsatilla

➡ Tuméfaction faible, congestion veineuse locale et fréquentes métastases aux testicules et aux ovaires.
➡ Petites douleurs, fièvre modérée, absence de soif.
➡ Ce remède n'a pas une action directe sur les parotides mais peut prévenir les complications glandulaires sur le pancréas, les testicules et les ovaires.

Rhus toxicodendron

➡ Tuméfaction dure, peu rouge, douleurs piquantes.
➡ Engorgement des glandes sous-maxillaires.

COQUELUCHE

DÉFINITION DE LA MALADIE

Maladie infectieuse aiguë, très contagieuse, épidémique. C'est une des maladies qui peut le plus se diffuser : elle touche tous les âges, mais la moitié des cas concerne des enfants de moins de 2 ans.
Les filles sont plus souvent touchées que les garçons. Les nourrissons sont les plus exposés au risque de succomber à cette maladie. Le taux de contagion est élevé pendant le stade catarrhal. La transmission se fait rarement à travers des objets.
La vaccination systématique ne protège pas à 100 %, comme l'indiquent des recherches statistiques menées aux États-Unis.

ÉVOLUTION DE LA MALADIE, SYMPTÔMES ET SIGNES

La symptomatologie comporte **trois phases** et dure de 6 à 8 semaines.
Phase catarrhale : 1-2 semaines, avec beaucoup de catarrhe, rhinite, éternuements et larmoiement ; la toux peut provoquer le vomissement.
Par accès : 2-3 semaines, avec des accès paroxystiques nocturnes ; l'enfant tousse cinq ou dix fois, puis il se produit des apnées. Cela provoque une toux que l'on appelle « chant du coq » ou « aboiement ». Autres symptômes : congestion oculaire avec larmoiement, langue tirée, cyanose, mucosités.
Convalescence : 2-3 semaines avec diminution du nombre et de l'intensité des accès.

COMPLICATIONS DE LA COQUELUCHE

La **pneumonie**, complication fréquente, entraîne une mortalité élevée chez les enfants de moins de 3 ans. Elle est souvent causée par d'autres agents bactériens qui envahissent les voies respiratoires. L'intensité des attaques peut rompre les alvéoles pulmonaires, formant **emphysème** et **pneumothorax** spontané.
Une **bronchectasie** peut se développer chez un enfant affaibli. Grippe ou pneumonie peuvent aussi provoquer une **otite moyenne**.
Les complications dans le système nerveux central sont moins fréquentes : convulsions, jusqu'à 1 an ; hémorragies cérébrales, avec paralysies spasmodiques, retard mental (encéphalopathies).

TRAITEMENT AU COURS DE LA PHASE DE PROPAGATION

La thérapie homéopathique permet d'intervenir avec succès dès le début de la maladie, quand par exemple l'enfant est atteint d'un **rhume banal**.

Allium cepa
4CH (4 granules toutes les 2 heures)

➜ Écoulement nasal clair, chaud, qui irrite la lèvre supérieure.
➜ Larmoiement doux, non irritant.
➜ Toux sèche, douloureuse, devenant rapidement coqueluchoïde.

Très vite, l'enfant présente les **symptômes de :**

Belladonna
3CH (4 granules toutes les 2 heures)

➜ Visage rouge, fiévreux ; gorge rouge ; yeux brillants.
➜ Toux sèche, paroxystique, « aboyante », surtout la nuit.
➜ Possibles nausée et vomissement continu de bile, **qui suggèrent** :

Ipeca
4CH (4 granules toutes les 2 heures), surtout si :

➜ L'enfant a le nez qui saigne et sa langue est propre, bien rouge.

TRAITEMENT PENDANT LA PHASE DE COQUELUCHE DÉCLARÉE

Quand les accès paroxystiques de toux « canine » se succèdent, avec des expectorations catarrhales et des signes d'étouffement, il faut, si les symptômes correspondent, orienter la thérapie sur :

Arnica
3CH (2 granules après chaque accès)

➜ L'enfant pleure à cause de la douleur provoquée par la toux.
➜ Le thorax de l'enfant est endolori et douloureux.

Coccus cacti
3CH (2 granules après chaque accès)

➜ Expectoration abondante après chaque crise de toux.
➜ Quinte de toux suivie de mucosités abondantes.
➜ Toux spasmodique, paroxystique vers 23 heures 30.

Drosera
30CH (1 dose de globules, à renouveler toutes les 24 heures si la toux ne s'atténue pas)

➜ Toux sèche, brève, paroxystique après minuit.
➜ Quinte de toux à 2 heures du matin avec des accès rapides.
➜ L'enfant, en toussant, se tient le thorax avec les mains.
➜ Épistaxis pendant la toux ou durant la coqueluche.

TRAITEMENT DURANT LA PHASE FINALE

Les symptômes les plus communs correspondent aux remèdes suivants.

Corallium rubrum
4CH (4 granules toutes les 2 heures)

➜ Quintes de toux isolées qui se succèdent.
➜ Mucosités abondantes descendant des cavités nasales.
➜ Vomissement sporadique de consistance glaireuse.

À alterner avec :

Kalium bichromicum
4CH (4 granules toutes les 2 heures)

➜ Quintes de toux dues à des mucosités laryngées.
➜ Catarrhe visqueux jaunâtre, collant, difficile.

LES MALADIES ALLERGIQUES

NATURE ET ASPECTS DU PHÉNOMÈNE ALLERGIQUE

ALLERGIE ET IGE

L'**allergie** (du grec : « autre » et « travail ») est une réaction excessive des défenses immunitaires contre des substances considérées comme nocives parce qu'elles sont étrangères à l'organisme.
La production des **immunoglobulines de type E**, auxquelles sont liées les allergies, n'implique pas nécessairement une maladie, mais seulement une réponse biologiquement adaptée aux antigènes, ou substances étrangères, qui conduit les défenses immunocompétentes à produire des **anticorps** contre ces mêmes substances. La maladie survient quand les IgE augmentent de façon anormale et constante, en réaction à la stimulation des allergènes de l'environnement (pollen, aliments et dérivés épidermiques d'animaux).

TYPES D'ALLERGIE

Alimentaire : l'allergène est un aliment déterminé.
Par inhalation : l'allergène pénètre par voie respiratoire.
Bactérienne : allergie envers des antigènes bactériens de la part de sujets hypersensibles, les produits du germe infectant étant relativement tolérés par des sujets normaux.
Due à des agents physiques : froid, chaleur, lumière solaire, etc., qui entraînent la libération d'histamine et d'autres substances actives ; en général au niveau cutané.
Due à des médicaments allopathiques : effets indésirables.

ALLERGIE DUE À DES MÉDICAMENTS ALLOPATHIQUES

La **pénicilline** semble être le médicament allopathique auquel on peut attribuer statistiquement le plus grand nombre d'allergies en tant qu'effets indésirables, en particulier chez les personnes qui sont prédisposées aux pathologies allergiques. Elle entraîne de la fièvre, de l'urticaire, des éruptions de macules, un prurit, un bronchospasme, une maladie sérique et d'autres troubles pouvant aller jusqu'au choc anaphylactique.
Cette symptomatologie et le terrain sur lequel elle se développe peuvent très bien être soignés par l'homéopathie.

L'APPROCHE HOMÉOPATHIQUE DES MALADIES ALLERGIQUES

Quand on traite les allergies, on peut obtenir des réponses positives en choisissant des remèdes qui interviennent, à travers des symptômes-guides constitutionnels et de maladie, sur le terrain génético-environnemental du sujet.
La **rhinite allergique** et l'**asthme bronchique** constituent les manifestations typiques et récurrentes d'affections dont les racines plongent dans la constitution, la prédisposition à la maladie et le mode de vie du malade.
Le facteur déclenchant appartient à la sphère de la **pollinose** (rhinite allergique permanente, vasomotrice, rhume des foins et asthme sont ses synonymes). Les symptômes dont sont responsables des types bien connus d'allergènes (acariens, poils d'animaux, mycètes ou spores)

apparaissent par moments ou sont présents toute l'année. Il en est de même pour les **dermatites allergiques** dont fait partie la **croûte de lait** du nourrisson que nous avons déjà évoquée. Chez l'enfant, les manifestations les plus communes sont les éruptions de type urticaire.

TRAITEMENT DES ALLERGIES RESPIRATOIRES

SYMPTÔMES DE LA RHINITE ALLERGIQUE ET DES FORMES SEMBLABLES

La rhinite allergique peut présenter :

- Conjonctivite et rhinite aiguë.
- Rhinorrhée aqueuse abondante, prurit nasal.
- Éternuements fréquents, larmoiement.
- Sensation de ballonnement, céphalée, anosmie.
- Crises de dyspnée, difficultés respiratoires.
- Aggravation avec le climat sec et venteux ; amélioration avec la pluie.
- Les symptômes cessent au-dessus de 20 mètres d'altitude et s'atténuent avec le climat marin.

TRAITEMENT SYMPTOMATOLOGIQUE DE LA RHINITE ALLERGIQUE

Il faut intervenir dès les premiers éternuements avec un remède classique.

Allium cepa
4CH (4 granules toutes les 2 heures)

- Série d'éternuements violents, larmoiement non irritant.
- Sécrétion nasale abondante et irritant la lèvre.

À alterner avec :

Nux vomica
4CH (4 granules toutes les 2 heures)

- Coryza avec obstruction nasale, même chez le nourrisson.
- Coryza avec écoulement et mal de gorge le matin.
- Éternuements, surtout au réveil et après les repas.
- Douleur à la gorge, piquante, comme une arête de poisson.

SYMPTÔMES ET SIGNES DE L'ASTHME BRONCHIQUE

L'asthme bronchique (asthme allergique, extrinsèque, atopique) peut présenter :

- Spasme bronchique, expiration prolongée et sibilante.
- Œdème et hypersécrétion de la muqueuse respiratoire.
- Crises de dyspnée paroxystiques.
- Toux avec expectoration muqueuse (symptômes secondaires).

On distingue deux formes :

- **Forme allergique** ou extrinsèque ou atopique : par accès ou permanente (selon que l'allergène agit de façon sporadique ou continue).
- **Forme non allergique** ou intrinsèque : psychogène.

CRISES D'ASTHME EXTRINSÈQUE

Il faut administrer aussitôt, en alternance toutes les 15 à 30 minutes.

Asthma-nosodes
9CH

- Stimule la désintoxication de l'histamine.
- Utile également dans les formes intrinsèques psychosomatiques.
- Facilite l'action d'autres remèdes.

Cuprum metallicum 9CH

➜ Dyspnée spasmodique, crise d'étouffement.
➜ Crise de dyspnée alternant avec un vomissement spasmodique.
➜ Dyspnée qui fait obstacle, avec des arrêts respiratoires.
➜ Toux coqueluchoïde, avec râles, sifflements.
➜ Toux sèche par accès de longue durée.

TRAITEMENT DE TERRAIN DE L'ALLERGIE RESPIRATOIRE

Il faut prescrire à **30CH** le produit biothérapique de terrain allergique ou de fond qui correspond à l'enfant à soigner. On l'administre sous forme de **doses de globules** 1 fois par semaine, jusqu'à modification complète de la prédisposition.

Baryta carbonica

➜ Hypertrophie des ganglions lymphatiques, douleurs glandulaires.
➜ Hypertrophie amygdalienne avec inflammation récidivante.
➜ Hyperesthésie générale des ganglions, inflammation des vaisseaux.
➜ Douleurs brûlantes à la gorge, comme une plaie, nocturnes.
➜ Coryza avec écoulement de croûtes nasales jaunâtres.
➜ Catarrhe respiratoire fréquent, abondant.
➜ Toux sèche chez les enfants lymphatiques.
➜ Aggravation avec le froid humide.

Calcarea carbonica

➜ Sécrétions nasales fétides, purulentes, jaunâtres.
➜ Éternuement sans coryza, obstruction nasale chronique.
➜ Catarrhe chronique, avec grosses croûtes nasales, jaunes.
➜ Toux sèche la nuit, grasse le matin et pendant la journée.
➜ Expectoration collante, difficile à détacher.
➜ Expectoration abondante, jaunâtre, muco-purulente.
➜ Transpiration abondante de la tête pendant le sommeil.
➜ Aggravation avec le froid, l'humidité ; amélioration avec le sec.
➜ Enfant grassouillet, faible, qui sue au moindre effort.
➜ Enfant flasque, lent, apathique, têtu.
➜ Enfant montrant une faible réactivité aux infections.

Lycopodium

➜ Accès violents de coryza, rhinorrhée grisâtre.
➜ Catarrhe nasal avec écoulement chronique, croûtes nasales.
➜ Obstruction nasale durant le sommeil.
➜ Respiration la bouche ouverte, surtout la nuit.
➜ Respiration asthmatique, courte, catarrhale.
➜ Toux sèche, chronique, chez les enfants faibles ; aggravation le soir.
➜ Toux au moment de s'endormir, toux qui empêche de dormir.
➜ Expectoration grisâtre, muco-purulente, filandreuse.

Natrum muriaticum

➜ Coryza au moindre coup de froid.
➜ Coryza aqueux, avec larmoiement ; éternuements.
➜ Rhinites à répétition, saisonnières ou chroniques.
➜ Dyspnée asthmatique de 1 à 3 heures du matin.
➜ Dyspnée qui s'améliore à l'air libre.
➜ Expectoration glaireuse, transparente, blanche.
➜ Enfant frileux, surtout aux extrémités.
➜ Enfant frileux mais craignant la chaleur diffuse, les rayons du soleil.

➜ Enfant pâle et maigre mais avec un appétit exagéré.
➜ Aggravation au bord de la mer, avec la chaleur, le soleil.
➜ Amélioration à l'air libre, en suant.

Sulfur jodatum

➜ Enfant faible, maigre, agité, instable.
➜ Enfant atteint d'adénopathie, de thermophobie, même s'il est frileux.
➜ Enfant qui maigrit malgré un fort appétit.
➜ Pharynx, végétations adénoïdes, amygdales hypertrophiés, rouges.
➜ Écoulement muco-purulent, irritant, brûlant.
➜ Aggravation avec la chaleur et l'effort.
➜ Amélioration à l'air frais.

TRAITEMENT DES ALLERGIES CUTANÉES

SYMPTÔMES DES DERMATITES ALLERGIQUES : URTICAIRE

Quand la peau d'un enfant prédisposé par un terrain atopique entre en contact avec un allergène, l'organisme répond par une réaction cutanée de type **urticaire** ou eczémateuse. Parmi les substances déclenchantes, il y a les aliments (chocolat, fraises, crustacés...), certains médicaments (antibiotiques, aspirine...) et le venin des insectes comme la guêpe, etc. Les signes et symptômes typiques sont la **piqûre**, rouge vif, aux bords nets, rougis, et le **prurit**.

ALLERGIES ALIMENTAIRES

Elles sont aujourd'hui en augmentation. Des causes déclenchantes dans la zone intestinale (œufs, lait, tomates, agrumes, poisson) s'associent à la prédisposition génétique.

Symptômes et signes
➜ Cutanés : urticaire, eczéma, angiome.
➜ Respiratoires : rhinite, asthme, toux chronique.
➜ Gastro-intestinaux : vomissement, colique, diarrhée, dyspepsie ; stomatite, hématémèse, langue fissurée.
➜ Rénaux : énurésie, hématurie, albuminurie.
➜ Nerveux : irritabilité, céphalée, fatigue.
➜ Autres : anaphylaxie, anémie, fièvre récurrente, otite.

TRAITEMENT DES DERMATITES ALLERGIQUES

Il faut prescrire à **9CH** le remède similaire au cadre clinique (ou à **15CH** si la similitude s'applique aussi aux symptômes caractériels et mentaux) 1 fois par jour le matin, jusqu'à ce que l'état de l'enfant se soit nettement amélioré.

Acidum muriaticum

➜ Eczéma solaire allergique.
➜ Chez l'enfant sans dynamisme, asthénique, silencieux.
➜ Éruptions de papules, de vésicules, d'urticaire.
➜ Petites pustules extrêmement prurigineuses.
➜ Aggravation au contact, avec l'humidité, le soleil.
➜ Enfant ayant une forte aversion pour la viande.

Antimonium crudum

➜ Allergie cutanée bulleuse, prurigineuse.
➜ Piqûres, nodules d'urticaire, chez l'enfant dyspeptique.
➜ Après un repas de viande ou un embarras gastrique.
➜ Aggravation après des excès alimentaires, avec des aliments acides, du porc, des gâteaux, des fruits.

Apis mellifica

➔ Toute forme allergique de type urticaire.
➔ Localisation : tête, visage, oreilles, paupières, thorax, testicules, ou bien formes diffuses.

Arsenicum album

➔ Éruptions cutanées de n'importe quel type et en tout endroit du corps.
➔ Éruptions cutanées allergiques avec piqûres, prurit.
➔ Allergie cutanée sous forme de dermatite avec exfoliation.
➔ Chez l'enfant très frileux, faible, anxieux.

Belladonna

➔ Urticaire chez l'enfant obèse, sympathicotonique, hypersensible, hyperexcitable, avec beaucoup d'imagination.
➔ Aggravation avec le froid, au contact.

Dolicos pruriens

➔ Urticaire prurigineuse très intense.
➔ Aggravation la nuit avec la chaleur du lit.
➔ Urticaire allergique due à une intolérance alimentaire.
➔ Prurit de l'urticaire, de l'œdème de Quincke.

Fagopyrum

➔ Urticaire prurigineuse atténuée par des bains froids.
➔ Aggravation avec la chaleur, en se grattant, au lit.

Galphimia glauca

➔ Allergies cutanées : urticaire, dermatite herpétiforme.
➔ Eczéma allergique, eczéma mycosique.
➔ Éruptions allergiques papuleuses, vésiculeuses.

Grindelia

➔ Éruptions allergiques vésiculaires psychosomatiques.

Histaminum hydrochloricum

➔ Si l'allergène n'est pas connu, dans tous les états d'allergie cutanée et muqueuse, surtout dans les allergies psychogènes.
➔ Aggravation avec la chaleur, le soleil, en se lavant.

Histaminum muriaticum

➔ Allergie cutanée, œdémateuse, avec urticaire.
➔ Érythème, œdème de Quincke, eczéma allergique.

Ignatia

➔ Dermatites allergiques psychosomatiques.
➔ Le prurit s'atténue en se grattant, mais il se déplace.

Penicillinum

➔ Réactions allergiques consécutives à un traitement antibiotique, surtout de pénicilline.
➔ Urticaire, eczéma, éruptions, œdème.
➔ Furoncles sur le visage avec œdème.
➔ Acné tubéreuse, rosacée.
➔ Éruption herpétiforme sur le visage.
➔ Éruptions mycotiques, humides, macérées, impétigineuses.
➔ Transpiration fastidieuse.

SYMPTÔMES ET TROUBLES INTESTINAUX

L'INFLAMMATION INTESTINALE

L'**entérite aiguë** désigne une inflammation intestinale.
Symptômes : diarrhée, douleurs abdominales, parfois fièvre ; nausée, vomissement, déshydratation (perte de poids).
Symptômes clés : diarrhée et perte de poids.
Variantes de la maladie :
– **gastro-entérite** (avec vomissement et diarrhée) ;
– **entérite** (uniquement diarrhée, sans vomissement) ;
– **entérocolite** (diarrhée avec douleurs abdominales de type crampes aiguës, selles avec mucus et/ou sang).

COMPRENDRE LES SYMPTÔMES POUR SOIGNER LA MALADIE

Les **symptômes pathognomoniques** sont des points clés précieux. Ils conduisent au diagnostic de la maladie, ce qui est d'une importance pratique même si le choix du remède homéopathique individuel repose sur des **symptômes subjectifs** qui caractérisent la façon de réagir du malade.
Les symptômes pour identifier la maladie sont :
– les douleurs gastriques et intestinales ;
– les symptômes qui apparaissent dans les régions buccale, œsophagienne, gastrique ;
– les symptômes qui concernent l'intestin grêle, le côlon et le rectum ;
– les symptômes du ventre : constipation et/ou diarrhée.

DOULEURS GASTRIQUES ET INTESTINALES

LE « MAL DE VENTRE » DE L'ENFANT

Quand un pédiatre examine un enfant, il demande à ses parents quels sont les symptômes de sa maladie. Dès que son âge le lui permet, il préfère les entendre de la bouche de l'enfant. Par exemple, si l'enfant dit qu'il a « mal au ventre », le médecin ne va pas se contenter de cette réponse vague. Il va essayer de connaître **les caractéristiques précises de cette douleur** : est-elle brûlante ? comme une crampe ? spasmodique ? érosive ? palpitante ? lancinante ? pesante ? Naturellement, il lui faut beaucoup de patience pour traduire ces adjectifs en mots simples qui permettent à l'enfant de donner un nom à son trouble. Ceci est indispensable si l'on veut soigner le malade par l'homéopathie.

DÉFINIR LA DOULEUR POUR CHOISIR LE REMÈDE ADAPTÉ

Ce n'est que lorsque l'on parvient à **qualifier la douleur par un adjectif** que l'on peut prescrire un remède homéopathique analogue.
Pour administrer à votre enfant un remède similaire aux symptômes qu'il vous décrit, consultez attentivement les différentes séries de remèdes homéopathiques indiquées ici. Comparez la liste des symptômes de chaque remède avec ceux que ressent votre enfant. Choisissez alors le remède le plus similaire pour parvenir à une similitude totale, ou bien deux remèdes complémentaires à similitude partielle,

qui permettront d'atteindre ensemble le même résultat, ou de s'en approcher.

TRAITEMENT DES DOULEURS GASTRIQUES ET INTESTINALES

Il faut prescrire à **9CH** un remède similaire au type de douleur rencontré, 2 fois par jour ; ou deux remèdes à similitude partielle (**4CH**), en alternance, 2 fois par jour chacun.

Abies nigra

Organe spécifique : muqueuses gastro-intestinales.
➜ Gastralgie brûlante, crampes après les repas.
➜ Gastralgie lourde, comme un œuf dur non digéré.
➜ Gastralgie brûlante après un repas copieux.
Aggravation après avoir mangé.

Argentum nitricum

Organe spécifique : estomac, intestin, muqueuses.
➜ Douleurs gastriques après avoir mangé ou la nuit.
➜ Douleurs gastriques de type crampe, comme une morsure.
➜ Douleurs gastriques usantes, spasmodiques, incisives.
➜ Douleurs gastriques érosives, avec nausée.
➜ Douleurs gastriques tendues, brûlantes.
Aggravation avec la chaleur, les gâteaux, la nuit.
Amélioration avec le froid, à la pression, après des éructations.

Arsenicum album

Organe spécifique : système neurovégétatif, tube digestif.
➜ Douleurs gastriques de type crampe après avoir ingéré glace ou boisson fraîche.
➜ Douleurs gastriques après avoir mangé.
➜ Douleurs gastriques coupantes, lancinantes.
➜ Douleurs gastriques oppressantes, comme sous une forte pression.
➜ Douleurs gastriques piquantes, raclantes, coupantes.
Aggravation la nuit, avec le froid.

Bismutum subnitricum

Organe spécifique : estomac, duodénum.
➜ Douleurs gastriques, crampes avec envie de vomir.
➜ Douleurs gastriques, crampes, avec tremblements, sensation d'oppression.
➜ Douleurs gastriques oppressantes, comme sous la pression.
➜ Douleurs gastriques juste après avoir mangé ; piquantes, aiguës.
➜ Gastralgie avec vomissement juste après avoir mangé.

Cantharis

Organe spécifique : œsophage, estomac, côlon, rectum.
➜ Inflammations très douloureuses et brûlantes.
➜ Langue recouverte de vésicules douloureuses et brûlantes.
➜ Douleurs pharyngées, gastriques, coliques, rectales avec brûlure.
➜ Douleurs gastriques l'après-midi, de type crampe.
➜ Douleurs abdominales lancinantes, brûlantes.

Capsicum

Organe spécifique : ensemble du tube digestif.
➜ Douleurs abdominales brûlantes.
➜ Gastralgie pesante, opprimante, hyperacide.
➜ Gastralgie contractée juste après avoir mangé.

Aggravation avec le froid, les aliments poivrés.
Amélioration avec les boissons fraîches.

Carbo animalis

Organe spécifique : muqueuses gastro-intestinales.
➜ Gastralgie contractée, crampes, oppression.
➜ Gastralgie brûlante qui s'atténue en mangeant.
Aggravation avec le froid, l'air froid.
Amélioration dans une chambre chaude.

Colocynthis

Organe spécifique : musculature lisse intestinale.
➜ Douleurs abdominales de type crampe, piquantes comme des pierres aiguisées.
➜ Douleurs périombilicales qui obligent à se plier en deux.
➜ Douleurs coliques intestinales, avec beaucoup de gaz.
➜ Aucun soulagement avec l'expulsion de gaz.
Aggravation avec la colère ; le soir, la nuit.
Amélioration à la pression et en se pliant en deux.

Cuprum metallicum

Organe spécifique : estomac, intestin.
➜ Douleurs gastriques, crampes ; spasmes et convulsions.
➜ Crampes gastriques dues à une lourdeur gastrique avec nausée.
➜ Douleurs gastriques spasmodiques angoissantes.
➜ Coliques de type crampe causées par le froid.
➜ Coliques spasmodiques avec convulsions.
Aggravation avec le froid, la nuit, à la pression.
Amélioration en buvant de l'eau froide, en suant.

Kalium carbonicum

Organe spécifique : tube digestif.
➜ Douleurs hypocondriaques à droite, coupantes, brûlantes.
➜ Douleur abdominale due à une tension après avoir mangé.
➜ Douleur oppressante, contractée par les flatulences.
Aggravation de 2 à 3 heures du matin, le matin, avec le froid.
Amélioration avec la chaleur, en se penchant en avant.

Magnesia carbonica

Organe spécifique : musculature lisse intestinale.
➜ Douleurs brutales dues à une distension gastrique.
➜ Gastralgie de type crampe, oppressante, avec tremblements.
➜ Spasmes gastriques, intestinaux dus à la nervosité.
Aggravation la nuit, avec le froid, le lait.
Amélioration avec une source de chaleur locale.

Magnesia phosphorica

Organe spécifique : organes creux, musculature lisse.
➜ Spasmes et coliques des organes creux.
➜ Douleurs aiguës, lancinantes, avec paroxysme.
➜ Coliques flatulentes chez les nouveau-nés et les enfants.
Aggravation avec le froid, le mouvement.
Amélioration avec la chaleur, en se pliant en deux.

Mandragora officinarum

Organe spécifique : système nerveux.
➜ États de dystonie neurovégétative au niveau gastrique.
➜ Douleurs gastriques 1 ou 2 heures après les repas.
➜ Douleurs coliques intestinales nocturnes.

Plumbum metallicum

Organe spécifique : tube digestif, musculature lisse.
➜ Sensation de pression et crampes gastriques violentes.
➜ Douleurs gastriques au lit ou après avoir bu.
➜ Douleurs gastriques qui s'atténuent après une éructation.
➜ Douleurs gastriques brûlantes, de type crampe.
➜ Douleurs gastriques quelques heures après le repas.
➜ Douleurs gastriques oppressantes.
➜ Coliques extrêmement violentes, avec douleurs permanentes, lourdes, atténuées par une pression continuelle progressive.
Aggravation avec le mouvement, la nuit.
Amélioration avec des frictions, une forte pression.

Pulsatilla

Organe spécifique : tube digestif, muqueuses.
➜ Douleurs gastriques oppressantes.
➜ Douleurs gastriques aggravées par des aliments chauds ; par des aliments gras.
➜ Douleurs gastriques après avoir mangé.
Aggravation avec la chaleur, après avoir mangé des aliments gras ou lourds.
Amélioration en se couchant sur le côté douloureux.

SYMPTÔMES BUCCAUX, ŒSOPHAGIENS ET GASTRIQUES

HALITOSE, HALEINE DE VOMISSEMENT ACÉTONÉMIQUE

L'halitose est considérée chez l'enfant et l'adolescent comme un phénomène banal, non préoccupant. Elle survient lorsque l'enfant ne soigne pas assez la propreté de ses dents ; est sujet à des stomatites gingivales ; mange peu de légumes crus qui, comme on dit, « nettoient les dents ». En revanche, l'haleine qui sent l'acétone se rencontre chez l'enfant qui vomit complètement (**vomissement acétonémique**), souffrant de ces accès de vomissement persistant qui sont récidivants, au cours du premier âge ou plus tard. Elle s'observe chez les enfants anxieux, agités, inquiets et fragiles des nerfs d'un point de vue neurovégétatif et psychique : ces malaises sont la plupart du temps dus à des problèmes familiaux ou d'environnement.
Sans traitement, ce phénomène peut évoluer en assèchement dangereux allant jusqu'au coma, en raison de la perte de liquides vitaux.

AÉROPHAGIE, AÉROGASTRIE ET ÉRUCTATIONS

La déglutition d'air (**aérophagie**), volontaire ou non, est un phénomène physiologique qui peut entraîner des troubles. De même, quand de l'air ou du gaz reste emprisonné dans l'estomac (**aérogastrie**), cela peut provoquer des **éructations** (ou émissions bruyantes de gaz de la bouche) répétées et douloureuses, aussi bien chez l'enfant qui digère mal que chez celui qui souffre de troubles nerveux, caractériels.

TRAITEMENT DES SYMPTÔMES BUCCAUX, ŒSOPHAGIENS ET GASTRIQUES

Il faut prescrire à **9CH** un remède similaire au type de douleur rencontré, 2 fois par jour ; ou deux remèdes à similitude partielle (**4CH**), en alternance, 2 fois par jour chacun.

Acidum sulfuricum

Organe spécifique : estomac, pancréas, intestin.

➜ Chez l'enfant lymphatique, ayant bon appétit, diarrhéique ; qui s'énerve et est contrarié pour un rien.
➜ Aphtes buccaux avec mauvaise haleine et sialorrhée.
➜ Aphtes chez l'enfant et la mère pendant l'allaitement.
➜ Halitose, salivation abondante, éructation acide.
➜ Acidité, vomissement acide, éructations, sanglots.
➜ Éructations amères, âpres, acides, sucrées.
Aggravation en buvant de l'eau froide.
Amélioration avec des boissons chaudes, la chaleur.

Ambra grisea

Organe spécifique : système neurovégétatif.
➜ Chez l'enfant nerveux, qui s'agite et se fatigue vite.
➜ Enfant maigre, fluet, comme engourdi en tombant malade.
➜ Aérophagie à chaque bouchée ou gorgée de liquide.
➜ Aérogastrie avec réveil au milieu de la nuit.
➜ Éructations acides, à chaque bouchée, après la toux.
➜ Éructations le soir, avec amélioration.
Aggravation en présence d'un étranger.
Amélioration avec les boissons froides, en éructant.

Anacardium orientale

Organe spécifique : duodénum, rectum.
➜ Chez l'enfant indécis, ayant des impulsions contradictoires.
➜ Halitose occasionnelle, fétide, qui altère le goût.
➜ Gastropathie nerveuse, dyspepsie, constipation.
➜ Tachyphagie avec somnolence après les repas.
Aggravation avec le travail mental, l'exercice physique ; le matin, avec des applications chaudes.
Amélioration en mangeant, en se reposant, le soir.

Antimonium crudum

Organe spécifique : estomac, intestin.
➜ Enfant irascible, mécontent, grognon ; qui n'a pas d'appétit, n'aime que les aliments acides.
➜ Hypersalivation avec une grande soif la nuit.
➜ Éructations, aérogastrie, nausée, vomissement.
➜ Éructations à jeun, sonores, bruyantes.
Aggravation avec la chaleur excessive, surtout celle du soleil.
Amélioration avec le repos, à l'air libre.

Argentum nitricum

Organe spécifique : estomac, intestin, muqueuses.
➜ Enfant gourmand de gâteaux qui lui font pourtant mal ; nerveux, souffrant d'aérophagie, pressé, bizarre.
➜ Halitose, salive visqueuse dans la bouche, langue sèche.
➜ Dilatation gastrique après avoir mangé et qui s'améliore après des éructations violentes, brûlantes après chaque repas.
➜ Aérophagie, aérogastrie, flatulence anormale.
Aggravation avec la chaleur, les gâteaux, la nuit.
Amélioration avec le froid, sous la pression, en éructant.

Arnica

Organe spécifique : estomac, intestin.
➜ Enfant hypersensible et grognon quand on le touche ; qui a envie de rester seul, indifférent à tout.
➜ Enfant qui n'a pas d'appétit, déteste la viande, recherche les aliments acides.
➜ Halitose et rots bruyants, avec une odeur d'œuf pourri.

➜ Aérogastrie avec poids gastrique.
➜ Éructations fréquentes le matin.
Aggravation au toucher, avec le froid humide.
Amélioration avec le mouvement, couché la tête en bas.

Asa foetida

Organe spécifique : système neurovégétatif ; estomac, intestin.
➜ Enfant grassouillet, aux muscles flasques.
➜ Aérophagie, régurgitations, flatulence gastrique anormale.
➜ Éructations bruyantes, forcées, avec un goût d'ail.
➜ Inversion du péristaltisme gastro-œsophagien : tout remonte, au lieu d'aller de haut en bas.
Aggravation la nuit, avec des applications chaudes.
Amélioration à l'air libre, avec des mouvements modérés.

Aurum metallicum

Organe spécifique : système nerveux central.
➜ Chez un enfant hypersensible, très critique, découragé.
➜ L'enfant va mieux en écoutant de la musique.
➜ Forte halitose, fétide, comme du fromage trop fait.
➜ Halitose typique des adolescents à l'âge de la puberté.
➜ Goût putride et amer dans la bouche, avec sialorrhée.
➜ Pyrosis avec éructations et régurgitations.
Aggravation la nuit, à l'air froid, en hiver.
Amélioration à l'air libre, avec la chaleur, en été.

Calcarea carbonica

Organe spécifique : estomac, intestin, muqueuses.
➜ Chez l'enfant qui a fréquemment de l'aérogastrie persistante ; gonflement gastrique encombrant, visible, palpable.
➜ Lenteur, difficultés à digérer la nourriture gastrique.
➜ Éructations le matin, à jeun ; âpres, acides.
➜ Éructations avec régurgitations 1 heure après le repas.
Aggravation avec le froid, l'humidité, après les repas.
Amélioration à l'air libre.

Carbo vegetabilis

Organe spécifique : estomac, intestin.
➜ Enfant faible, délicat, avec gonflements humoraux.
➜ Halitose fréquente chez l'enfant qui digère mal.
➜ Intolérance au lait, aux graisses, à la viande salée, aux sucreries.
➜ Grande flatulence, accumulation de gaz dans l'estomac.
➜ Flatulence abdominale accumulée dans le haut de l'abdomen.
Aggravation après avoir mangé des aliments gras.
Amélioration avec les éructations.

China (Cincona)

Organe spécifique : estomac, foie, intestin, rate.
➜ Chez l'enfant hyperactif, imaginatif, hypersensible.
➜ Faim démesurée mais mauvaise digestion.
➜ Gonflement gastrique après avoir mangé.
➜ La tension gastrique ne s'améliore pas en éructant.
➜ Flatulence abdominale extrême.
➜ L'enfant ne tolère pas le lait et se libère en éructant.
➜ Éructations mélangées à des régurgitations alimentaires.

➔ Éructations inefficaces, sonores, à jeun.
➔ Troubles de l'estomac après avoir mangé des fruits.
Aggravation avec le froid, l'humidité, les courants d'air, la nourriture, le toucher et les éructations.
Amélioration la nuit avec la chaleur.

Graphites

Organe spécifique : rectum.
➔ Enfant grassouillet, peureux, timide, hésitant, mais aussi insouciant, paresseux, inactif, qui ne tente rien.
➔ Avec sensation de froid dans le corps et des frissons.
➔ Faim sans limite, mais dégoût pour les aliments cuits et chauds, la viande, les poissons, les choses sucrées.
➔ Halitose avec odeur d'urine ; éructations acides, irritantes.
➔ Aérogastrie douloureuse et crampes après les repas.
➔ Amélioration générale après éructation.
Aggravation avec la chaleur, le temps humide et froid, la nuit.
Amélioration dans l'obscurité ; à l'air libre.

Lycopodium

Organe spécifique : foie, estomac, intestin.
➔ Enfant colérique, nerveux, autoritaire, irritable ; pleurnicheur, hypercritique, qui parle mal, grossier.
➔ Larmes faciles, à la moindre occasion, notamment à la moindre joie.
➔ Halitose, surtout le matin ; langue sèche.
➔ Aérogastrie, flatulence excessive du ventre.
➔ Éructations brûlantes, avec brûlure œsophagienne persistante.
➔ Éructations à jeun ; inefficaces et incomplètes.
Aggravation de 16 à 20 heures ; avec la chaleur extérieure.
Amélioration avec le mouvement, à l'air libre ; en se découvrant ; avec les boissons et les aliments chauds ; après minuit.
Latéralité droite, de droite à gauche.

Magnesia muriatica

Organe spécifique : gros intestin, foie.
➔ Enfant nerveux, coléreux, qui digère mal.
➔ Éructations aqueuses, pendant la nausée.
➔ Éructations nauséabondes (odeur d'œuf pourri).
➔ Éructations avec régurgitation alimentaire.
➔ Amélioration générale après éructation.
Aggravation avec le lait, le sel, au bord de la mer.
Amélioration en bougeant et à l'air libre.

Mercurius vivus

Organe spécifique : estomac, rectum, muqueuses.
➔ Enfant lent à réagir, avec une mémoire médiocre ; lymphatique, obèse, anxieux, agité.
➔ Haleine nauséabonde, fétide ; sialorrhée visqueuse.
➔ Sensation de gonflement gastrique, avec régurgitations.
➔ Éructations l'après-midi, la nuit, âcres, irritantes.
➔ Éructations avec régurgitation alimentaire, amères.
➔ Éructations sonores, bruyantes.
Aggravation à l'air libre, avec les températures extrêmes ; la nuit avec la chaleur du lit ; avec l'humidité.
Amélioration avec le repos au lit.

Natrum muriaticum

Organe spécifique : système neurovégétatif ; tube digestif.
➔ Enfant triste et mélancolique, qui a tendance à pleurer sans raison et encore plus si on le console ; qui aime rester seul et se met en colère pour un rien.

➜ Haleine nauséabonde ; putride et fétide.
➜ Aérogastrie, sensation d'avoir l'estomac plein, lourd.
➜ Éructations après avoir pris une boisson, après avoir bu du lait.
➜ Éructations après les repas ; avec régurgitations.
➜ Éructations ayant le goût des aliments.
Aggravation si on console l'enfant ; avec le travail mental ; vers 10 heures du matin ; avec la chaleur du soleil ; au bord de la mer.
Amélioration à l'air libre ; en se lavant à l'eau froide ; en se couchant sur le côté gauche.

Natrum sulfuricum

Organe spécifique : tube digestif, voies biliaires.
➜ Enfant corpulent, lourd, apathique.
➜ Haleine nauséabonde, gonflement gastrique après avoir mangé.
➜ Aérophagie avec flatulence, régurgitations acides réitérées.
Aggravation avec l'humidité sous toutes ses formes.
Amélioration par temps sec, avec le mouvement.

Nux vomica

Organe spécifique : système neurovégétatif ; tube digestif.
➜ Enfant hypersympathicotonique, nerveux-bilieux ; hypersensible, extrêmement irritable, frileux.
➜ Halitose acide, avec pyrosis, surtout le matin.
➜ Gonflement gastrique après avoir mangé, lourd, brûlant.
➜ Éructations amères ; irritantes, âcres, âpres ; la nuit.
➜ Éructations difficiles, inefficaces.
➜ Éructations avec régurgitation de nourriture et goût des aliments.
Aggravation au réveil et après les repas.
Amélioration avec le repos ; par temps humide.

Phosphorus

Organe spécifique : estomac, intestin.
➜ Enfant toujours fatigué, qui doit toujours se reposer ; indifférent à ce qui l'entoure, abattu ; également peureux et angoissé en craignant quelque chose.
➜ Halitose nauséabonde avec régurgitations alimentaires.
➜ Éructations âpres, aigres, après avoir bu du lait ; écœurantes.
➜ Éructations paroxystiques ; enfant toujours affamé, avec un besoin de manger fréquemment pour se soutenir.
➜ Éructations dès la première bouchée, avec régurgitation de nourriture.
Aggravation au crépuscule, quand la température change.
Amélioration dans l'obscurité, avec le froid.

Platina

Organe spécifique : estomac-intestin, organes génitaux féminins.
➜ Enfant sujet aux convulsions, faible, irritable ; alternance de fierté, d'angoisse et de mélancolie.
➜ Aérogastrie avec fermentations et flatulence.
➜ Gonflement épigastrique avec besoin de se déboutonner.
➜ Nausée et éructations persistantes, faiblesse.
Aggravation avec le repos, le soir, la nuit.
Amélioration en marchant, en bougeant, à l'air libre.

Pulsatilla

Organe spécifique : tube digestif, muqueuses.
➜ Chez la petite fille silencieuse, soumise, qui cherche la sympathie de son entourage.
➜ Tout chagrin se dissipe rapidement.
➜ Humeur et symptômes variables.
➜ Haleine nauséabonde le matin ; sialorrhée fréquente.

➜Éructations après avoir mangé du beurre ou des aliments gras ou riches.
➜Éructations écœurantes ; fluides ; avec régurgitation.
Aggravation avec la chaleur, le repos, dans une chambre chaude ; avec la pluie ; après s'être mouillé les pieds.
Amélioration à l'air libre ; avec les mouvements lents.

Silicea

Organe spécifique : tube digestif, tissu connectif.
➜Enfant maigre, aux membres graciles, dont le développement physique semble être retardé plus par un défaut d'assimilation que d'alimentation.
➜L'enfant montre toutefois beaucoup de volonté, est hypersensible, et poursuit son but avec ténacité.
➜Il manque d'appétit mais a très soif.
➜Il refuse les aliments chauds, la viande.
➜Sanglots, nausée, régurgitation, vomissement aqueux.
➜Après le repas, tension, satiété gastrique.
➜Abdomen dur et tendu, borborygmes, flatulence.
Aggravation avec le froid, à l'extérieur.
Amélioration avec la chaleur.

Thuja

Organe spécifique : système neurovégétatif, muqueuses.
➜Remède « de fond » du sujet ayant des troubles métaboliques.
➜Relâchement gastrique important dû à l'aérogastrie.
➜Aérophagie en buvant du thé.
➜Lourdeur d'estomac ; éructations après avoir mangé.
➜Éructations âcres, irritantes ; ayant le goût des aliments ; amères ; nauséabondes ; avec régurgitation alimentaire.
Aggravation avec le froid, l'humidité ; la nuit, avec la chaleur du lit ; après les vaccinations.
Amélioration à la pression.

SYMPTÔMES DU CÔLON, DE L'INTESTIN GRÊLE ET DU RECTUM

TRAITEMENT DE L'AÉROCOLIE, DES BORBORYGMES, DU MÉTÉORISME, DE LA FLATULENCE

Il faut prescrire à **9CH** un remède similaire au type de douleur rencontré, 2 fois par jour ; ou deux remèdes à similitude partielle (**4CH**), en alternance, 2 fois par jour chacun.

Allium sativum

Organe spécifique : estomac, intestin.
➜Lourdeur gastrique et relâchement abdominal douloureux avec météorisme, chez l'enfant gourmand et en surcharge pondérale.
➜Troubles de la digestion au moindre excès.

Aloe socotrina

Organe spécifique : tube digestif, côlon en particulier.
➜Chez l'enfant extrêmement sensible à la douleur, qui mange plus que la normale et a tendance à prendre du poids.
➜Relâchement gazeux abdominal marqué, gargouillements.
➜Borborygmes le matin, flatulences le soir.
➜Gaz fétides, bruyants, crépitants.
➜Douleur après avoir expulsé une flatulence.
Aggravation le matin, de bonne heure ; avec le climat chaud et sec
Amélioration en expulsant les gaz ou en défécant ; avec le climat froid.

Argentum nitricum

Organe spécifique : estomac, intestin, muqueuses.

➜ Chez l'enfant maigre, nerveux, triste, gourmand de gâteaux.

➜ Langue sèche, rouge, douloureuse, sans soif.

➜ Flatulences bruyantes après avoir mangé des friandises, du sucre.

Aggravation avec la chaleur, les gâteaux, la nuit.

Amélioration avec le froid, les éructations, à la pression.

Calcarea carbonica

Organe spécifique : estomac, intestin, muqueuses.

➜ Chez l'enfant sujet au météorisme gastrique fréquent, avec l'abdomen flatulent et sensible au toucher.

➜ L'enfant a très envie d'œuf et de pain, de choses indigestes et lourdes ; il est dégoûté par la viande.

➜ Il passe de l'inappétence à la boulimie.

➜ Il souffre de prurit anal causé par des ascaris.

Aggravation avec le froid, l'humidité ; avec l'effort.

Amélioration à l'air libre.

Cantharis

Organe spécifique : œsophage, estomac, côlon, rectum ; reins, voies urinaires, vessie, gonades.

➜ Chez l'enfant impressionnable, irascible, un peu méchant, que son anxiété et son agitation ne laissent jamais en paix.

➜ Abdomen gonflé, tympanique, avec borborygmes.

➜ Avec des douleurs intestinales brûlantes.

➜ Ténesme anal et vésical ; prolapsus rectal.

Aggravation en urinant, sous la pression abdominale.

Amélioration en se pliant en deux.

Capsicum

Organe spécifique : tube digestif, muqueuses.

➜ Chez l'enfant à l'humeur triste et capricieuse bien marquée.

➜ Enfant plutôt gras, mou, aux digestions difficiles qui altèrent son humeur, le rendent têtu.

➜ Brûlures du tube digestif, de la bouche à l'anus.

➜ Gonflement abdominal qui oppresse la respiration.

➜ Flatulence ; météorisme ; coliques venteuses.

Aggravation avec le froid, les aliments poivrés.

Amélioration avec les boissons chaudes.

Carbo vegetabilis

Organe spécifique : estomac, intestin.

➜ Chez l'enfant gracile, faible, lent et paresseux, qui a envie d'aliments acides, salés ou sucrés.

➜ Grande flatulence dans le haut de l'abdomen avec des douleurs de crampes.

➜ Météorisme, tympanisme abdominal après le déjeuner.

➜ Amélioration temporaire avec l'émission de gaz.

➜ Flatulences pendant la diarrhée, pendant la miction.

➜ Ténesme ; prurit anal ; humidité anale prurigineuse.

Aggravation le soir ; après avoir mangé des aliments gras.

Amélioration avec les éructations ; après s'être éventé.

China (Cincona)

Organe spécifique : estomac, foie, intestin, rate.

➜ Chez l'enfant hyperactif, imaginatif, hypersensible, dont la faim est démesurée mais qui digère mal.

➜ Flatulence abdominale extrême, étendue à l'ensemble de l'abdomen, de l'estomac et de l'intestin.
➜ Borborygmes, fermentations, flatulences après avoir mangé des fruits.
➜ Météorisme avec tympanisme et borborygmes insistants.
➜ Éructation et/ou émission abondante de gaz fétides.
➜ Aggravation après avoir mangé, surtout le soir.
➜ Aucune amélioration avec les éructations et la flatulence, parce que les gaz se renouvellent constamment.
Aggravation avec le froid, l'humidité, les courants d'air, la nourriture, le toucher, les éructations.
Amélioration la nuit, avec la chaleur.

Cocculus

Organe spécifique : estomac, intestin.
➜ Chez l'enfant sujet à des crises d'asthénie irritantes, qui aime se tenir à l'écart dans le coin d'une pièce.
➜ Aversion pour la nourriture, envie de boissons froides.
➜ Distension abdominale gazeuse très marquée.
➜ Flatulence nocturne, à minuit.
➜ Coliques venteuses avec sensation de douleur, comme si l'abdomen était rempli d'aiguilles ou de pierres pointues.
Aggravation avec l'insomnie qui s'accompagne d'inquiétude ; avec les veilles, le manque de sommeil, le surmenage.
Amélioration en s'asseyant.

Graphites

Organe spécifique : estomac, rectum.
➜ Enfant grassouillet, peureux, timide, hésitant ; insouciant, paresseux, inactif, qui ne tente rien.
➜ Sensation de froid dans le corps avec frissons.
➜ Extrême flatulence dans l'abdomen très détendu.
➜ Borborygmes dus à des gaz renfermés, comme avant une diarrhée.
➜ Expulsion abondante de gaz fétide, précédée de coliques.
➜ Humidité anale, prurigineuse, visqueuse.
➜ Prurit avec excoriation anale.
Aggravation avec la chaleur, le temps humide et froid, la nuit, couché sur le côté droit, durant et après les règles.
Amélioration dans l'obscurité ; à l'air libre ; en se couvrant de vêtements chauds.
Latéralité gauche.

Kalium carbonicum

Organe spécifique : tube digestif.
➜ Chez l'enfant aussi faible qu'hypersensible ; d'humeur variable, changeante, ou triste ou gaie.
➜ Tout ce que mange l'enfant se transforme en gaz.
➜ Forte distension abdominale juste après avoir mangé, même si le repas a été léger.
➜ Fort météorisme au niveau de l'hypogastre.
➜ Météorisme, flatulences ; douleur abdominale brûlante.
➜ Douleur abdominale qui s'atténue si on se plie en deux.
Aggravation avant 2, 3 ou 5 heures du matin, avec le froid, couché sur le côté gauche.
Amélioration avec la chaleur, pendant la journée.

Lycopodium

Organe spécifique : foie, estomac, intestin.
➜ Enfant coléreux, nerveux, autoritaire, irritable ; d'une intelligence vive, pénétrante, mais de faible musculature ; pleurnicheur, hypercritique, grossier.

➜ Larmes faciles, à la moindre occasion, surtout à la moindre joie ou bonne nouvelle.
➜ Le caractère se répercute sur le tube digestif, avec excitabilité digestive, tension, flaccidité.
➜ Gonflement abdominal, notamment sur la partie basse.
➜ Flatulence excessive, borborygmes dus à un enfermement de gaz.
➜ Aérocolie de droite à gauche, avec forte accumulation de gaz dans le coin colique gauche.
➜ Spasmes de crampes dans la région hépatique.
Aggravation après avoir mangé ; de 16 à 20 heures ; avec la chaleur.
Amélioration avec le mouvement, à l'air libre ; en se découvrant ; avec les boissons et les aliments chauds ; après minuit.
Latéralité à droite, de droite à gauche.

Natrum sulfuricum

Organe spécifique : tube digestif, voies biliaires.
➜ Enfant corpulent, lourd, apathique ; hypersensible à la douleur et aux contrariétés ; souvent très agité, inquiet.
➜ Abdomen soumis à une vaste flatulence, des coliques venteuses, des borborygmes surtout dans le côlon ascendant.
➜ Borborygmes et flatulences le matin ; en déféquant.
➜ Besoin urgent d'évacuer, mais expulsion de flatulences et non de selles.
➜ Flatulences après avoir bu du lait, après le déjeuner, la nuit, pendant des crises diarrhéiques qui apportent une amélioration.
➜ Météorisme marqué par le tympanisme, à l'hypogastre.
➜ Flatulences associées à des douleurs coliques et à des jets diarrhéiques.
➜ Borborygmes qui empirent après avoir évacué.
➜ Douleurs rectales brûlantes pendant la défécation.
Aggravation avec l'humidité sous toutes ses formes.
Amélioration par temps sec, avec le mouvement.

Nitricum acidum

Organe spécifique : muqueuses, estomac, rectum.
➜ Chez l'enfant mentalement abattu, indifférent ; énervé, qui pleure et refuse d'être consolé.
➜ L'enfant s'inquiète de sa santé.
➜ Irrité, il a des crises de colère et médite sa vengeance.
➜ L'ensemble de la symptomatologie mentale s'améliore chaque fois que l'enfant est promené en voiture.
➜ Inflammation chronique des muqueuses.
➜ Douleurs rectales, anales, brûlantes, après la défécation.
Aggravation le soir, la nuit, au réveil, avec le froid ; quand le temps change ; au contact, avec le bruit.
Amélioration en voiture.

Nux moschata

Organe spécifique : végétations, région gastro-intestinale.
➜ Chez l'enfant versatile, d'humeur irrégulière, qui passe de la tristesse la plus sombre à la joie vulgaire.
➜ Tout ce qu'il mange se transforme en gaz.
➜ Gonflement gastro-abdominal juste après les repas.
➜ Syndrome dyspeptique hyposthénique flatulent, avec palpitation, nausée, syndrome gastro-cardiaque.
➜ Tension, rigidité abdominale pendant les règles.
➜ Météorisme abdominal après un effort mental.

Aggravation le matin, au réveil, le soir, avec le froid.
Amélioration par temps sec et chaud ; dans une chambre chaude.

Nux vomica

Organe spécifique : système neurovégétatif ; tube digestif.
➜ Enfant hypersympathicotonique, nerveux-bilieux ; hypersensible, extrêmement irritable, frileux.
➜ Flatulence le matin, après avoir mangé.
➜ Distension flatulente avec coliques spasmodiques.
➜ Abondante flatulence avec tympanisme et borborygmes.
➜ Paroi abdominale hypersensible, douloureuse.
➜ Douleurs abdominales, crampes, le matin, au lit.
Aggravation au réveil ; le soir à 20-21 heures ; avec l'exercice mental ; après le repas ; en cas d'abus de laxatifs ; avec le froid, le temps sec et venteux.
Amélioration avec le repos ; par temps humide.

Phosphorus

Organe spécifique : estomac, intestin.
➜ Enfant toujours fatigué, qui doit toujours se reposer ; indifférent à ce qui l'entoure, abattu ; également peureux et angoissé en craignant quelque chose.
➜ Hypersensibilité abdominale, douloureuse, qui provoque la douleur.
➜ Borborygmes, gargouillis de l'estomac à l'intestin.
➜ Coliques violentes, douleurs aiguës, gonflement abdominal, tension gazeuse, forte émission de flatulences pendant la diarrhée, avec dissipation de la tension.
Aggravation avec la palpation, au crépuscule, le soir, avec la chaleur, si le temps change, en montant des escaliers.
Amélioration dans l'obscurité, avec le froid.

Podophyllum peltatum

Organe spécifique : tube digestif, foie, vésicule biliaire.
➜ Chez les nourrissons et les enfants qui souffrent pendant la poussée dentaire de coliques intestinales et d'épisodes diarrhéiques.
➜ Chez l'enfant dont le moral est au plus bas, qui a peur des événements du monde et ne sait pas se prendre en charge.
➜ Borborygmes nombreux bruyants, dans le côlon ascendant.
➜ Flatulence, borborygmes, douleurs dans le côlon transverse (à 3 heures du matin, presque toujours avec diarrhée).
➜ Douleurs de crampes intestinales à 10 et 17 heures.
➜ Odeur très forte des gaz et des selles diarrhéiques.
➜ Chez les enfants avec diathèse hépatopathique.
➜ Selles abondantes, jaunâtres.
Aggravation à l'aube, le matin ; avec la chaleur, après les repas ; sur la partie droite, pendant la poussée dentaire.
Amélioration par temps frais, à l'air libre, couché sur le ventre, avec la friction.

Pulsatilla

Organe spécifique : tube digestif, muqueuses.
➜ Chez la petite fille silencieuse, soumise, qui recherche la sympathie de son entourage.
➜ Tout chagrin se dissipe rapidement.
➜ Humeur et symptômes variables.
➜ Distension abdominale flatulente extrêmement pénible.
➜ Borborygmes et coliques après les repas, le soir, la nuit, comme à l'approche d'une diarrhée.

➜ Flatulence, météorisme, gargouillis vers l'hypocondre.
➜ Gonflement abdominal.
➜ Douleurs abdominales au réveil ; le soir.
➜ Douleurs rectales brûlantes, comme une plaie, piquantes.
Aggravation avec la chaleur, le repos, dans une chambre chaude ; avec les aliments gras ou lourds ; avec la pluie.
Amélioration à l'air libre ; avec les mouvements lents.

Raphanus sativus niger

Organe spécifique : estomac, intestin, vésicule biliaire.
➜ Chez l'enfant nerveux-bilieux comme remède spasmolytique, cholécystocinétique, avec flatulence abdominale étendue.
➜ Météorisme hypogastrique après avoir mangé.
➜ Borborygmes nocturnes, expulsion difficile de gaz.
Aggravation avec le mouvement, le lait, après les repas.
Amélioration à l'air libre.

Rhus toxicodendron

Organe spécifique : système nerveux, estomac, intestin.
➜ Grande distension abdominale avec accumulation de gaz.
➜ Météorisme et flatulences après les repas ; borborygmes après minuit ; douleurs abdominales avec contusion.
➜ Douleurs marquées dans la région du côlon ascendant.
➜ Sensibilité extrême ; ne supporte aucune pression sur l'abdomen, y compris celle des couvertures.
Aggravation avec le repos, le temps froid et humide, l'humidité, la nuit, couché sur le côté douloureux.
Amélioration avec le mouvement, la chaleur sèche.

Rumex crispus

Organe spécifique : tube digestif, muqueuses.
➜ Flatulence abdominale douloureuse avec borborygmes.
Aggravation par temps froid, en respirant de l'air frais.
Amélioration avec l'émission de flatulences, la chaleur.

Secale cornutum

Organe spécifique : système neurovégétatif, appareil digestif, musculature lisse, nerfs vasculaires.
➜ Borborygmes ; météorisme tympanique ; inflammations.
➜ Météorisme accompagné de douleurs violentes, brûlantes ; d'une grande soif ; d'une forte sensibilité au toucher.
Aggravation avec la chaleur, dans une chambre chaude, en restant couvert ; pendant un écoulement hémorragique.
Amélioration avec le froid, en se découvrant, en faisant de la gymnastique.

Silicea

Organe spécifique : système nerveux, tube digestif.
➜ Enfant maigre, aux membres graciles, dont le développement physique semble être retardé plus par défaut d'assimilation que d'alimentation.
➜ L'enfant est toutefois énergique, hypersensible, tenace dans ses objectifs.
➜ Abdomen tendu, dur, en particulier après les repas.
➜ Météorisme tympanique, après avoir mangé ; borborygmes.
➜ Douleurs situées autour du nombril avec besoin de déféquer.
Aggravation avec le froid ; à l'air libre ; en se découvrant ; pendant l'hiver ; avec le froid humide et l'humidité ; avec les températures extrêmes, chaudes ou froides.
Amélioration avec la chaleur, en été.

Staphysagria

Organe spécifique : système neurovégétatif, tube digestif.

➜ Chez l'enfant sensible à la moindre perception mentale ; orgueilleux, qui domine ses impulsions mais en souffre et apparaît de mauvaise humeur, irritable, capricieux.

➜ L'enfant recherche la solitude, qu'il s'impose comme une vexation.

➜ Son abdomen est plein de borborygmes dus à la flatulence, avec expulsion fréquente de gaz chauds et fétides.

Aggravation avec la colère, l'indignation, les contrariétés.

Amélioration avec la chaleur, le repos, la nuit.

Sulfur

Organe spécifique : système nerveux, estomac, intestin.

➜ Chez l'enfant nerveux, vite impressionné, vite calme ; souvent de mauvaise humeur, grognon, querelleur ; manifestant souvent un tempérament agressif.

➜ Dans la vie courante, l'enfant apparaît toutefois indécis, paresseux.

➜ Plein d'imagination, il s'abandonne aux rêves, se voit entreprendre des choses grandioses.

➜ Mais il sait également avoir les pieds sur terre et connaît la valeur pratique de l'argent.

➜ Il n'envie pas les autres, étant convaincu que sa famille occupe une très bonne position sociale.

➜ « Gros ventre », abdomen relâché, sensible, endolori et douloureux.

➜ Avec extrême flatulence, émission de gaz marquée.

➜ Borborygmes, avec douleurs coliques et diarrhée matinale.

➜ Borborygmes l'après-midi, la nuit, avant de déféquer.

➜ Flatulences le soir, la nuit ; besoin d'évacuer, mais expulsion de flatulences et non de selles.

➜ Flatulences inodores ; nauséabondes ; sentant l'œuf pourri.

➜ Météorisme l'après-midi, le soir, après avoir mangé.

➜ Prurit anal pendant la journée, le matin, au lit, la nuit ; pendant et après la défécation ; s'étendant tout autour de l'anus ; s'aggravant avec le grattement, la chaleur du lit.

Aggravation avec la chaleur du lit, la nuit, avec le sommeil ; en restant debout ; avec l'eau, en se lavant ; à 11 heures du matin ; après avoir mangé ; périodiquement ; quand le temps change ; avec le froid, l'air froid extérieur.

Amélioration par temps chaud et sec ; en se frictionnant ; couché sur le côté droit, en expulsant des flatulences.

Thuja

Organe spécifique : système neurovégétatif, muqueuses.

➜ Chez l'enfant mentalement déprimé et avec des idées fixes ; montrant une inquiétude constante et une agitation à tout propos.

➜ Distension abdominale, gonflement, flatulence.

➜ Borborygmes, gargouillis, comme émis par quelque chose de vivant.

➜ Météorisme tympanique ; avant et après les repas.

➜ Prurit anal la nuit, le soir.

Aggravation avec le froid, l'humidité ; la nuit, avec la chaleur du lit ; de 3 à 15 heures ; après les vaccinations.

Amélioration avec la pression.

Zincum metallicum

Organe spécifique : tube digestif.

➜ Troubles gastro-intestinaux chez l'enfant nerveux, sujet aux changements d'humeur excessifs.

➜ Gonflement abdominal avec borborygmes, météorisme le soir.

➔ Coliques avec forte émission de vents fétides.
Aggravation avec le bruit, au toucher, à la pression, le soir après avoir mangé ; de 11 à 12 heures.
Amélioration générale après l'eczéma ou la diarrhée.

SYMPTÔMES DU VENTRE

TRAITEMENT DE LA CONSTIPATION ET DE LA DIARRHÉE

Il faut prescrire à **9CH** un remède similaire au type de douleur rencontré, 2 fois par jour ; ou deux remèdes à similitude partielle (**4CH**), en alternance, 2 fois par jour chacun.

Abies nigra

Organe spécifique : muqueuses gastro-intestinales.
Constipation : chronique avec brûlures rectales.
➔ Chez l'enfant mélancolique ; manquant d'appétit le matin ; affamé l'après-midi ; borborygmes à la fin du repas ; spasmes antipéristaltiques œsophagiens et du cardia.

Abrotanum

Organe spécifique : estomac, intestin.
Alternance de diarrhée et de constipation ; lientérie.
➔ Chez l'enfant boudeur, irritable ; faim insatiable ; diminution de poids même en mangeant beaucoup ; intolérance au lait ; sujet aux convulsions.

Acidum benzoicum

Organe spécifique : estomac, intestin.
Diarrhée : écumeuse, blanchâtre comme de l'eau savonneuse.
Selles : nauséabondes, putrides, décolorées, blanchâtres.
➔ Chez l'enfant délicat, craintif, avec de l'énurésie nocturne.
➔ Chez le nourrisson : selles très fétides, blanchâtres et si liquides qu'elles traversent les couches.

Acidum nitricum

Organe spécifique : estomac, intestin, rectum, reins.
Diarrhée : le matin ; avec des boissons froides ; par temps chaud ; après un grand effort, mais passage de peu de selles, comme si elles restaient à l'intérieur.
Selles : vertes, molles, sanguinolentes, pâteuses.
Constipation : en alternance avec la diarrhée ; évacuation difficile, envies et efforts inefficaces ; constipation douloureuse.
Selles : insuffisantes, incomplètes ; nauséabondes, verdâtres, dures et sèches, recouvertes de mucus visqueux, en amas, comme des crottes de mouton.
➔ Chez l'enfant lymphatique, nerveux, irritable, hypersensible au bruit, au toucher, à la douleur ; qui se met en colère ou rumine intérieurement sa rancœur.

Acidum sulfuricum

Organe spécifique : rate, pancréas, intestin.
Diarrhée : provoquée par le moindre écart alimentaire ; généralement matinale ; extrêmement fétide, verdâtre, abondante, indolore, débilitante ; après avoir mangé ; involontaire ; pendant la poussée dentaire.
Selles : molles ; excoriantes, brûlantes ; vertes, noires ; jaune orangé, jaune safran ; recouvertes de mucosités visqueuses ; sanguinolentes.

Constipation : selles petites, comme celles d'une chèvre, en boules dures, noires.
➜ Chez l'enfant lymphatique, nerveux, irritable, impétueux ; psychiquement abattu, de mauvaise humeur ; manquant de sommeil ; somnolence matinale ; tremblements généralisés, sans cause objective apparente.

Aconitum

Organe spécifique : estomac, intestin.
Diarrhée : aiguë, verdâtre, due à un coup de froid brutal ; due à une chaleur excessive, après avoir mangé un fruit ; en été après avoir abusé de boissons glacées ; muco-sanguinolente, avec fièvre et agitation.
Selles : morcelées comme des épinards ; âcres, corrosives ; avec flatulence ; involontaires ; sanguinolentes.
➜ Chez l'enfant agité, nerveux, sanguin, robuste ; hypersensible, énervé par le bruit et la musique ; exaspération inconsolable : il crie, pleure, se lamente.

Aesculus hippocastanum

Organe spécifique : gros intestin, rectum, veines.
Constipation : aliments non digérés ; avec efforts inefficaces.
Selles : dures, sèches, brunes, blanchâtres, vertes ; passent avec difficulté, accompagnées de douleurs lombo-sacrées.
➜ Chez l'enfant qui a un peu la tête dans les nuages, une mémoire fragile, n'a pas très envie de s'appliquer ; irritable, triste, découragé, grognon, d'humeur changeante.

Aethusa cynapium

Organe spécifique : estomac, intestin.
Diarrhée : du nourrisson, verdâtre, dysentérique ; des enfants qui ne supportent pas le lait ; gastro-entérique avec convulsion et abattement.
Selles : abondantes, aqueuses, lientériques ; claires ou brillantes, jaunes, vertes, noires.
➜ Chez l'enfant qui ne supporte pas le lait pendant la poussée dentaire et la canicule estivale ; dont l'intestin se dérègle facilement ; qui s'agite, crie, délire, quand il va mal ; qui ne sait pas s'appliquer sur ses devoirs quand il va bien ; qui oscille entre agitation et somnolence.

Agaricus muscarius

Organe spécifique : système neurovégétatif, intestin.
Diarrhée : le matin, chez les enfants, après avoir mangé.
Selles : aqueuses, bilieuses, fétides, alliacées ou inodores.
Constipation : alternant avec la diarrhée ; après un abus de médicaments ; évacuation difficile ; ténesme rectal après défécation.
Selles : dures, noires, jaunes ; recouvertes de mucus visqueux.
➜ Chez l'enfant lent quand il marche, quand il parle, quand il apprend ; en retard dans ses études, mais qui refuse de s'appliquer et de travailler ; inquiet, revêche, avec de grands changements d'humeur.

Aletris farinosa

Organe spécifique : intestin, organes pelviens.
Constipation : atonique, due à une inertie côlon-rectum, avec une sensation de poids dans le rectum et des douleurs lacérantes au moment de déféquer.
Selles : grosses, volumineuses ; dures ou initialement molles, mais ensuite dures ; toujours associées à des flatulences putrides.
➜ Chez l'enfant dyspeptique-atonique, vite fatigué.

Aloe socotrina

Organe spécifique : estomac, intestin (côlon).
Diarrhée : urgente chez l'enfant gourmand ; juste après le repas, avec aérocolie bruyante ; matinale si urgente qu'elle oblige à se jeter hors du lit ; le soir après les fruits, les crustacés, les aliments acides.
Selles : jaunâtres, aqueuses, muqueuses ; violemment expulsées à l'improviste ; brûlantes, excoriantes, flatulentes ; par inadvertance en expulsant une flatulence.
Constipation : rare, avec selles incomplètes, dures.
Selles : par inadvertance, retrouvées dans les sous-vêtements.
➜ Chez l'enfant indolent, « né fatigué », mais irritable quand il souffre de mauvaise digestion et de coliques.

Alumina

Organe spécifique : estomac, intestin, muqueuses (sèches).
Inactivité du rectum, perte du pouvoir d'expulsion. Absence totale d'envie de déféquer.
Diarrhée : peu fréquente ; envies et efforts inefficaces.
Constipation : selles sèches, dures, nodules comme des crottes de mouton ; avec selles molles mais éliminées difficilement ; typique de l'enfant qui voyage.
➜ Chez l'enfant mince et triste, nerveux et impulsif, mentalement instable, phobique (couteaux, sang), psychasthénique atteint de constipation constante.

Antimonium crudum

Organe spécifique : estomac, intestin.
Diarrhée : aiguë ; de nuit, le matin ; aqueuse ; chez les enfants, aqueuse, avec du lait caillé.
Selles : lientériques ; beaucoup de mucus ; solides-liquides ; ténesme.
Constipation : envies et efforts inefficaces ; évacuation lente, difficile ; insuffisante, incomplète, non satisfaisante ; anus douloureux ; protrusion rectale après la défécation.
➜ Chez l'enfant, garçon irascible et bougon, qui ne supporte pas d'être touché ou regardé ; la petite fille est mélancolique, contrariée ; tous les deux ont peu d'appétit.

Argentum nitricum

Organe spécifique : estomac, intestin, muqueuses.
Diarrhée : soudaine, brutale ; juste après le repas ; due à une instabilité psychomotrice, une anxiété d'anticipation.
Selles : muqueuses-verdâtres, comme des épinards hachés ; expulsées par des giclées à répétition ; marquées par des restes rouges ; mêlées de mucosités purulentes ; puanteur nauséabonde.
Constipation : en alternance avec la diarrhée.
Selles : noires, dures, vertes ; recouvertes de mucus visqueux.
➜ Chez l'enfant instable, impétueux, toujours agité, mais lent dans l'exécution, insomniaque, atteint d'onychophagie.

Arsenicum album

Organe spécifique : système neurovégétatif, estomac, intestin.
Diarrhée : abondante, dysentérique, cholériforme, accablante.
Selles : abondantes, corrosives ; lientériques ; puantes (odeur d'œuf pourri) ; involontaires, en dormant ou en urinant.
Constipation : en alternance avec la diarrhée ; efforts inefficaces.
Selles : rares, petites, noirâtres, dures, excoriantes, âcres, irritantes ; très fétides, avec une odeur de cadavre.
➜ Chez l'enfant sérieux, qui ne sourit pas, anxieux, irascible, avare, consciencieux, qui cherche la compagnie.

Asa foetida

Organe spécifique : système nerveux, estomac, intestin.
Diarrhée : avec douleurs aiguës, lancinantes, hypocondriaques ; au moindre écart alimentaire.
Selles : aqueuses, liquides, pâteuses, abondantes ; brunes, vertes ; sous forme d'excréments (selles mêlées aux urines).
Constipation : occasionnelle ; envies et efforts inefficaces.
Selles : dures, pâteuses, de petites dimensions.
➔ Chez l'enfant boulimique nerveux, spasmodique, aérophagique ; hyperesthésie au contact, douleurs piquantes lancinantes ; somnolent pendant la journée, sommeil agité la nuit.

Baptisia tinctoria

Organe spécifique : système nerveux, intestin.
Diarrhée : fétide, épuisante, indolore, aiguë, fébrile.
Étiologie : affection intestinale infectieuse.
Selles : en bouillie, pâteuses, de petites dimensions.
Remède à alterner dans tous les cas de fièvre septique.
➔ Chez l'enfant atteint d'affection aiguë.
À associer avec l'antibiotique !

Baryta carbonica

Organe spécifique : tube digestif, système endocrinien, système circulatoire.
Diarrhée : après une colère ; nocturne ; incontinence rectale.
Selles : âcres, corrosives, excoriantes ; expulsées violemment et à l'improviste ; involontaires, en urinant ; lientériques.
Constipation : avec envies inefficaces et peu de selles.
Selles : noueuses, dures ; liquides au début puis dures.
➔ Chez l'enfant mal développé, retardé ; lent à comprendre, à apprendre, à se déplacer ; peureux et l'esprit plein de préoccupations imaginaires, toujours méfiant envers les personnes étrangères.
Le remède, régulateur de la constitution, doit être pris en continuité et pendant une longue période.

Bromium

Organe spécifique : estomac, intestin, glandes.
Diarrhée : le matin, la nuit après avoir mangé des aliments acides.
Selles : aqueuses, lientériques.
➔ Chez l'enfant grassouillet, sanguin ; atteint d'affections endocriniennes ; aimant les aliments acides qui provoquent la diarrhée.

Bryonia

Organe spécifique : estomac, intestin, muqueuses.
Diarrhée : le jour ; le matin, avant de se lever ; après le mouvement ; par temps chaud, après avoir mangé un fruit.
Selles : brunes, copieuses, acides ; lientériques ; en bouillie ; pâteuses ; bilieuses ; nauséabondes, putrides, comme du fromage avarié ; brunes, foncées, jaunes, vertes.
Constipation : atonique, due à l'assèchement de la muqueuse intestinale.
Selles : grosses ; foncées comme si elles étaient brûlées ; sèches, comme fendues.
➔ Chez l'enfant sanguin-bilieux, atteint de cholémie, d'hyperfonctionnement des glandes surrénales, obèse ; gourmand, gros mangeur ; davantage prédisposé à la constipation qu'à la diarrhée.

Calcarea carbonica

Organe spécifique : système endocrinien, tube digestif.

Diarrhée : chez les enfants, pendant la poussée dentaire.
Selles : incolores ; lientériques ; acides ; irritant les fesses de l'enfant ; fétides comme de l'œuf pourri ; involontaires.
Constipation : envies inefficaces, évacuation incomplète.
Selles : dures, blanchâtres comme de la craie ; qui s'émiettent.
➜ Chez l'enfant lymphatique, petit, trapu, rond ; sujet à l'adénopathie, à la dyspepsie acide, à l'hypertrophie, aux vers, en retard psychophysique.

Causticum

Organe spécifique : nerfs végétatifs, vessie et rectum.
Constipation : chronique ; spasmodique et parétique ; évacuation difficile ; debout, les selles sortent mieux ; envies et efforts inefficaces, insensibilité rectale ; incontinence dans l'expulsion des flatulences.
Selles : dures, caprines, huileuses, grasses, visqueuses ; fines et longues ; recouvertes de mucosités visqueuses.
➜ Chez l'enfant peureux, qui se colle aux jupes de sa mère ; qui a peur du noir dans sa chambre, ne veut pas y rester seul ; qui pleure facilement, ne sait pas retenir ses larmes ; qui cherche depuis toujours à imposer son caractère.

Chamomilla

Organe spécifique : système neurovégétatif, tube digestif.
Diarrhée : aiguë chez le nouveau-né, pendant la poussée dentaire ; après une colère ; après un coup de froid ; nocturne.
Selles : comme des épinards ou des œufs brouillés ; brûlantes ; fétides comme de l'œuf pourri ; verdâtres.
➜ Chez le nouveau-né ou l'enfant coléreux, capricieux, exécrable ; qui ne se calme que s'il est pris dans les bras ou bercé ; sujet à des crampes gastriques, à des entéralgies flatulentes.

Chelidonium

Organe spécifique : estomac, intestin, foie.
Diarrhée : nocturne, visqueuse, jaunâtre ou marron.
Constipation : en alternance avec la diarrhée.
Selles : dures, arides, sèches, comme brûlées ; argileuses, décolorées, jaunes ; blanchâtres comme de la craie.
➜ Chez l'enfant mince, fragile, apathique, lent dans ses pensées et ses actions ; aux scrupules exagérés, avec le sentiment d'avoir commis quelque chose de répréhensible.

China (Cincona)

Organe spécifique : estomac, foie, intestin, rate.
Diarrhée : accablante, déprimante, provoquant l'amaigrissement, indolore ; après avoir mangé un fruit, du poisson, bu des boissons fraîches ; avec la chaleur ; typique après le sevrage du nouveau-né ; pendant la poussée dentaire ; après la rougeole, la variole ; après des purgatifs ; au moindre écart alimentaire.
Selles : abondantes, corrosives, excoriantes, âcres ; claires, jaunes, accompagnées d'une extrême flatulence abdominale.
➜ Chez l'enfant anémique, apathique, taciturne, très faible ; éréthisme nerveux, hypersensibilité au toucher, à la douleur.

Coffea cruda

Organe spécifique : système neurovégétatif, système vasomoteur.
Diarrhée : nerveuse ; pendant le repas ; indolore mais épuisante ; due à des émotions soudaines, à une fatigue excessive, une hyperactivité cérébrale, un stress.

Selles : copieuses, fréquentes, aqueuses, nauséabondes.

➜ Chez l'enfant hyperactif, hypersensible, surtout envers ce qui lui plaît ; qui pleure et rit en alternance ; insomnie due à une excitation mentale.

Collinsonia

Organe spécifique : estomac, intestin.
Diarrhée : due au contrecoup de la constipation, de la dysenterie, du ténesme ; infantile, réitérée, chronique.
Constipation : atonique, due à l'inertie intestinale, à la sédentarité.
Selles : caprines, sèches, claires.

➜ Chez l'enfant dyspeptique-atonique, atteint de colite, flatulent.

Cuprum metallicum

Organe spécifique : tube digestif, musculature lisse.
Diarrhée : violente, soudaine, avec des douleurs de type crampes ; début et fin brusques ; nausée, vomissement ; pendant la poussée dentaire ; avec la chaleur.
Selles : comme l'eau de cuisson du riz, molles.

➜ Chez l'enfant agité, spasmophile (tic, convulsions).

Gelsemium sempervirens

Organe spécifique : système nerveux, tube digestif.
Diarrhée : soudaine, involontaire, abondante, indolore ; après une frayeur, de mauvaises nouvelles, une émotion.
Selles : crème ou verdâtres, brunâtres.

➜ Chez l'enfant qui a peur d'apparaître en public ; solitaire, inhibé, qui veut rester tranquille.

Graphites

Organe spécifique : tube digestif, système endocrinien.
Diarrhée : sporadique ou par contrecoup après la constipation.
Selles : noirâtres, lientériques, nauséabondes.
Constipation : atonique, chronique.
Selles : grosses, dures, couvertes d'un mucus dense, visqueux.

➜ Chez l'enfant anxieux, peureux, irritable, indolent, pleurnicheur, avec des idées fixes.

Helleborus niger

Organe spécifique : estomac, intestin.
Diarrhée : abondante, gélatineuse, essentiellement muqueuse ; mucus aqueux, clair, tenace, incolore ; pendant la poussée dentaire ; involontaire.
Constipation : par contrecoup, avec des selles dures, petites, sèches.

➜ Chez l'enfant faible, délicat.

➜ Chez l'adolescent triste, mélancolique, angoissé.

➜ Chez les filles au début de la puberté, s'il y a un retard dans les règles.

Hepar sulfur

Organe spécifique : estomac, intestin.
Diarrhée : fréquente chez les garçons, après les repas ; fétide, lientérique, acide.
Selles : aqueuses ; comme des excréments (selles et urine mêlées).
Constipation : habituelle, due à une atonie intestinale ; difficultés à évacuer, même quand les selles sont molles.
Selles : dures ou molles, fétides, avec des aliments non digérés.

➜ Chez l'enfant qui mange vite, irascible, coléreux ; un peu cruel, pyromane, im-pulsif, contrariant.

Hydrastis canadensis

Organe spécifique : tube digestif, muqueuses, peau.
Diarrhée : matinale, qui oblige à se lever du lit.

Selles : abondantes, aqueuses, âcres, corrosives, excoriantes.
Constipation : obstinée, persistante, sans envie ni stimulation ; due à un abus de laxatifs et d'alcool.
Selles : petites, dures ; en morceaux ; blanches ; claires ; recouvertes de mucus jaunâtre ; jaunes, grises.
➜ Chez l'enfant anorexique nerveux, dyspeptique atonique, avec des sécrétions jaunâtres, denses, visqueuses, collantes.

Hyosciamus niger

Organe spécifique : système nerveux, muqueuse digestive.
Diarrhée : la nuit, pendant le sommeil ; indolore ; en urinant.
Selles : aqueuses, peu nombreuses, fréquentes, nauséabondes ou inodores.
➜ Chez l'enfant spasmophile, surexcité ou apathique ; jaloux, agressif, grossier ; insupportable après la naissance d'un cadet, le tape, essaie de le mordre, se promène nu en signe de protestation.

Iodum

Organe spécifique : tube digestif, circulation.
Diarrhée : de type dysenterie, blanchâtre comme du lait.
➜ Chez l'enfant lymphatique ; sous-alimenté, mais avec un bon appétit ; agité, coléreux ; bavard, excitable, mais incapable de mettre ses idées en place.

Ipeca

Organe spécifique : système neurovégétatif, tube digestif.
Diarrhée : dysentériforme, visqueuse, sanguinolente ; en été, chez les enfants qui mangent trop ; entérite dysentérique avec ténesme persistant.
Selles : vertes, fermentées, aqueuses ou muqueuses ou écumeuses.
➜ Chez l'enfant capricieux, irascible ; troubles causés par la colère, la sensation d'être méprisé.

Kreosotum

Organe spécifique : système neurovégétatif, tube digestif.
Diarrhée : brunâtre et extrêmement nauséabonde ; infantile en période de poussée dentaire.
Selles : aqueuses, verdâtres et fétides, jaunâtres.
Constipation : due à une atonie mécanique et une hyposécrétion.
Selles : dures, sèches, excoriantes, sanguinolentes ; brunes, grises, noires ; en alternance avec la diarrhée.
➜ Chez l'enfant anémique, frileux, insatisfait, irritable, très sensible à la musique.

Magnesia carbonica

Organe spécifique : système neurovégétatif, tube digestif.
Diarrhée : le matin ; l'après-midi ; la nuit ; après avoir mangé un fruit, par temps chaud ; nerveuse, avec ténesme et brûlure.
Selles : abondantes, acides, verdâtres, aqueuses, écumeuses, lientériques, jaunes ; à l'odeur âpre, acide, putride.
Constipation : nerveuse, en alternance avec la diarrhée spasmodique.
Selles : sèches, très dures, volumineuses ; recouvertes de mucus collant ; s'émiettant sur le bord de l'anus.
➜ Chez l'enfant maigre, hypoprotéique, avec sueur acide, déminéralisé ; irritable ; anxieux ; souffrant d'entérocolite, de flatulence et d'ascaridiase.

Mercurius solubilis

Organe spécifique : nerfs périphériques, tube digestif.
Diarrhée : le matin ; le soir, la nuit, au froid ; infantile, infectieuse, avec agitation.

Selles : blanchâtres, hypocoliques.
➡ Chez l'enfant agité, pris par ses pensées, empressé, avec difficultés scolaires (mémoire, mathématiques), phobies, sentiment de culpabilité, attitudes superficielles.

Natrum carbonicum

Organe spécifique : système nerveux, tube digestif.
Diarrhée : aiguë, par giclées, à l'odeur acide ; en cas d'intolérance au lait.
Selles : flatulentes, jaunâtres comme de la pulpe d'orange.
Constipation : en alternance avec la diarrhée ; évacuation difficile, avec parfois des selles molles qui font le trajet en sens inverse.
Selles : dures, s'émiettant au bord de l'anus ; comme des billes ou des crottes de mouton.
➡ Chez l'enfant psychasthénique ; replié sur lui-même ; qui a du mal à suivre une conversation ; hypersensible aux bruits, surtout au tonnerre ; qui se fatigue pour un rien.

Nux moschata

Organe spécifique : système nerveux, système neurovégétatif, tube digestif, muqueuses, musculature sphinctérienne.
Diarrhée : nocturne ; estivale ; automnale ; infantile.
Selles : comme des œufs brouillés, nauséabondes ; jaunes, vertes ; fluides, molles ; melaena et selles sanguinolentes.
Constipation : en alternance avec la diarrhée.
Selles : évacuation difficile malgré la présence de selles molles, qui font le trajet en sens inverse.
➡ Chez l'enfant nerveux, hypersensible ; toujours somnolent quand il est malade.

Phosphoricum acidum

Organe spécifique : système neurovégétatif, tube digestif.
Diarrhée : matinale ; le soir ; indolore, non débilitante ; pendant la poussée dentaire ; après l'ingestion de fruits acides ou de la nervosité.
Selles : aqueuses fluides ; lientériques ; bilieuses ; nauséabondes.
➡ Chez l'enfant psychasthénique, fatigué, abattu au moindre effort ; qui sursaute au moindre bruit, au contact ; somnambule, dormant mal, avec des cauchemars ; céphalées dues au travail mental.

Podophyllum peltatum

Organe spécifique : tube digestif, foie, vésicule biliaire.
Diarrhée : urgente, nocturne, matinale ; après avoir mangé un fruit acide avec du lait ; pendant la poussée dentaire.
Selles : expulsées à l'improviste ; lientériques ; acides, âpres, nauséabondes ; lie blanche, comme de la craie ; excréments.
Constipation : en alternance avec la diarrhée.
Selles : pâteuses, en bouillie, sèches.
➡ Chez l'enfant anxieux au crépuscule, agité la nuit ; qui geint, se plaint en dormant et pendant la poussée dentaire.

Pulsatilla

Organe spécifique : muqueuses, tube digestif.
Diarrhée : le matin et le soir, mais plus souvent la nuit ; due à des aliments riches, froids, un changement de régime.
Selles : toujours multiformes ; corrosives, excoriantes, aqueuses, purulentes, aplaties, vertes, jaune verdâtre.
Constipation : en alternance avec la diarrhée ; persistante, pénible, avec envies fréquentes mais inefficaces.
Selles : peu nombreuses, dures, sèches.
➡ Chez l'enfant dur ou doux, toujours affectueux, condescendant, pusillanime ; anxieux, ayant besoin d'affection ; agité la nuit ; claustrophobe ;

troubles dus à une humiliation, un échec, une joie excessive, une colère, de tristes pressentiments.

Silicea

Organe spécifique : tube digestif (rectum).
Diarrhée : surtout la nuit ; pendant la poussée dentaire ; chez les enfants minces, irascibles.
Selles : aqueuses ; lientériques ; expulsées avec violence ; blanchâtres comme de la craie ; claires ou brillantes.
Constipation : due à de l'atonie intestinale ou rectale ; néonatale ; féminine.
Selles : sèches, dures, noueuses, irritantes ; parfois molles mais remontent dans le rectum.
➡ Chez l'enfant délicat, fluet, au développement lent ; doux ; manquant de confiance en soi ; qui fait preuve de mauvaise humeur, d'irritabilité aggravée en cas de consolation ; consciencieux ; qui parle dans son sommeil ; somnambule pendant la pleine et la nouvelle lune.

Staphysagria

Organe spécifique : système neurovégétatif, tube digestif.
Diarrhée : typique des enfants ; aiguë, même dysentérique ; après des reproches et des punitions.
Selles : lientériques, flatulentes, gazeuses ; recouvertes de mucosités visqueuses, fétides comme de l'œuf pourri.
Constipation : spasmodique, après une déception, une contrariété, après avoir bu une boisson fraîche ; évacuation difficile.
Selles : incomplètes ; sèches ; comme des crottes de chien.
➡ Chez l'enfant ayant un sentiment de culpabilité, des contrariétés excessives ; solitaire, timide, qui somatise ses ruminations psychiques en céphalées, douleurs au ventre, brûlures urinaires.

Sulfur

Organe spécifique : système nerveux, système neurovégétatif, tube digestif, système portal, système uro-génital.
Diarrhée : tôt le matin, impérieuse, indolore ; son urgence réveille l'enfant ; au moindre écart alimentaire ; chez les enfants, après le lait, pendant la poussée dentaire.
Selles : de tous types ; aqueuses ; lientériques ; rares ; âcres, corrosives ; muqueuses, pâteuses, écumeuses, purulentes, molles ; vertes, jaune-vert ; à l'odeur acide ou fétide.
Constipation : en alternance avec la diarrhée.
Selles : de tous types : billes, crottes de chèvre, dures, brûlées ; en morceaux ; recouvertes de mucosités visqueuses.
➡ Chez l'enfant nerveux, impatient, boulimique, paresseux ; qui refuse de se laver ; pusillanime, arrogant, anxieux, irascible ; intellectuellement lent, croyant bien travailler à l'école mais qui se trompe, oublie ; ayant une haute opinion de lui-même.

LES TROUBLES FONCTIONNELS

L'INSTABILITÉ PSYCHOMOTRICE

LA NOTION D'INSTABILITÉ PSYCHOMOTRICE

Quand l'enfant entre en crise, son organisation psychomotrice prend la forme d'une instabilité psychomotrice.
L'instabilité psychomotrice est une agitation motrice, associée à un manque de contrôle de soi et à une faible capacité d'attention et de concentration.
Au cours des **premières années** de vie, c'est une condition physiologique. Ensuite, au cours de la **seconde enfance** et de l'**enfance**, elle devient pathologique en se manifestant par une agitation excessive, une difficulté d'attention et d'écoute, une faible aptitude à comprendre et à répondre à bon escient.
Après 7 ans, la situation devient vraiment critique mais est encore susceptible d'être corrigée durablement ; en revanche, après la puberté, elle peut se fixer définitivement et devenir un trait permanent du caractère, avec des tendances à l'évasion, au vagabondage, au comportement asocial.
Il ne s'agit pas seulement d'un trouble moteur ou psychologique : on le définit comme un **syndrome typiquement psychomoteur**. Il touche les mécanismes psychiques qui conditionnent la motricité, c'est-à-dire les images psychiques du mouvement et les dispositions motrices. Dans la pratique, cela ne veut pas dire que le mouvement en général est compromis, mais que sa réalisation harmonieuse dans le temps et dans l'espace est simplement entravée.

L'INSTABILITÉ PSYCHOMOTRICE CONSTITUTIONNELLE

Ce trouble fonctionnel peut provenir d'une instabilité constitutionnelle qui apparaît sous forme d'**inquiétude** et d'**agitation**, sans cause spécifique apparente, associées à un désir irrésistible et impérieux de changer constamment de place.
En classe, l'enfant ne parvient pas à rester tranquillement sur sa chaise et doit déambuler dans la classe. De même, à la maison ou dans tout autre lieu, il touche à tous les objets, les attrape et les repose aussitôt.
Son agitation est générale : elle concerne particulièrement la tête, mais aussi le tronc, les membres et les extrémités.
L'enfant se touche le corps, surtout le tronc. Il se touche les cheveux, les tire (**trichotillomanie**). Avant de s'endormir, il s'agite, tourne la tête de droite à gauche, la frotte sur son oreiller, remue les jambes.

L'INSTABILITÉ PSYCHOMOTRICE ACQUISE

L'instabilité motrice peut aussi être acquise, à l'issue de troubles organiques ou, plus souvent, à cause de situations psychologiques défavorables, provoquées par la famille ou l'entourage.
Ce phénomène pathologique est beaucoup plus fréquent que le phénomène constitutionnel. Son cadre va bien au-delà des limites de l'instabilité psychomotrice proprement dite. L'**agitation** est constante, l'enfant se déplace rapidement et fébrilement, jusqu'à épuisement physique. Ce n'est pour lui qu'un moyen d'évacuer un **état d'anxiété**, ou bien de

résoudre une situation de tension. Le symptôme fondamental, plus ou moins dissimulé, est l'**anxiété d'anticipation**.

TRAITEMENT DE L'INSTABILITÉ PSYCHOMOTRICE CONSTITUTIONNELLE

Il faut prescrire dans tous les cas le remède suivant, à **30CH** ou 5 granules à chaque fois, un jour sur deux, en espaçant les prises en fonction de l'amélioration.

Tarentula hispanica

➜ Inquiétude, inquiétude motrice.
➜ Agitation, agitation anxieuse.
➜ Instabilité hypercinétique.
➜ Envie de changer constamment de place.
➜ Précipitation dans les mouvements, en marchant.
➜ Tic : il se tire les cheveux (trichotillomanie).
➜ Tic en dormant : il se tape la tête (*head banging*).
➜ Sommeil agité, terreurs nocturnes, somnambulisme.
➜ Gémissements, plaintes pendant la nuit.
➜ Grande impressionnabilité, hyperesthésie.
➜ Caractère querelleur, menaçant, colère avec menace.
➜ Attitude contrariante, têtue.
➜ Simulation de maladie, hystérie.
➜ Manie : danse continuelle, cleptomanie.
➜ Refus de manger ou bien boulimie désordonnée.
➜ Changements d'humeur : de l'exubérance à la tristesse.
➜ Mobilisation excessive d'états d'âme opposés.
➜ Aversion envers celui à qui il parle.
➜ Aversion pour le contact physique.
➜ Aversion pour la compagnie.

Aggravation en cas de consolation.
Amélioration avec la musique, à l'air libre.

TRAITEMENT DE L'INSTABILITÉ PSYCHOMOTRICE ACQUISE

Il faut prescrire le remède en similitude totale avec la symptomatologie de l'enfant, à **30CH** ou 5 granules à chaque fois, un jour sur deux, en espaçant les prises en fonction de l'amélioration.

Argentum nitricum

Type classique de l'agité anxieux
➜ Agitation constante, précipitée, fébrile.
➜ Impulsion irrésistible pour marcher d'un pas rapide.
➜ Impulsion irrésistible pour tout faire vite.
➜ Anxiété d'anticipation plus ou moins cachée.
➜ Anxiété d'anticipation de l'écolier.
➜ Diarrhée due à l'anxiété d'anticipation, onychophagie.

Arsenicum album

➜ Agitation avec besoin de changer constamment de place.
➜ Agitation nocturne : l'enfant se retourne sans cesse dans son lit.
➜ Inquiétude, peur de la solitude, de la mort.

Chamomilla

Remède classique contre l'agitation des enfants
➜ Agitation par crises.
➜ Agitation nocturne du nouveau-né.
➜ Agitation de l'enfant pendant son sommeil avec gémissements, plaintes.
➜ Agitation nocturne : l'enfant se retourne sans cesse dans son lit.
➜ Agitation avec impolitesse des enfants envers leurs parents.
➜ Agitation avec de l'impatience parce que tout semble lent.

➜ Agitation avec de l'énervement dans des circonstances particulières.
Aggravation avec la musique.

Cina

Remède classique de l'enfant infesté par les oxyures
➜ Agitation et comportement insupportable.
➜ Touche à tout, jette les objets qu'on lui présente parce qu'il les a demandés, puis les réclame à nouveau en criant.
➜ Ne veut pas être regardé, touché, pris par la main.
➜ Crie en dormant, grince des dents, tourne la tête sur l'oreiller d'un côté puis de l'autre.
➜ Se frotte continuellement le nez, le gratte avec insistance, « épluche » le bord de ses narines.

Gelsemium sempervirens

Remède de l'enfant qui tombe malade après une frayeur
➜ Agitation, tremblement intérieur, après de mauvaises nouvelles.
➜ Agitation avec diarrhée, palpitations, tremblements.
➜ Agitation accompagnée d'une sensation d'étourdissement et de confusion, à la suite d'un événement imprévu.
➜ Anxiété d'anticipation typique de l'écolier.
➜ Anxiété d'anticipation avant une rencontre inhabituelle, importante, perturbante.
➜ Anxiété d'anticipation due à une grande timidité ; surtout à l'idée d'une apparition en public.

Hyosciamus niger

Remède contre les états délirants, les hallucinations
➜ Grande agitation des membres, mouvement incessant.
➜ Agitation nocturne, pendant l'insomnie.
➜ Agitation excitée chez les enfants.
➜ Sursauts fréquents des muscles des mains et des pieds.
➜ Sursauts des tendons, contractures des membres.
➜ Agitation convulsive, comme en proie à la chorée.

Kalium bromatum

➜ Agitation avec anxiété nocturne chez les enfants.
➜ Agitation avec anxiété pendant la poussée dentaire.
➜ Agitation des membres, surtout des mains.
➜ Agitation constante des doigts, manipulation permanente.
➜ Agitation pendant le sommeil, somnambulisme.
➜ Grincement de dents, terreurs nocturnes, énurésie.

Rhus toxicodendron

➜ Agitation jour et nuit causée par la douleur.
➜ Agitation avec changement continuel de position.
➜ Anxiété avec besoin de marcher à l'extérieur.

Stramonium

Remède contre le délire fébrile très intense (autres remèdes contre le délire : Belladonna, Hyosciamus)
➜ Délire furieux, désordonné, bavard.
➜ Agitation motrice violente.
➜ Agitation motrice avec loquacité.
➜ Convulsions de tous types.

Zincum metallicum

➜ Agitation irrépressible des membres inférieurs.

➔ Agitation des pieds en particulier, même en dormant.
➔ Tremblement général, contractions, décharges musculaires.
➔ Somnolence plus marquée après les repas ; avec agitation des membres inférieurs.

LES TROUBLES DU SOMMEIL

LA DURÉE DU SOMMEIL DE L'ENFANT

Les enfants ont besoin de dormir :
– de 16 à 20 heures, de la naissance à 6 mois ;
– de 16 à 18 heures, de 6 à 12 mois ;
– de 14 à 17 heures, de 1 à 2 ans.
Au cours des années suivantes, cette durée diminue progressivement avant de se stabiliser autour de 10 heures. À partir de 4 ans, la sieste après le repas n'est plus nécessaire.

LE *PAVOR NOCTURNUS* ET LE CAUCHEMAR

Le ***pavor nocturnus*** (terreur nocturne) survient au cours de la première phase de sommeil et a tendance à se répéter.
L'enfant se réveille, s'assied : il a peur, son regard est fixé dans le vide, il pleure, crie. Au bout de 10-20 minutes, il se rendort, et le matin ne se souvient plus de rien. Pendant le *pavor*, l'enfant ne doit pas être réveillé.
Le **cauchemar** est peu fréquent et intervient pendant la deuxième partie du sommeil, vers le matin. C'est un rêve accompagné de peur.
L'enfant se réveille mais, pendant quelques instants, continue à vivre son rêve et peut même raconter ce qui lui a fait peur.
Si sa peur a été grande, il ne veut pas se rendormir et il faut le rassurer jusqu'à ce qu'il retrouve le sommeil. Le matin, il se souvient bien de ce qui lui est arrivé pendant la nuit.
Ces troubles disparaissent spontanément après 12 ans mais il faut intervenir pour normaliser le sommeil de l'enfant.

TRAITEMENT DES TROUBLES DU SOMMEIL

Il faut prescrire le remède ayant une similitude totale avec les symptômes de l'enfant, et lui administrer à la dose de **15CH** au coucher, en le renouvelant 1 fois pendant la nuit en cas de réveil.

Borax

➔ Le fait même de coucher l'enfant dans son lit (symptôme clé : peur du mouvement vers le bas) suffit à l'effrayer et à le faire pleurer.
➔ L'enfant s'endort mais se réveille en sursaut.
➔ L'enfant s'est surexcité pendant la soirée, en jouant ou en se mettant en colère (il tape des pieds par caprice).

Cina

➔ Enfant au sommeil agité, infesté d'oxyures.
➔ Enfant qui dort sur le ventre, crie en dormant, grince des dents, tourne la tête sur l'oreiller dans les deux sens.
➔ Enfant déplaisant, antipathique, toujours en mouvement.
➔ Enfant touche-à-tout, qui jette ce qu'on lui donne puis le veut à nouveau.
➔ Enfant qui déteste être regardé, touché, pris dans les bras.

Kalium bromatum

➜ Enfant inquiet, avec une instabilité psychomotrice particulière (agitation constante des mains caractéristique).
➜ Anxiété, agitation durant le sommeil, somnambulisme.
➜ Grincement de dents, terreurs nocturnes.
➜ L'enfant croit voir des fantômes et se réveille en hurlant.

Kalium phosphoricum

➜ Enfant hypersensible, qui se décourage facilement.
➜ Enfant qui se fatigue tout de suite à l'école, en écoutant, en travaillant.
➜ L'enfant a des cauchemars ; parle en dormant ; rêve constamment de fantômes menaçants, de voleurs, de chute, de feu.
➜ Ses terreurs nocturnes sont souvent en rapport avec l'activité scolaire, avec le surmenage mental.
➜ Le matin, il ne veut pas se lever.

Stramonium

➜ L'enfant ne supporte pas l'obscurité de sa chambre ; la présence d'une faible lueur à côté de son lit le rassure.
➜ L'enfant ne supporte pas de rester seul ; il ne s'endort pas s'il ne donne pas la main à une personne qu'il connaît.
➜ L'enfant s'endort difficilement, même s'il tombe de sommeil.
➜ Pendant qu'il dort, il soulève sa tête de l'oreiller.
➜ Au milieu de la nuit, il se réveille brusquement en proie à une grande terreur ; il ne reconnaît plus personne, hurle de peur et s'agrippe à tous ceux qui l'entourent.
➜ Il se réveille la nuit après avoir fait des rêves bouleversants ou qui provoquent la crainte ou la peur, par exemple des animaux et des chiens en particulier.

Zincum metallicum

➜ Enfant prédisposé aux spasmes et aux contractures musculaires.
➜ Sommeil nocturne agité avec des secousses dans tout le corps.
➜ Réveils nocturnes fréquents, répétés, avec sursauts.
➜ Rêves terrifiants, cauchemars, *pavor nocturnus*, somnambulisme.
➜ Crises récurrentes de somnambulisme avec forte agitation des extrémités inférieures.
➜ Somnolence et bâillements fréquents pendant la journée.

LES TROUBLES DU COMPORTEMENT ET DE LA SOCIABILITÉ

ROUBLES PSYCHORÉACTIFS

L'enfant et l'adolescent, très sensibles à la tension émotive de leur entourage, se laissent influencer par tout ce qui se passe autour d'eux. Leur comportement social peut être bouleversé en quelques semaines si la tranquillité de leur vie familiale est troublée par des disputes continuelles entre les parents ou si de fortes tensions menacent de détruire l'unité de la famille. Dans de tels cas, les éclats de colère, le renfermement sur soi, une attitude agressive ou triste, traduisent souvent une profonde anxiété dont l'adolescent ou l'enfant est peu conscient mais qui conditionne son attitude et toutes ses activités.

TYPOLOGIES CARACTÉRISTIQUES

L'enfant qui connaît des troubles psychoréactifs peut se montrer turbulent, coléreux, têtu, boudeur (avec des **symptômes d'agressivité**) ; timide, inquiet, craintif, jaloux, menteur (avec des **symptômes de peur**).

Ces symptômes concernent l'instinct social.

Les altérations du caractère et de l'affectivité surviennent souvent chez des enfants en bonne santé et intelligents, mais qui n'ont pas été élevés correctement et d'une façon socialement adaptée ; ils sont victimes d'un environnement social dangereux pour leur équilibre.

L'AGRESSIF ET LE TURBULENT, LE BAGARREUR ET LE COLÉREUX

TROUBLES CARACTÉRIELS

Un enfant qui est continuellement contrarié, y compris sans motif, dans l'expression et la manifestation de sa propre volonté, peut réagir en se rebellant s'il est doté d'un caractère fort, et bien décidé à ne pas se soumettre. Il commencera alors à faire tout ce qui déplaît aux adultes qui essaient de l'opprimer par une éducation qui réprime l'individu. Il s'opposera violemment aux contraintes, se montrant mal élevé en famille ; il deviendra bagarreur avec ses camarades et sera le premier à en pâtir. Il deviendra si nerveux qu'il ne pourra plus se concentrer sur ses études, ses jeux et ses autres activités. Il enfreindra systématiquement les règles et les horaires. Il rejettera les conseils de ceux qui l'aiment bien.

APPORT DE L'HOMÉOPATHIE EN PSYCHOPATHOLOGIE

La **pédo-homéo-psychiatrie** se veut une thérapie élective pour prévenir et soigner les troubles caractériels. Nous avons déjà rencontré des traitements homéopathiques utiles contre l'instabilité psychomotrice, mais je vais vous indiquer à présent des remèdes contre les troubles psychoréactifs : l'agressivité et la turbulence ; la colère et l'indignation de ceux qui se croient punis à tort et se sentent délaissés ; la jalousie empreinte de possessivité, de rivalité ou de frustration.

TRAITEMENT DES SYMPTÔMES D'AGRESSIVITÉ

Il faut prescrire à **30CH**, un jour sur deux, le remède ayant une similitude totale avec la physionomie caractérielle de l'enfant ou de l'adolescent dont on souhaite corriger le comportement. On espacera progressivement les prises dès les premières améliorations.

Anacardium orientale

➜ Enfant désagréable avec les personnes qu'il aime et respecte ; il se rend compte qu'il leur fait du mal mais ne peut pas l'éviter.
➜ Agressif, querelleur, après un surmenage nerveux.
➜ Déplaisant ; rit alors qu'il devrait être sérieux.

Aurum metallicum

➜ Enfant ou adolescent doté d'une hypersensibilité sensorielle.
➜ Mais plus sensible encore à la douleur physique et morale ; toute désillusion l'indigne ou le déprime tellement qu'il fait son autocritique et ressent un sentiment de culpabilité.
➜ Il réagit aux aléas de la vie par des explosions de colère et de la misanthropie, signe d'un dégoût de la vie.

Bryonia

➜ Enfant capricieux, contrarié, coléreux, montrant le caractère d'un sujet fragile, peu sûr de lui, triste.
➜ Il se sent abattu, a envie de pleurer, se désespère.
➜ Il se réfugie dans la solitude et refuse de participer à quoi que ce soit.
➜ Il déteste parler, répondre, devoir s'engager.
➜ Il s'oppose violemment aux contraintes et aux ordres.
➜ Il devient bagarreur avec ses camarades, mal élevé en classe.
➜ Il a touché du doigt ce que signifie le trac, la peur ; il ne retrouve son calme que quand il trouve la force de désobéir.

Chamomilla

➜ Enfant capricieux, mécontent, jamais satisfait.
➜ Très sensible aux affronts, il pleure et se met violemment en colère.
➜ Il devient méchant, insupportable, grossier, violent.
➜ Les reproches, les punitions et les corrections ne servent à rien.
➜ L'enfant réagit à une éducation autoritaire en devenant de plus en plus agressif : l'agressivité est sa réponse pour compenser ses contrariétés.

Cina

➜ Enfant ou adolescent turbulent, très agité, ne supportant pas les observations, récalcitrant, désobéissant, canaille, toujours inquiet, coléreux.
➜ Il semble indécis et ne sait pas exactement ce qu'il veut.
➜ Il a l'air revêche et ne supporte pas qu'on le regarde.
➜ Il se tient sur ses gardes quand quelqu'un s'approche de lui.
➜ Il se montre insensible aux démonstrations d'affection.
➜ Il réagit par un grognement aux gestes d'affection de ses parents.
➜ Il ne perd pas sa susceptibilité en grandissant.
➜ Il ne supporte aucune allusion ou plaisanterie le concernant.
➜ Il réagit avec dureté et hostilité face à son entourage.

Hepar sulfur

➜ Enfant ou adolescent coléreux quand il est contredit.

➜ Il se laisse aller à dire des paroles dures et injurieuses.
➜ Il éprouve des penchants déraisonnables pour la violence, la destruction, la pyromanie.
➜ Il est également triste, désolé, surtout le soir.
➜ Il éprouve de l'angoisse, du découragement, voudrait se suicider.
➜ Il est attiré par les armes à feu.
➜ Son hypersensibilité le pousse à refuser un environnement qui ne le gratifie pas et ne le satisfait pas.
➜ Il pourrait glisser vers une névrose schizoïde s'il n'était pas soigné.

Hyosciamus niger

➜ Enfant ou adolescent au caractère net, tranché.
➜ Il réagit avec une hostilité colérique face à son entourage.
➜ Il veut être méchant, bagarreur, cruel.
➜ Il veut se battre et rendre coup pour coup.
➜ Il aime bien marcher à quatre pattes, comme un animal.
➜ Il aime se déshabiller et marcher nu dans une pièce.
➜ Cette régression exhibitionniste est le signe d'un malaise intérieur fait de peurs fondamentales ; c'est une régression animale instinctive pour réagir aux frustrations.

Iodum

➜ Enfant ou adolescent agité, extrêmement turbulent.
➜ En classe, il est pratiquement toujours debout.
➜ Son irritabilité imprévisible, immédiate et inattendue, cache un indice palpable d'inquiétude réprimée, qui peut se transformer en colère néfaste, comme il arrive souvent.
➜ Sa voracité boulimique est un autre signe de réactivité agressive pour se libérer de son fardeau de frustrations.

Lachesis

➜ Enfant ou adolescent bavard, jaloux, rapporteur.
➜ Agressif, avec des jugements rapides et à l'emporte-pièce, il oblige les autres à écouter et à subir ses opinions.
➜ Il fait des discours revendicatifs pour décharger sur les autres la responsabilité de ses handicaps et de ses échecs.
➜ La petite fille est extrêmement susceptible : un mot, un geste sont souvent mal interprétés et sont le prétexte pour de nouvelles colères, des reproches sans fin contre les autres.
➜ La jalousie est un signe net d'agressivité possessive, de colère, d'égoïsme et même d'infidélité.
➜ La délation est un expédient utilisé à son profit.
➜ La jalousie et la délation sont des signes d'agressivité.

Lycopodium

➜ Enfant ou adolescent hypercritique sur tout et sur tout le monde.
➜ Contestataire pédant, moqueur et irritant, il peut devenir, en tant qu'élève, la terreur des enseignants timides. Il sait se montrer ironique, insolent, mais il est intelligent, vif mentalement, scrupuleux et méthodique dans ses études, et il peut même s'irriter contre lui-même s'il n'est pas bien préparé.
➜ Il est très attaché à ses parents qui ne le comprennent toutefois pas, parce qu'ils ne voient de lui que son aspect extérieur, l'enfant pestiféré, le turbulent, le prévaricateur, et ignorent ce qu'il y a au plus profond de lui, son angoisse silencieuse, sa crainte de la nouveauté, son impossible duplicité.

Nux vomica

➜ Enfant agressif, querelleur, avec des éclats coléreux.

➜ Hypersensible, très irritable, il se vexe facilement.
➜ Il garde en lui du ressentiment, de la rancœur, de l'impatience, de la colère, de la ruse.
➜ Il peut devenir méchant avec ses camarades et ses parents s'il décide de s'opposer violemment à leurs contraintes.
➜ Il veut être indépendant et se prendre en charge activement.
➜ Il travaille à l'école avec beaucoup de sérieux, même s'il a du mal à se concentrer dans les calculs arithmétiques.

Petroleum

➜ Enfant ou adolescent irritable et querelleur par nature.
➜ D'une susceptibilité maladive, il se vexe pour un rien.
➜ Il interprète tout comme une vexation dirigée contre lui-même.
➜ Cette attitude peut conduire à l'asociabilité ; devenir psychosomatique sous forme d'anorexie ou de boulimie nocturne ; se traduire par des douleurs diverses qui viennent et disparaissent rapidement.
➜ Généralement, les résultats scolaires se ressentent de la baisse d'attention, d'analyse, de mémorisation et d'organisation des connaissances.

Phosphorus

➜ Enfant extrêmement turbulent, très agité, incapable de rester en place.
➜ Très bavard, il peut être totalement euphorique et gai, mais aussi s'exprimer avec une violence subite et colérique.
➜ Son irritation peut aller jusqu'à des mots délirants.
➜ Il est doté d'une vivacité prodigieuse, ses idées affluent sans interruption, mais d'une façon désordonnée.
➜ Cela ne l'empêche pas de se concentrer sur un sujet.
➜ Il parvient à remarquer tout ce qui se passe autour de lui, même si apparemment il ne semble donner aucune importance à ce qu'il a vu et fixé dans son esprit.

Platina

➜ Enfant agressif, orgueilleux, arrogant, hautain.
➜ Il a toujours tendance à juger les autres avec mépris.
➜ Il n'accepte de rentrer dans un groupe que s'il peut le commander.
➜ Il ne supporte pas d'être contredit ou critiqué.
➜ La petite fille est coquette et veut toujours être la plus belle. Humiliée, elle devient méchante et tyrannise son entourage.

Staphysagria

➜ Enfant capricieuse, irritable, de mauvaise humeur.
➜ Elle souffre d'irritabilité aiguë, rentrée, cachée aux yeux des autres.
➜ Son aigreur éclate rarement en explosions de colère mais elle le regrette et en souffre longtemps, intérieurement.
➜ Enfant caractériel, querelleur et ombrageux, boudeur.
➜ Il préfère s'isoler, rester seul, parler peu.
➜ Il semble apathique, indifférent ou triste.
➜ En réalité, il est hypersensible à ce qui se passe autour de lui, se vexe pour des mots ou des gestes ambigus ou sans malice.
➜ On peut le définir comme un agressif rancunier qui rumine intérieurement.

Sulfur

➜ Enfant égoïste, irritable, impatient, contestataire, querelleur, toujours de mauvaise humeur, bougon
➜ Il exige que ses désirs soient immédiatement satisfaits.

➜ Caractériel nerveux et utopiste, il rêve d'améliorer le monde.
➜ Caractériel nerveux et mythomane, il a une opinion exagérée de lui-même.
➜ Il aime se plaindre avec emphase d'être sous-évalué.
➜ On le considère comme quelqu'un d'indolent, d'incapable, surtout le matin : il se dit fatigué, s'appuie contre le mur ou s'assied.
➜ En soupirant bruyamment, il se fatigue à l'avance de l'effort qu'il doit accomplir.
➜ Désordonné et sale, il néglige son hygiène personnelle.
➜ Sa mère doit l'obliger à se lever, son enseignant se fatigue à secouer sa paresse, sa somnolence, son autosatisfaction.
➜ L'enfant vit toute la journée dans une somnolence béate qui provoque la nuit des insomnies, des cauchemars et des peurs.

Tarentula hispanica

➜ Enfant qui souffre d'instabilité psychomotrice constitutionnelle se traduisant par de l'inquiétude, une agitation anxieuse, de l'instabilité hypercinétique, une envie de changer constamment de place, des tics, des terreurs nocturnes, des cauchemars, du somnambulisme.
➜ Enfant maniaque mais sans l'euphorie des maniaques.
➜ On rencontre souvent en lui l'aspect dramatique des maniaques, le fait de tout faire vite, l'impatience envers les autres, considérés comme trop lents ; l'irritabilité colérique ; l'attitude caractérielle agressive et contrariante.
➜ Il n'y a que la musique qui parvienne à le calmer, toujours. (On raconte qu'au Moyen Âge, la piqûre de la tarentule entraînait des désordres hystériques spectaculaires, reproduits ensuite par les musiciens dans le rythme de la tarentelle).

LE TIMIDE ET L'HÉSITANT, LE PEUREUX ET LE TACITURNE

UNE SOCIÉTÉ COMPÉTITIVE

Les troubles caractériels des enfants timides et peu sûrs d'eux, peureux et taciturnes, poussent plus rarement les parents à consulter que dans le cas d'enfants turbulents et agressifs. **Trop rarement !** Dans les structures sociales compétitives comme les nôtres, fondées sur l'efficacité (où le succès apparent et les valeurs quantitatives comptent beaucoup plus que les valeurs qualitatives), celui qui se comporte avec timidité et ne s'affirme pas, ne participe pas à la compétition, est « oublié », exclus.

TROUBLES CARACTÉRIELS

Les enfants **timides** apparaissent comme des enfants **craintifs**, mais l'analyse des contenus de leurs peurs démontre **qu'ils n'ont peur que d'eux-mêmes**, même quand la peur concerne des objets extérieurs (peur des gens, des examens, de se montrer en public). Le sentiment de leur faiblesse, de leurs insuffisances, prend le dessus sur la connaissance rationnelle et concrète des qualités et des mérites qu'ils possèdent effectivement.
Il y a des timides **fragiles** : ce sont ceux qui ont besoin de se sentir protégés et rassurés. Il y a des timides **anxieux** : ils descendent dans l'échelle sociale. Il y a des timides **inadaptés** : la timidité devient un signe de maladie. Il y a aussi les taciturnes **laconiques** : ce signe n'est pas pathologique. Il y a encore les taciturnes **par protestation** : indignés, revendicatifs sur leurs droits. Il y a enfin les taciturnes **déprimés** : ce sont des malades dont le comportement échappe à la volonté, à l'autocontrôle. Ils doivent être soignés constamment et pendant longtemps.

TRAITEMENT DES SYMPTÔMES DE PEUR

Il faut prescrire à **30CH**, un jour sur deux, le remède en similitude totale avec la physionomie caractérielle de l'enfant ou de l'adolescent dont on souhaite corriger le comportement. On espacera progressivement les prises dès les premières améliorations.

Argentum nitricum

➜ Enfant timide inadapté, sous pression.
➜ Mentalement fragile, excitable émotionnellement.
➜ Son imagination est dominée par la peur, les phobies, les idées fixes, l'anxiété d'anticipation.
➜ Une mauvaise nouvelle le fait se précipiter aux toilettes.

Arsenicum album

➜ Enfant timide anxieux, taciturne réservé.
➜ Il éprouve un sentiment de culpabilité qu'il ne sait pas s'expliquer.
➜ Il se sent persécuté, souffre de crises de panique.
➜ Il est anormalement (étant donné son âge) obsédé par la mort.
➜ Il est anxieux, agité, dominé par un sentiment d'insécurité, par des crises obsessionnelles d'anxiété périodique.
➜ Sa méticulosité dans les situations difficiles est pour lui le moyen de gérer sa peur anxieuse et son angoisse.

Baryta carbonica

➜ Enfant timide anxieux ou inadapté.
➜ Montrant de l'aversion pour les inconnus ; il se cache derrière les meubles quand des étrangers se présentent.
➜ Il cache ses émotions comme s'il était effrayé, comme s'il avait honte de quelque chose.
➜ Il montre la méfiance la plus absolue de quelqu'un qui a peur.
➜ Avec appréhension, il se construit en permanence des ennuis imaginaires, des malheurs à venir.

Bromium

➜ Enfant timide inadapté, taciturne déprimé.
➜ Sa réaction face à des événements désagréables ne s'exprime pas par des larmes mais par de la mélancolie.
➜ Son humeur est triste et sombre, mais s'améliore avec le mouvement.
➜ Il a des hallucinations particulières dans l'obscurité.
➜ Le caractère héréditaire peut jouer un certain rôle : on retrouve ce comportement chez un des parents ou chez un oncle.
➜ Les malheurs, les désillusions, favorisent ces attitudes.

Calcarea carbonica

➜ Enfant timide anxieux, taciturne réservé.
➜ Ses troubles psychoréactifs se traduisent par la peur qui s'exprime dans plusieurs craintes anxieuses.
➜ Ses craintes s'accentuent la nuit dans l'obscurité.
➜ Son impulsion immédiate est de fuir.
➜ Enfant pusillanime, il se retranche dans l'indifférence envers ses devoirs et dans le refus de certaines personnes.
➜ Mécontent, mentalement brouillon, irritable, têtu, il voit surtout le côté négatif des choses et des gens.

Calcarea fluorica

➜ Enfant timide inadapté.
➜ Structurellement asymétrique, au caractère instable.
➜ Son comportement est fluctuant, imprévisible.

➜ Il a tendance à esquiver les interdits, il aime les paradoxes.
➜ Quand il est choqué, une indécision anarchique prédomine en lui.
➜ À l'école, il est distrait, indiscipliné, fanfaron.
➜ Intérieurement, il est dominé par une peur irraisonnée, un monceau de craintes immotivées et par la difficulté à sortir de son propre enlisement autiste.

Calcarea phosphorica

➜ Enfant timide inadapté, taciturne par protestation.
➜ Mécontent de soi, aussitôt déprimé après une contrariété, un affront, une vexation.
➜ Il ne veut pas parler, se retranche dans un silence protestataire après une colère, des soucis, des reproches.
➜ Il ne supporte pas les programmes et les conseils contraignants.
➜ Il ne veut pas être contrarié ni déçu moralement.
➜ Son hypersensibilité le prédispose à des troubles affectifs : des épisodes maniaques ou de forte dépression, des troubles thymiques ou une névrose dépressive.

Cannabis indica

➜ Enfant timide fragile, bavard dépressif.
➜ Incapable de rassembler ses pensées à cause de la multitude d'idées qui se présentent à son esprit.
➜ Amnésique, il ne parvient pas à terminer la phrase qu'il a commencée.
➜ Dépressif-anxieux, il a peur de devenir fou et change souvent d'humeur.
➜ Euphorique-mégalomane, il se sent omnipotent.
➜ Son syndrome hallucinatoire est important : auditif, visuel, exaltant ou effrayant ; chaque chose prend pour lui un aspect étrange, un visage diabolique.

Causticum

➜ Enfant timide anxieux, taciturne réservé.
➜ Il s'agrippe aux jupes maternelles pour se rassurer.
➜ Son appréhension apparaît en plusieurs circonstances, quand il doit aller chez le médecin ou quand arrive la nuit. Sa mère et le médecin le rassurent inutilement.
➜ Il ne veut pas rester seul dans l'obscurité de la nuit.
➜ Son manque de confiance en soi est très marqué.
➜ Son humeur mélancolique et triste lui fait voir tout en noir.
➜ Son humeur mélancolique-larmoyante est prépondérante, mais peut alterner avec de l'irritabilité, de l'anxiété, de l'hystérie.
➜ Il montre une compassion intense pour les douleurs des autres.

China

➜ Enfant timide inadapté, taciturne déprimé.
➜ Obsédé par l'idée d'être malheureux.
➜ Apathique, indifférent, découragé, irrésolu.
➜ Inadapté au travail mental, n'ayant aucune confiance en lui, se considérant comme un lâche.
➜ Désobéissant, méprisant, obstiné, têtu.
➜ Il ne veut parler que des faits désagréables du passé.
➜ Il a de la rancune, critique les autres et leur fait des reproches.
➜ Il parle de façon équivoque, avec des phrases incorrectes ou en intervertissant les mots ; il intervertit certaines lettres quand il écrit.
➜ Il souffre d'hallucinations, voit des gens, a des visions en fermant les yeux et croit être persécuté.

Fluoricum acidum

➜ Enfant taciturne déprimé ou inadapté.

➜ Versatile, asocial, incapable de rester longtemps appliqué à un travail sérieux, il ne pense qu'à se distraire.
➜ Il passe de l'euphorie à l'angoisse et reste isolé dans un coin pendant toute la journée, réticent, en silence.
➜ Il ne supporte pas la discipline familiale, s'échappe de la maison pour vivre l'aventure, sans inhibition ni pudeur.
➜ Présence de remarques et d'attitudes maniaques.

Gelsemium sempervirens

➜ Enfant timide anxieux, taciturne réservé.
➜ C'est un anxieux-immobile, paralysé par la peur.
➜ Il manque complètement de confiance en soi.
➜ Quand il est interrogé à l'école, il parle sans voix, sa mémoire se bloque, il a des crises de diarrhée ; une fois sorti de la salle de classe, sa mémoire revient.
➜ Il tombe malade après de mauvaises nouvelles ou une émotion inattendue.
➜ Il demande qu'on le laisse seul, veut rester tranquille.
➜ La présence de quelqu'un le trouble, même si cette personne est silencieuse. Phobie envers tout ce qu'il ne connaît pas, choses ou personnes.

Graphites

➜ Enfant timide anxieux, taciturne réservé.
➜ Hypersensible, trop impressionnable, irascible.
➜ Il sursaute pour un rien, pleure pour un rien ; même un événement banal le trouble, le fait souffrir jusqu'au désespoir.
➜ Triste, mélancolique, désespéré, il a besoin de pleurer ; ce besoin est accentué par la musique, qui le fait dépérir.
➜ Sa timidité excessive le prive de toute sécurité.
➜ Il hésite, même en classe, quand il doit répondre.

Ignatia

➜ Enfant timide anxieux, taciturne déprimé.
➜ Son anxiété est souvent sans cause, apparente ou consciente ; c'est un malaise qui le prend à la gorge.
➜ Son malaise est assez semblable à une anxiété d'anticipation, à une anxiété due à une peur imminente ou à une forte peine, ou encore à une colère, de la jalousie, une indignation réprimée.
➜ Il y a souvent une disproportion entre la cause et l'effet, entre le motif réel et ses réactions, qui sont excessives.
➜ La plupart du temps, sa réaction est temporaire, exceptionnelle.
➜ Sa dépression se conclut par des pleurs involontaires, son humeur et son attitude changent rapidement selon le bouleversement typique d'un tempérament nerveux.

Kalium bromatum

➜ Enfant timide anxieux ou inadapté.
➜ Premier symptôme clé : l'angoisse somatisée, avec agitation des mains et des pieds, mouvements spastiques, gestes de torsion, visage anxieux.
➜ Deuxième symptôme clé : les troubles du sommeil, avec terreurs nocturnes, cauchemars, somnambulisme.
➜ Chez l'adolescent, qui est vulnérable d'un point de vue affectif, les états d'angoisse accompagnent un syndrome psychique qui peut aller de la simple dépression irritable à l'asthénie intellectuelle importante et à la catatonie.

Kalium phosphoricum

➜ Enfant timide fragile, taciturne déprimé.
➜ Prédisposé à la tristesse, il « voit tout en noir ».

➜ De sombres pressentiments le découragent profondément.
➜ Il tombe dans un état de dépression nerveuse considérable.
➜ Il est dominé par un fort complexe d'infériorité, associé à un certain retard intellectuel.
➜ Bougon, pleurnicheur, maladivement craintif, il est toutefois très sensible aux émotions joyeuses, qui « rechargent » ses batteries énergétiques.
➜ Ce sont les prémisses d'attitudes paranoïaques : méfiance, hypervigilance, attitude mystérieuse, refus d'accepter sa culpabilité même quand elle est fondée.

Kalium sulfuricum

➜ Enfant timide fragile, taciturne réservé.
➜ Indécis, ergoteur, volubile, indolent.
➜ Timidité avec tendance à pleurer.
➜ Fort complexe d'infériorité.
➜ En classe, il est paresseux, l'effort mental le fatigue, il n'aime pas s'appliquer, se consacrer à ce qu'il a à faire, entrer en compétition.
➜ Son aversion pour la société et les gens le fait devenir obstinément apathique.

Mercurius solubilis

➜ Enfant timide anxieux, taciturne déprimé.
➜ Lent, paresseux, amnésique, spirituellement vide.
➜ Symptôme clé : l'instabilité avec la crainte de devenir fou.
➜ Il est peureux, agité, dégoûté de la vie.
➜ Son moral est au plus bas, il devient indifférent à tout, n'a aucune envie d'étudier ou de travailler.
➜ Il est incapable de répondre aux questions, y compris à cause de l'instabilité des idées qui lui échappent.

Natrum carbonicum

➜ Enfant timide anxieux, taciturne réservé ou déprimé.
➜ Le moindre effort mental cause un malaise, l'empêche de penser, de s'appliquer à son travail scolaire.
➜ Il a du mal à concevoir et à combiner des idées. Il ne parvient pas à terminer ses phrases, à achever un calcul.
➜ Des pensées tristes et mélancoliques le dépriment ; aggravation avec la musique et la chaleur.
➜ Il s'éloigne de ses amis, des gens, de la société.

Natrum muriaticum

➜ Enfant timide fragile, taciturne réservé ou déprimé.
➜ Triste, larmoyant, hypocondriaque, irrité, contrarié, il recherche la solitude pour évacuer ses douleurs.
➜ Tous ses troubles sont d'origine émotionnelle et concernent principalement la sphère spirituelle, les peines, le manque d'affection, les mortifications subies, les deuils.
➜ Il se souvient surtout des choses et des faits les plus désagréables.
➜ Il manque de logique, ses pensées et ses actions s'opposent.
➜ Sa tristesse est profonde, généralement silencieuse. Il ressent une véritable aversion pour la compagnie.
➜ Faible et maladroit, il laisse tomber les objets.
➜ Moralement déprimé, triste, physiquement affaibli, il maigrit bien qu'il conserve un bon appétit.
➜ Il résiste à la psychothérapie !

Natrum sulfuricum

➜ Enfant timide anxieux, taciturne réservé.
➜ Il peut rester longtemps avec quelqu'un sans parler.

➡ Ses réponses sont toujours laconiques.
➡ Il n'aime pas parler de lui, se vanter, s'exhiber.
➡ C'est un asthénique prononcé pour qui tout est pénible, qui doit prendre sur lui pour se décider à agir.
➡ Il accumule les idées pessimistes ; sa dépression augmente par temps humide, en automne et au printemps.

Plumbum metallicum

➡ Enfant timide inadapté, taciturne déprimé.
➡ Phobie pour tout ce qu'il ne connaît pas, choses ou personnes.
➡ Refus de la compagnie : il s'efface dès qu'il entre dans une pièce où il y a des gens.
➡ Méfiant, soupçonneux, anxieux, il se nourrit de peurs étranges qui le conduisent à mentir, à simuler, à des astuces inadaptées dans le seul but de désorienter son entourage.
➡ Sa mémoire est faible, il ne trouve jamais le mot exact.

Pulsatilla

➡ Enfant timide fragile, taciturne réservé.
➡ Il reste silencieux, à l'écart, sans répondre aux questions qu'on lui pose.
➡ Si on le stimule, il répond par gestes, par un « oui » ou par un « non ».
➡ S'il sort de la maison, il se fait accompagner pour chasser ses craintes.
➡ Quand le réconfort lui fait défaut, il n'a plus la force ni le courage de se déplacer et de se plaindre.
➡ Il éprouve un sentiment de solitude totale dans sa maison ; le monde lui semble inhabité.
➡ La fillette est douce et affable, mais s'enferme dans le silence pour pleurnicher toute seule quand elle se sent triste.

Rhus toxicodendron

➡ Enfant timide anxieux ou inadapté, taciturne.
➡ Son anxiété ne lui permet pas de rester enfermé chez lui, il éprouve le besoin de marcher à l'air libre.
➡ Il ne réussit pas à se concentrer, à réfléchir longtemps.
➡ Il oublie des lettres, des mots, en écrivant.
➡ En parlant, il s'embrouille souvent dans ses idées.

Sepia

➡ Enfant timide anxieux, taciturne déprimé.
➡ Il a tendance à être déprimé, mélancolique, indolent, peu enclin au travail et même au jeu.
➡ Son attitude se caractérise par de l'indifférence et de l'apathie.
➡ Il semble que tout lui soit indifférent, sans intérêt. Il répond à peine aux questions qu'on lui pose.
➡ Il est abattu s'il reste seul, mais déteste celui qui fait mine de s'occuper de lui.
➡ Le refus de toute aide et de toute consolation augmente son sentiment de culpabilité, associé à l'irritabilité, la fatigue, la tristesse, la langueur.
➡ Il se sent triste et misérable, sans joie de vivre.

Silicea

➡ Enfant timide et peu sûr de lui, pusillanime et déprimé.
➡ Il a peur de ne pas être à la hauteur de son devoir.
➡ Intelligent, il a besoin d'être encouragé et surtout estimé sur le plan physique et moral.
➡ Quand il parle ou écrit, il s'interrompt souvent.

- Sa mémoire ne l'aide pas, il se sent le cerveau vide.
- Tout cela le plonge dans la désolation.

Sulfuricum acidum

- Enfant taciturne, réservé.
- Il évite la conversation, ne répond pas aux questions, non par entêtement mais par incapacité.
- Agité et impatient, il est contrarié pour un rien, s'épuise nerveusement pour des banalités.
- Il fait tout vite, en se précipitant.
- Il souffre souvent d'insomnie, de cauchemars nocturnes, de contraction des doigts pendant son sommeil.

Thuja

- Enfant timide anxieux, taciturne réservé.
- Ses troubles de caractère et de comportement sont définis par trois points : instabilité caractérielle ; réactions impulsives ; troubles de la sociabilité.
- Ces troubles sont fréquents et peuvent s'associer ou non à des difficultés familiales, y compris socio-économiques.
- Son humeur est instable, éloignée des réalités.
- Il fait rarement preuve d'initiatives personnelles.
- Des séquelles neurologiques infantiles favorisent l'éclosion de la délinquance des mineurs, comme l'ont montré des recherches systématiques.

Tubercolinum residuum

- Enfant timide inadapté, atteint de psychopathie anxieuse.
- Enfant taciturne déprimé, par tempérament.
- Nerveux, irritable au réveil, mécontent de tout.
- Ayant envie de changer de place et de déplacer les objets.
- Caractère changeant, cyclothymique, lunatique.
- Aversion immotivée pour certaines personnes déterminées.
- Enfant abattu, facilement découragé, pleurnicheur.
- Asthénie mentale, angoisse, isolement affectif.
- Possibilité de crises schizoïdes ou schizophréniques.

Zincum metallicum

- Enfant timide anxieux, taciturne par opposition.
- Il n'aime pas parler, par principe.
- Son application constante dans les études l'épuise.
- Sa mémoire est faible, ce qui l'oblige à faire répéter les questions à son interlocuteur avant de pouvoir y répondre.
- Il fait passer sa frustration en agitant les jambes et les pieds.

troisième partie

de la jeunesse à la vieillesse : la santé à l'âge adulte

LE TRAITEMENT HOMÉOPATHIQUE DE L'ADULTE

Laissons derrière nous la réactivité vive de l'enfant et de l'adolescent pour nous intéresser aux problèmes de l'âge adulte, qui méritent d'être connus de la façon la plus objective et mesurée qui soit, par ceux qui sont directement concernés.
L'âge adulte porte en lui le germe de la maladie chronique. Grâce à la thérapie antibiotique et chimiothérapique, nous avons éliminé les maladies aiguës de l'enfance et de l'adolescence. Cette thérapie nous a cependant laissé une hérédité iatrogène et une prédisposition à la chronicité, qu'il faut donc assainir.
Ceux qui ont pu bénéficier de l'homéopathie ont heureusement réussi à éliminer les reliquats toxiques des micro-organismes agresseurs comme des médicaments conventionnels de synthèse chimique ; l'homéopathie y a contribué en stérilisant les tissus, mais elle a affaibli la capacité énergétique d'autoguérison que chaque créature vivante possède à la naissance.
L'homéopathie, constamment utilisée par les parents pour leurs enfants, permet de régénérer autant que possible l'organisme, d'une façon biologiquement adaptée, afin de le mettre dans les conditions idéales pour affronter les risques pathogènes de l'âge adulte, dans un environnement socio-économique défavorable.
J'ai donc préféré dresser la liste de nombreux remèdes dans la première et la deuxième partie de ce livre avant de jeter les bases de l'homéopathie générale chez l'adulte et la personne âgée.
Je ne reviendrai pas sur ce qui a été dit, car les symptômes et les maladies que nous avons abordés dans la deuxième partie, consacrée à l'enfant et à l'adolescent (maladies respiratoires, allergiques, intestinales mais également du comportement et du caractère) **se retrouvent chez l'adulte** sans que les causes soient différentes. Je vous renvoie donc à cette partie.
Vous trouverez dans les pages qui suivent des **fiches d'autothérapie pratique** pour les maladies de l'adulte, concernant la médecine générale ou spécialisée : maladies cardiaques, vasculaires, hépato-biliaires, réno-vésicales, ostéo-articulaires, cutanées, et maladies associées. Des fiches de gynécologie, d'obstétrique et d'andrologie y figurent également.

LES MALADIES RESPIRATOIRES

BRONCHITE CHRONIQUE

Il faut commencer au plus tôt avec :

Ammonium carbonicum 4CH, 4 granules 3 fois par jour, en présence des symptômes suivants :
➜ Toux avec catarrhe muqueux, le plus souvent muco-purulent.
➜ Dyspnée avec toux et râles muqueux ou muco-purulents.
➜ Râles dus à l'accumulation de mucus difficile à expectorer.
Le **médecin** doit avoir rencontré :
➜ Des sons âpres avec des ronchus et des râles dans la région pulmonaire.
On peut introduire, éventuellement :
Pyrogenum 4CH, l'« antibiotique homéopathique », pour éviter les complications infectieuses (4 granules 2 fois par jour).
Tabacum 30CH, pour réduire la consommation de cigarettes, 1 dose par semaine, sans prendre d'autres remèdes ce jour-là.

BRONCHECTASIE

Après une visite médicale et une radio des bronches, on peut commencer par :

Antimonium tartaricum 4CH, 4 granules 4 fois par jour, en présence des symptômes suivants :
➜ Toux avec expectoration purulente, abondante le matin.
➜ Toux grasse, avec râles audibles à distance.
Le **médecin** doit avoir rencontré :
➜ Des râles de consonance bulleuse localisés dans une région du thorax.
À alterner éventuellement avec :
Kalium jodatum 4CH, 4 granules 4 fois par jour :
➜ Expectoration muco-purulente verdâtre.
➜ Aggravation générale la nuit et avec l'humidité.

CORYZA CHRONIQUE

Pour éviter la dégénérescence précancéreuse :

Arsenicum jodatum 4CH, 4 granules 4 fois par jour :
➜ Écoulement nasal jaunâtre muco-purulent, épais, irritant.
➜ Inflammation rapide et progressive des muqueuses.
S'il n'y a pas d'autres symptômes spécifiques, il faut prendre, en alternance avec *Arsenicum* :
Hydrastis canadensis 4CH, 4 granules 4 fois par jour :
➜ Sécrétions jaunâtres, épaisses, visqueuses, non irritantes.
➜ Expectoration bronchitique chronique du fumeur invétéré.
➜ Nécessité de drainer les muqueuses et les voies biliaires.
Il faut prendre, 1 fois par semaine, comme remède unique ce jour-là :
Phosphorus 30CH, 1 dose de globules :
➜ Coryza avec mal de gorge, coryza unilatéral.
➜ Écoulement nasal de couleur verte, strié de sang.
➜ Toux chaque matin, dès le lever ; toux le soir.

EMPHYSÈME PULMONAIRE DIFFUS

Après un contrôle médical et radiologique, il faut commencer par :

Arsenicum album 4CH, 4 granules 3 fois par jour, en présence des symptômes suivants :
➜ Impossibilité de respirer profondément ; thorax élargi.
➜ Sécrétions et excrétions fétides ; aggravation à 1 heure du matin.
Le **médecin** doit avoir rencontré :
➜ Légers bruits à l'auscultation et tympanisme dans toute la région pulmonaire.
➜ Rayons X : agrandissement des champs pulmonaires, hypertransparents.
À alterner éventuellement avec :
Aralia racemosa 4CH, 4 granules 3 fois par jour :
➜ Rhinite avec écoulement aqueux irritant à chaque courant d'air.
➜ Dyspnée sibilante avec sensation d'étouffement.
➜ Crises asthmatiques avec toux qui se calment en expectorant.

GRIPPE

Il faut commencer les soins par :

Aconitum 4CH, 4 granules toutes les heures jusqu'à l'apparition de la transpiration :
➜ Fièvre élevée, sèche, brûlante, avec frissons ; grande soif.
➜ Douleurs laryngées, pharyngées, rétrosternales, toux irritante.
➜ Tachycardie, hyperesthésie, agitation, insomnie.
Quand la transpiration apparaît, il faut remplacer *Aconitum* par :
Belladonna 4CH, 4 granules toutes les 4 heures :
➜ Fièvre élevée, céphalée, gorge rouge, douleurs aux amygdales.
➜ Photophobie, larmoiement, épistaxis, douleurs auriculaires.
➜ Râles de consonance bulleuse localisés dans une région du thorax.
Quand la fièvre baisse, il faut remplacer *Belladonna* par :
China 9CH, 4 granules 2 fois par jour :
➜ Asthénie physique, pâleur, hypotension.
Ou bien, en complément :
Kalium phosphoricum 9CH, 4 granules 2 fois par jour :
➜ Asthénie neuropsychique, paresse mentale.

TENDANCE À LA SCLÉROSE PULMONAIRE ET AUX MALADIES RESPIRATOIRES CHRONIQUES

Pour s'opposer à la prédisposition à la maladie chronique :

Calcarea fluorica 4CH, 4 granules 4 fois par jour :
➜ Dilatation bronchitique, infections chroniques respiratoires.
➜ Difficulté respiratoire, toux due à un picotement laryngé.
En l'espaçant, on peut lui associer :
Causticum 4CH, 4 granules 4 fois par jour :
➜ Persistance de mucosités dans la gorge, comme de fausses membranes.
➜ Douleurs trachéales fulgurantes de haut en bas, en toussant.
➜ Toux caverneuse provoquée par des mucosités qui ne se détachent pas.
Il faut associer, 1 fois par semaine et comme remède unique :
Hepar sulfur 30CH, 1 dose de globules :
➜ Catarrhe chronique, purulent, expectoration difficile.

LES MALADIES GASTRO-ENTÉRIQUES

CÉPHALÉE ET MIGRAINE DIGESTIVE

Nux vomica 4CH, 4 granules 3 fois par jour, en présence des symptômes suivants :
➜ Céphalée matinale au lit, frontale, avec bouffées de chaleur.
➜ Halitose acide, avec pyrosis, surtout le matin.
➜ Dilatation gastrique après les repas, sensation de satiété, brûlures.
Il faut associer, 1 fois par semaine :
Lycopodium 30CH, 1 dose de globules :
➜ Céphalée de 16 à 20 heures ; céphalée frontale, temporale.
➜ Douleurs gastriques après les repas, oppressantes, surchargées.
➜ Douleurs hépatiques qui irradient dans le dos.

CIRRHOSE HÉPATIQUE CHEZ L'ALCOOLIQUE

Après un contrôle médical et une biopsie du foie, il faut commencer par :

Phosphorus 15CH, 4 granules un jour sur deux :
➜ Dyspepsie, mal au ventre, asthénie.
➜ Hépatomégalie, splénomégalie, œdèmes sur les membres inférieurs.
➜ Anxiété hypocondriaque, anxiété due à la solitude.
➜ Indifférence envers l'entourage, effort intellectuel difficile.
Et, en alternance avec *Phosphorus* :
Lachesis 15CH, 4 granules un jour sur deux :
➜ Rougeur du nez et conjonctive subictérique.
➜ Phases d'excitation loquace suivies de phases dépressives.
➜ Hypertension portale avec foie gros, douloureux.
➜ Hémorroïdes bleutées, procidences hémorroïdaires, très sensibles.

COLITES SEGMENTÉES

Le contrôle médical est nécessaire !
Elles sont localisées dans le cæcum, l'anse sigmoïde et l'ampoule rectale.

Natrum sulfuricum 4CH, 4 granules 3 fois par jour :
➜ Au cæcum, avec acmé de la douleur 7-8 heures après le repas.
➜ Dyspepsie acide, flatulente, diarrhée aiguë et chronique.
➜ Alternance de constipation et de diarrhée ; selles de gros calibre.
➜ Amélioration après une évacuation molle.
Ou bien, dans la symptomatologie suivante :
Raphanus sativus niger 4CH, 4 granules 3 fois par jour :
➜ Localisation sur l'anse sygmoïde et l'ampoule rectale.
➜ Météorisme abdominal avec troubles dus à des gaz renfermés.
➜ Diarrhée avec expulsion violente de selles.
➜ Douleurs intestinales aggravées par le mouvement.
Il faut toujours associer, 1 fois par semaine :
Paratyphoidinum B 15CH, 1 dose de globules :
➜ Pour réguler le transit intestinal.

COLITES SPASMODIQUES

Antimonium crudum 15CH, 5 granules toutes les heures :
➜Langue recouverte d'une couche épaisse et blanche comme le lait.
➜Vomissement après un repas trop copieux.
➜Selles d'abord semi-dures puis semi-liquides.
➜Pour le gros mangeur, grognon ou sentimental.
Ou bien, dans la symptomatologie suivante :
Graphites 15CH, 5 granules toutes les heures :
➜Cadre colique douloureux, constipation chronique, atonique.
➜Grosses selles sèches, ou bien couvertes de filaments muqueux.
➜Sensation de froid, troubles hormonaux, métabolisme lent.
➜Sensation de froid, coexistence de troubles dermatologiques.

COLITES MUCO-MEMBRANEUSES ET PSEUDO-MUCO-MEMBRANEUSES

Colite muco-membraneuse :

Graphites 9CH, 4 granules 3 fois par jour :
➜Constipation habituelle, sans envie, due à une inactivité rectale.
➜Crises douloureuses (1-2 jours), vomissement, pâleur, bradycardie.
➜Ensuite : grosses selles muqueuses couvertes de fausses membranes.
➜Humidité anale visqueuse, prurigineuse.

Colite pseudo-muco-membraneuse :

Mercurius solubilis 9CH, 4 granules 3 fois par jour :
➜Selles diarrhéiques, âcres, corrosives, excoriantes, brûlantes.
➜Fièvre, vomissement, tachycardie, hypotension, oligurie.
➜Distension abdominale, ténesme, selles muco-sanguinolentes.

CÔLON IRRITABLE

Ce désordre de la fonction colique, sans base organique, soutenu par des situations émotionnelles, doit être combattu par :

Colocynthis 4CH, 4 granules 3 fois par jour :
➜Douleurs abdominales de type crampes, piquantes comme des pierres pointues.
➜Douleurs coliques avec beaucoup de gaz qui s'aggravent en cas de colère.
En l'espaçant, on peut lui associer :
Graphites 4CH, 4 granules 3 fois par jour :
➜Extrême flatulence de l'abdomen entièrement relâché.
➜Expulsion abondante de gaz fétide précédée de coliques.
➜Constipation atonique, avec ampoule rectale vide.
Il faut associer, 1 fois par semaine :
Gelsemium sempervirens 30CH, 1 dose de globules :
➜Anxiété d'anticipation, tremblement intérieur, diarrhée due à la peur.
➜Diarrhée à l'idée d'affronter quelque chose de contraignant.

DIARRHÉE AIGUË

Diarrhées fonctionnelles simples :

Podophyllum peltatum 15CH, après chaque crise diarrhéique :
➜Diarrhée aqueuse ou muqueuse, abondante, précédée de douleurs et de borborygmes abdominaux, le matin
➜Selles jaunâtres, expulsées par giclées, fétides.
➜Ensuite : extrême faiblesse, avec ténesme, sensation de vide.

➜ Amélioration en se couchant sur le ventre et avec la chaleur.
À associer, éventuellement en espaçant, à :
Colocynthis 7CH, 4 granules 2 fois par jour :
➜ Diarrhée accompagnée de fortes crampes.
➜ Amélioration en se pliant en deux, avec la pression.

DIARRHÉE DES RECTO-COLITES ULCÉREUSES

Un contrôle médical est nécessaire !
Diarrhée avec lésions ulcéreuses micro-hémorragiques :

Argentum nitricum 15CH, 4 granules 1 fois par jour :
➜ Diarrhée verte ou séreuse-sanguinolente avec fièvre modérée.
➜ Avec asthénie, perte de poids, ténesme, douleurs abdominales.
À associer, en cas d'anémie, de déshydratation, à :
China 5CH, 4 granules 4 fois par jour :
➜ États chroniques avec perte de liquides vitaux.
➜ Diarrhée indolore, mais qui affaiblit, anorexie.
➜ Flatulence excessive de l'estomac et de l'intestin.
➜ Fermentation, borborygmes avec émission de gaz.
➜ Pas d'amélioration en éliminant des gaz.
Il faut associer, dans les états hémorragiques, en alternance avec *China* :
Cinnamonium 5CH, 4 granules 4 fois par jour :
➜ Asthénie générale.
➜ Hémorragie intestinale de sang rouge brillant qui s'aggrave avec le mouvement.
➜ Dyspepsie acide, aérophagie, flatulence, diarrhée.

DIARRHÉE ÉMOTIVE

Argentum nitricum 15CH, 4 granules 2 fois par jour :
➜ Diarrhée émotive avec flatulences.
➜ Gaz sonores, selles vertes comme des épinards.
➜ Chez une personne nerveuse, maigre, agitée, fébrile, qui souffre d'anxiété d'anticipation.
Ou, dans la symptomatologie suivante :
Gelsemium 15CH, 4 granules 2 fois par jour :
➜ Diarrhée avant d'agir ou après une frayeur.
➜ Après de mauvaises nouvelles, une frayeur, de la peine, de la colère.
➜ Après des émotions soudaines, brusques, très désagréables.
➜ Chez un sujet lâche, qui veut rester seul, tranquille.

HÉMORROÏDES, CRISES AIGUËS

Un contrôle médical est nécessaire !
Dues à une hypertension portale, une fragilité veineuse et digestive :

Lachesis 4CH, 4 granules toutes les heures jusqu'à la disparition de la douleur :
➜ Douleur palpitante en cas d'hémorroïdes externes, violacées.
➜ Hémorroïdes hyperesthésiques au toucher, avec atténuation en cas de saignement.
➜ Hémorroïdes pendant les règles, palpitantes.
Ou bien, dans la symptomatologie suivante et jusqu'à la disparition du trouble :
Acidum muriaticum 4CH, 4 granules toutes les heures :
➜ Hémorroïdes bleuâtres, gonflées, suintantes, anus enflammé.
➜ Douleurs au moindre contact, atténuées par la chaleur locale.

➜ Spécialement chez la femme et les sujets jeunes.
Il faut associer, 1 fois par semaine :
Nux vomica 30CH, 1 dose de globules :
➜ Constipation chronique, abus de laxatifs, aliments, stimulants.
➜ Hémorroïdes piquantes, prurigineuses, associées à des élancements lombaires.
➜ Hémorroïdes chez des sujets dyspeptiques, minces, maigres.

HÉMORROÏDES CHRONIQUES

Symptômes : lourdeur pelvienne, sécrétions séreuses, hémorragies sporadiques, proctite catarrhale associée aux hémorroïdes :

Collinsonia 4CH, 4 granules 3 fois par jour :
➜ Procidences hémorroïdaires, très douloureuses, de la grossesse.
➜ Dues à une interruption des règles, associées à la constipation.
➜ Constipation avec grosses selles, difficiles à expulser.
À associer à un remède « de fond » similaire au malade, comme :
Nux vomica 30CH, 1 dose de globules 1 fois par semaine :
➜ Homme sédentaire, énergique, coléreux, actif, autoritaire.
➜ Hémorroïdes chroniques, congestionnées, grosses, sanguinolentes.
➜ Hémorroïdes des alcooliques ; constipation.
Ou bien à un remède « de fond » semblable au malade, comme :
Sepia 30CH, 1 dose de globules 1 fois par semaine :
➜ Femme sédentaire, asthénique, nerveuse-bilieuse, déprimée.
➜ Sujette à la constipation : avec la sensation d'avoir un corps étranger dans le rectum.

➜ Épistaxis après une céphalée, en même temps que les hémorroïdes.

HÉPATITE VIRALE

En accompagnement de la thérapie conventionnelle, jusqu'à 15 jours après le retour à la normale des transaminases :

Phosphorus 15CH, 5 granules chaque matin.
Début : fébricule, malaise, arthralgie, anorexie.
➜ Nausée, vomissement, douleur abdominale, diarrhée.
Ensuite : ictère, asthénie intense, hépato-splénomégalie modérée.
➜ Prurit ; possible grossissement des ganglions lymphatiques cervicaux.
➜ Lymphopénie ou lymphocytose ; VSG (vitesse de sédimentation globulaire) variable ; bilirubinémie.
➜ Bilirubinurie ; augmentation des transaminases séreuses SGOT-SGPT.
➜ HBsAg de l'hépatite B : selles non coliques, crétacées.

INSUFFISANCE DIGESTIVE

Examens de laboratoire : hyperlipidémie, hypercholestérolémie, hypertriglycéridémie, glycémie prédiabétique.
Examens cliniques : dyskinésie vésiculaire-biliaire, insuffisance pancréatique endocrine et exocrine.
Il faut prendre pendant 2 mois environ :

Nux vomica 4CH, 4 granules le matin et l'après-midi :
➜ Nausée matinale au lit ; constipation due à la sédentarité.
➜ Petite insuffisance hépatique, dyspepsie avec céphalée.
➜ Alimentation grasse, riche, avec vin et liqueurs.

À alterner avec :
Kalium carbonicum 4CH, 4 granules le matin et l'après-midi :
➜ Ralentissement métabolique, avec météorisme abdominal important.
➜ Tous les aliments se transforment en gaz, avec baisse du rendement neuromusculaire.
➜ Constipation avec selles volumineuses, dépression.
Il faut associer, tous les 15 jours et successivement :
Lycopodium 30CH, 1 dose de globules :
➜ Maladies hépato-biliaires et leurs conséquences.
Baryta carbonica 30CH, 1 dose de globules :
➜ Ralentissement métabolique avec déficit fonctionnel, sclérose des tissus.
➜ Déficit endocrinien : thyroïde, gonades, prostate, ovaires.
Sepia 30CH, 1 dose de globules :
➜ Gonflement épigastrique, estomac lourd, abdomen froid.
➜ Digestion lente ; indigestion due à des aliments gras.
Sulfur 30CH, 1 dose de globules :
➜ État d'auto-intoxication, déficit circulatoire, stase veineuse.
➜ Difficulté à métaboliser les protides, oligurie, flatulence due à la putréfaction intestinale, somnolence.

PETITE INSUFFISANCE HÉPATIQUE (DYSPEPSIE)

Lycopodium 9CH, 4 granules 1 fois par jour le matin :
➜ Douleurs gastriques après avoir mangé ; oppressantes le soir, au lit.
➜ Éructations amères, au goût âcre, après avoir mangé.
➜ Gonflements, borborygmes abdominaux, après 16 heures.
➜ Flatulence abdominale après avoir mangé et en déféquant.
Ou, dans la symptomatologie suivante :
Pulsatilla 9CH, 4 granules 1 fois par jour le matin :
➜ Halitose, mauvais goût dans la bouche, lourdeur gastrique.
➜ Digestion lente avec nausée et éructations.
➜ Langue avec couche blanc grisâtre, épaisse.
➜ Gonflement épigastrique, douleurs abdominales diffuses.

ULCÈRE GASTRO-DUODÉNAL

Un contrôle médical est nécessaire !

Lycopodium 30CH, 4 granules un jour sur deux :
➜ Anxiété, appréhension gastrique après une contrariété.
➜ Colère ou inquiétude, après une contradiction, le soir.
➜ Gastralgie s'aggravant après midi, après avoir mangé.
➜ Ulcère avec vomissements acides accompagnés de frissons.
➜ Éructation amère, au goût âcre, après avoir mangé.
➜ Faim douloureuse qui réveille pendant la nuit.
➜ Envie de sucre, d'aliments et de boissons chaudes.
Ou bien, dans la symptomatologie suivante :
Argentum nitricum 30CH, 4 granules un jour sur deux :
➜ Inflammations sous-cutanées et chroniques avec tendance ulcéreuse.
➜ Agitation, anxiété d'anticipation, stress émotionnel.
➜ Fébrilité anxieuse, pulsions immédiates et incontrôlées.
➜ Douleur, brûlure, acidité, sensation de satiété, tension gastrique.
➜ Éructations bruyantes et brûlantes, immédiatement aggravées après le repas ou un abus de sucre ; amélioration avec la chaleur.

REMÈDES « DE FOND » DES SYNDROMES DIGESTIFS

LES GRANDS POLYCHRESTES

Parmi les remèdes homéopathiques à large spectre (**polychrestes**) qui dominent la thérapie des syndromes digestifs, aussi bien psychiques que mentaux, nous allons décrire : *Nux vomica*, *Lycopodium*, *Pulsatilla*, *Ignatia* et *Sepia*. Ils peuvent intervenir, en tant que remèdes « de fond » prescrits à forte dilution (au moins 30CH), sur le terrain génétique et environnemental sur lequel se développent les maladies gastro-entériques. Ces remèdes se prennent **seuls** et jusqu'à ce que l'on observe **une amélioration évidente** dans les pathologies suivantes : dyspepsies, troubles du transit, céphalées dues à une digestion difficile ou altérée, gastrites, ulcères gastro-duodénaux, distension abdominale flatulente, situations diarrhéiques et/ou de constipation difficiles à résoudre, ainsi que dans la pathologie du foie, des voies biliaires, du pancréas.

RAYON D'ACTION SYMPTOMATOLOGIQUE DES POLYCHRESTES

Chacun de ces remèdes couvre :

➜ Les symptômes psychiques, mentaux et émotionnels typiques du malade.

➜ L'organotropisme, c'est-à-dire les organes vers lesquels s'exerce de préférence l'action du remède.

➜ Les polarités tissulaires, c'est-à-dire les tissus vers lesquels s'exerce de préférence l'action du remède.

➜ La symptomatologie de l'appareil digestif, qui est immense, multiforme.

➜ Les envies et aversions alimentaires.

➜ Les modalités d'aggravation et d'amélioration générale.

➜ La sensibilité individuelle au remède (idiosyncrasie).

NUX VOMICA

Psychisme, psychosomatisation : ce remède agit sur l'hypersensibilité psychique et physique aux stimulations extérieures, aux facteurs atmosphériques, à la lumière, aux odeurs, aux bruits ; aux facteurs émotionnels reçus de façon brusque, avec irritabilité, ressentiment, hypocondrie.

Organotropisme : système nerveux central et végétatif, nerfs vasculaires, tube digestif, foie, vésicule biliaire, système portal, grosses articulations, voies aériennes supérieures, vessie, utérus.

Polarité tissulaire : insuffisance hépatique (*Lycopodium*) ; congestion portale (*Sepia*) ; auto-intoxication (*Sulfur*).

Symptomatologie de l'appareil digestif : lourdeur gastrique 1 ou 2 heures après le repas ; avec somnolence ; brûlures gastriques, douleurs, sensation d'avoir une pierre dans l'estomac ; nausée et vomissement avec céphalée ; flatulence, coliques avec spasmes ; constipation ; diarrhée due à l'alcool, à des hémorroïdes internes avec douleurs piquantes, brûlantes, et prurit, qui s'atténuent avec l'eau froide ; perte de sang pendant la défécation.

Aversions : pour la compagnie ; la viande, le pain.

Envies : de boissons alcoolisées, d'excitants (café, cigarette).

Aggravation : avec la colère, au réveil, le matin, après un effort mental, après les repas ; après avoir pris ces aliments ou des drogues stimulantes ; avec le bruit, les odeurs, le contact physique, par temps sec, avec le vent sec ou froid.

Amélioration : avec la chaleur, les boissons chaudes, le repos, après avoir dormi ou somnolé un peu ; par temps humide ; le soir ; avec une forte pression.

Type sensible : hyperactif, sédentaire, autoritaire, très susceptible, tendu, agressif ; hypocondriaque ; coléreux, sanguin ; aux réactions brutales, presque folles.

LYCOPODIUM

Psychisme, psychosomatisation : ce remède agit sur l'asthénie irritable ; sur la crainte, l'émotivité, l'angoisse ; sur la sensation de solitude, la crainte de ne pas être recherché même si on aime rester seul ; sur le manque de confiance en soi, symptôme clé de la personne similaire au remède ; sur la timidité et l'indécision ou sur l'orgueil dictatorial qui masque ce manque de confiance ; sur l'attitude hypercritique, rancunière et provocatrice.
Organotropisme : foie et voies biliaires, système nerveux central, système nerveux végétatif, appareil digestif, appareil respiratoire, appareil uro-génital, amygdales, muqueuses, peau, yeux.
Polarité tissulaire : foie, voies biliaires ; organes génitaux masculins.
Symptomatologie de l'appareil digestif : halitose matinale ; faim de loup mais satiété immédiate ; troubles aussitôt après le repas ; somnolence postprandiale ; dyspepsie atonique ; cancer de l'estomac ; hépatite, lithiase, crises biliaires et vomissement de bile ; reflux œsophagien brûlant, éructations amères ; aérophagie, aérocolie, hyperflatulence, accumulation anormale de gaz dans la région intestinale splénique ; météorisme, borborygmes ; constipation depuis la puberté ; constipation du voyageur.
Aversions : pour le pain, le café, les produits farineux ; la viande.
Envies : de sucre, gâteaux, huîtres (qui provoquent une aggravation).
Aggravation : de 16 à 20 heures, couché sur le flanc droit ; après avoir dormi, avec les boissons et les aliments froids.
Amélioration : la tête découverte ; en desserrant ses vêtements ; à l'air libre, après minuit et le matin.
Type sensible : très intelligent mais faible physiquement ; chaque trouble est relié au foie et aux voies biliaires ; nerveux, hypersensible, autoritaire, mélancolique.

PULSATILLA

Psychisme, psychosomatisation : ce remède agit sur les changements d'humeur, la tristesse larmoyante, inquiète, l'hésitation et le découragement rapide ; sur la grande timidité ; sur la peur du sexe opposé, la crainte du crépuscule et de l'obscurité nocturne ; sur la peur de se retrouver au milieu de gens.
Organotropisme : système nerveux central, système nerveux végétatif, hypophyse, muqueuses, utérus, ovaires, veines, estomac, intestin, foie, vésicule biliaire, vessie, reins, yeux, oreilles, articulations, os.
Polarité tissulaire : état catarrhal des muqueuses ; troubles circulatoires ; congestion veineuse ; organes génitaux féminins.
Symptomatologie de l'appareil digestif : halitose, vomissement ; douleur, régurgitation ; gonflement épigastrique ; estomac lourd ; abdomen froid ; digestion difficile, lente ; indigestion due à des aliments gras, glacés, du porc ; éructations, après avoir mangé ou la nuit ; distension abdominale pénible et flatulente, liée à des troubles menstruels ou à une diarrhée ; diarrhée avec selles très variables, fétides, nocturne, due à des sucreries, des fruits ; prurit anal, hémorroïdes internes.
Aversions : pour la viande grasse, notamment le porc ; le beurre, le pain, l'eau ; les boissons et aliments chauds ; le tabac.
Envies : d'aliments acides, frais, de fruits et de sucreries.
Aggravation : avec la chaleur, le repos, la pression atmosphérique, les orages, après avoir mangé, avec les aliments gras (beurre) et lourds, le pain.
Amélioration : à l'air libre, avec des applications froides, avec le mouvement, couché sur le côté douloureux.
Type sensible : type féminin ; tempérament doux mais variable ; replié sur soi ; indécis ; se décourageant facilement, mais se consolant tout aussi rapidement ; un peu jaloux, envieux, avare.

IGNATIA

Psychisme, psychosomatisation : ce remède agit sur l'hypersensibilité, les attitudes paradoxales, hystériques ; sur les changements de symptômes ; sur la tension émotionnelle, mentale ; sur la tendance à ruminer des pensées tristes, des deuils, des déceptions amoureuses, des contrariétés ; sur les souffrances silencieuses.
Organotropisme : système nerveux central, système nerveux végétatif, bulbe, moelle épinière, appareil génital féminin ; appareil digestif, respiratoire ; extrémités.
Polarité tissulaire : bulbe médullaire, moelle épinière ; asthénie psychique qui se somatise habituellement au niveau œsophagien et gastrique (« bol alimentaire » hystérique).
Symptomatologie de l'appareil digestif : vide gastrique, qui ne se résorbe qu'avec des rots acides ; sensation d'avoir l'estomac flasque ; dyspepsie paradoxale (ne supporte pas les aliments simples mais digère bien les aliments indigestes) ; aérophagie avec éructations ; crampes gastriques ; borborygmes, coliques venteuses ; selles dures ; prolapsus rectal, hémorroïdes internes ; douleur au ventre, étendue, abdominale, après une excitation.
Aversions : pour la compagnie, l'odeur du tabac.
Envies : d'aliments lourds, acides, et de pain.
Aggravation : avec la consolation, les contrariétés ; avec les odeurs fortes (café, tabac), les gâteaux.
Amélioration : avec la distraction, en mangeant, avec la chaleur.
Type sensible : type féminin ; lymphatique-nerveux, hyperesthésique, hyperémotif ; très impressionnable ; subissant les mauvais effets de l'adversité ; mélancolique ; envie de solitude et apitoiement sur soi-même ; hystérie, avec alternance rires-pleurs et soupirs fréquents.

SEPIA

Psychisme, psychosomatisation : ce remède agit sur l'asthénie psychique, la dépression avec irritation et tristesse, la tendance à la neurasthénie-psychasthénie ; sur le désir de solitude, accompagné d'indifférence et d'apathie ; sur l'aversion envers l'entourage, le mari ; sur la très mauvaise humeur ; sur le fait de « voir tout en noir ».
Organotropisme : système nerveux central et végétatif, nerfs périphériques et pelviens ; utérus, ovaires, peau, appareil digestif et locomoteur.
Polarité tissulaire : congestion utérine, portale, hépatique, biliaire ; ptôse des tissus de soutien ; assèchement utérin ; lourdeur génitale.
Symptomatologie de l'appareil digestif : anorexie ; digestion lente ; gastralgie dévorante, après avoir mangé ; avec sensation d'amollissement gastrique ; nausée le matin ou après le dîner, avec lourdeur abdominale ; vomissement de bile, matinal ; douleurs hépatiques aiguës, irradiant dans l'épaule droite ; constipation pendant les règles et la grossesse ; selles dures, crevasses, humidité anale ; hémorroïdes volumineuses ; douleur allant vers le bas (*bearing-down*).
Aversions : pour la graisse, la viande, le lait, les odeurs de cuisine.
Envies : d'aliments acides (vinaigre), amers, de boissons froides.
Aggravation : avec la consolation, le froid, la chaleur humide ; de bon matin, le soir ; debout, à genoux , après avoir transpiré ; dans une pièce surpeuplée.
Amélioration : avec le sommeil, la chaleur, les aliments acides.
Type sensible : type féminin, bilieux-nerveux, obèse, d'une grande tristesse, très irritable ; ne tolérant pas la contradiction ; opposé aux affaires, au travail, à ses proches ; incapable d'éprouver de l'amour, d'être affectueux ; hypersensible à la musique, ce qui l'ennuie beaucoup.

LES MALADIES CARDIAQUES

ANGINE DE POITRINE

SYMPTÔMES ET SIGNES

Il s'agit d'un malaise grave avec des douleurs rétrosternales qui irradient dans le cou, la mâchoire et le bras gauche. Le sujet ressent de l'angoisse et une sensation de mort imminente. Ces signes d'insuffisance cardiaque coronarienne sont déclenchés par un effort physique ou un stress émotionnel. Il faut se rendre aux urgences ou prendre le médicament conventionnel prescrit précédemment par le médecin.

TRAITEMENT HOMÉOPATHIQUE

En attendant l'intervention d'urgence :

Cactus grandiflora 30CH, 1 dose de globules, immédiatement :

➜ Douleur précordiale coercitive due à un effort.

➜ Douleur comme si une main de fer pressait le cœur.

➜ Douleur vers le membre supérieur gauche.

➜ Éventuel œdème à la main gauche.

➜ Angoisse, pâleur, palpitations, arythmie, dyspnée.

➜ Amélioration avec l'immobilité, l'air libre ; aggravation en cas de déplacement et/ou d'agitation.

ARYTHMIE CARDIAQUE SINUSALE

SYMPTÔMES ET SIGNES

Il existe deux altérations possibles du rythme sinusal :

Tachycardie sinusale : rythme régulier des ondes P-QRS-T avec fréquence supérieure à 90/mn ; après un effort physique, une émotion, un stress psychique, etc. ; il faut en chercher la cause, en particulier s'il subsiste de l'hyperthyroïdisme.
Bradycardie sinusale : rythme régulier des ondes P-QRS-T avec fréquence inférieure à 60/mn ; il faut en vérifier la cause.

TRAITEMENT DE LA TACHYCARDIE

Si elle est due à l'hyperthyroïdisme :
Lycopus virginicus 15CH, 4 granules par heure :

➜ Battements cardiaques rapides, violents.

➜ Exophtalmie, tremblements, thermophobie.

➜ Éréthisme cardiaque dû à l'hypersympathicotonie.

Si elle est due à la nervosité, l'hyperidéation, l'insomnie :
Coffea cruda 30CH, 4 granules par heure :

➜ Euphorie, hypersensibilité aux émotions joyeuses.

➜ Hyperesthésie sensorielle à la douleur, au bruit, au contact physique.

Si elle est due à une hyperémotivité, une instabilité d'humeur :
Ignatia 15CH, 4 granules par heure :

➜ Gêne pharyngée due à l'émotivité, à la nervosité.

➜ Palpitations fonctionnelles, hystérie, lipothymie.

➜ Insomnie après une excitation émotive.

Si elle est due à un syndrome génital, une dysménorrhée :
Actaea racemosa (Cimicifuga) 9CH, 4 granules par heure :

➜ Tachycardie, élancement précordial, hyperménorrhée.

➜ Aggravation pendant les règles.

TRAITEMENT DE LA BRADYCARDIE

Il faut choisir le remède ***simillimum*** aux symptômes, ou deux remèdes **similaires** en alternance, 4 granules toutes les 2 heures :

Iberis amara 9CH
➔ Tachycardie passagère et éréthisme, puis bradycardie prolongée.
➔ Brady-arythmie, pouls et cœur lents ; asthénie ; vagotonie.
➔ Cœur grippal, bradycardie des ictériques.
➔ Hypertrophie cardiaque, pouls déprimé.
Naja tripudians 9CH
➔ Pouls lent, hypotension artérielle, hypertrophie cardiaque.
➔ Asthénie cardiaque constitutionnelle ; insuffisance gauche.
➔ Troubles de la conduction, anomalies valvulaires.
➔ Endocardites, myocardites, asthme cardiaque.
Digitalis 9CH
➔ Insuffisance cardiaque avec brady-arythmie, diastole.
➔ Rythme cardiaque bi-tri-quadrigéminé, ralenti.
➔ Anxiété, surtout nocturne, typique du cardiopathe.
➔ Aggravation au moindre mouvement, par l'anxiété, la peur que le cœur s'arrête.
➔ Amélioration en stimulant, en augmentant la diurèse.

TRAITEMENT DE L'ARYTHMIE EXTRASYSTOLIQUE ET DES PALPITATIONS

En cas d'**insuffisance cardiaque latente**, quand glucosides cardiaques et décompensation cardiaque ne sont pas nécessaires :

Aurum metallicum 15CH, 4 granules 2 fois par jour :
➔ Éréthisme circulatoire, obésité, hypertension artérielle, chez un sujet sanguin, sympathicotonique, fébrile.

INFARCTUS DU MYOCARDE

ÉTIOPATHOGENÈSE

C'est une nécrose du myocarde sur des bases ischémiques. Dans la plupart des cas, elle est conditionnée par la présence d'**artérioscléroses coronariennes**, point de départ de la formation de thrombus, qui peuvent boucher les vaisseaux coronariens.
Les **causes psychologiques** sont multiples :
– personnalité prédisposée à l'infarctus : sujets hyperactifs, perfectionnistes, ambitieux, tendus vers le succès ;
– personnalité émotive, mais qui se contrôle et est certaine d'être plus forte que sa maladie ;
– typologie nerveuse cyclique euphorique-dépressive, mais qui a tendance à rester dans la zone contraignante de la dépression ;
– situations qui évoquent l'agressivité, ou la peur de l'échec existentiel et donc le sentiment d'inutilité de toute lutte.

PROPHYLAXIE ET TRAITEMENT

La **prophylaxie** est importante, et les remèdes sont aussi utiles quand l'infarctus du myocarde est déjà présent. Dans l'antichambre de l'infarctus (**pré-infarctus**), on peut prévenir son apparition en utilisant un traitement homéopathique adapté contre les troubles cardiaques les plus courants.
Au moment où se déclenche l'infarctus, l'hospitalisation est indispensable. L'infarctus sans complication se manifeste par une douleur rétrosternale gênante qui résiste à la trinitrine, accompagnée ou non d'une chute de la pression artérielle ou de troubles gastriques. Le traitement hospitalier ne prévoit qu'une thérapie conventionnelle. Un soutien homéopathique, à titre préventif ou pendant la convalescence, avec l'accord et l'information préalables du patient, est impossible.

TRAITEMENT HOMÉOPATHIQUE DE SOUTIEN

Dans certaines situations cliniques, il est toutefois possible d'associer à la **thérapie conventionnelle** des remèdes homéopathiques de soutien, dont la fonction est de stimuler les capacités d'autodéfense du sujet et de réduire les effets secondaires indésirables des remèdes allopathiques qui sont nécessaires mais potentiellement iatrogènes.
On peut aussi les utiliser en dehors des crises.

Inquiétude et palpitation cardiaque
Aconitum 15CH, 4 granules toutes les 30 minutes à 4 reprises :
➔ Inquiétude intense, terrible anxiété, peur de mourir.
➔ Angoisse, oppression thoracique, douleur précordiale.
➔ Palpitations le jour, avec anxiété précordiale.

Troubles de la circulation coronarienne
Strophanthus 15CH, 4 granules toutes les 15 minutes à 4 reprises :
➔ Pulsations dans tout le corps, tachycardie.
➔ État d'insuffisance cardio-circulatoire.
Crataegus oxyacantha 15CH, 4 granules toutes les 2 heures à 4 reprises :
➔ Cœur sénile, hypertonique ; pré-insuffisance cardiaque.
➔ Sédation, à associer aux glucosides cardiotoniques.

Surmenage cardiaque et vasculaire
Arnica 15CH, 4 granules toutes les 2 heures à 4 reprises :
➔ Dans toutes les situations de surmenage cardio-vasculaire.
➔ Cœur sous effort, cardiomégalie des sportifs.
➔ Douleur et dyspnée dues à l'effort, élancements avec forte tension.

Infarctus et angor (angoisse) grave
Latrodectus mactans 15CH, 4 granules toutes les 15 minutes à 4 reprises :
➔ Douleur précordiale violente, gênante.
➔ Douleur irradiant vers le bras gauche ou les deux bras.
➔ Refroidissement, chute de la tension, pouls « filant ».

INSUFFISANCE CARDIAQUE LÉGÈRE ET RÉVERSIBLE

Pour favoriser l'action tissulaire du myocarde, il faut prendre, comme toniques cardio-vasculaires, les remèdes homéopathiques suivants, en alternance.

Cœur sénile, cœur hypertonique, sédatif général
Crataegus oxyacantha 9CH, 4 granules 2 fois par jour :
➔ Signes d'insuffisance cardiaque avec hypotension.
➔ Dyspnée due à l'effort, la chaleur, une pièce fermée.
➔ Arythmie variable, avec hypotension émotionnelle.
➔ Insuffisance et stase de la circulation veineuse.
➔ Anxiété, inquiétude, insomnie du cardiopathe.
➔ Oppression rétrosternale avec cardialgie, insomnie.

Faiblesse du myocarde, pré-insuffisance, cœur nerveux
Convallaria 9CH, 4 granules 2 fois par jour :
➔ Cœur lent au repos, rapide et arythmique dans l'effort.
➔ Douleur précordiale ponctuelle, arythmie avec arrêt-reprise.
➔ Dyspnée, oligurie, œdème avec la nécessité d'exercer une action tissulaire directe sur le système lymphatique.

NÉVROSE CARDIAQUE POSTINFARCTUS

DÉFINITION ET SYMPTÔMES

La névrose cardiaque n'est pas une véritable maladie physique, mais une condition mentale : on observe alors des pseudo-attaques cardiaques, des épisodes de tachycardie, de l'arythmie, des douleurs angineuses, tous reliés à des stimulations émotives externes ou internes. Les causes doivent être recherchées dans le stress ressenti par le malade et dans ses difficultés à accepter les limites imposées par son cas.
Symptômes : irritabilité, hypocondrie, dépression, égoïsme ; avec éréthisme cardiaque, insomnie, phobie cardiaque, hypocondrie cardiaque.

TRAITEMENT HOMÉOPATHIQUE

Il faut prendre le remède présentant une similitude totale avec les symptômes mentaux-émotionnels rencontrés. Puissance de **30CH**, un jour sur deux.

Arsenicum album

➔ Inquiétude intense et agitation intérieure et extérieure.
➔ Anxiété très marquée, particulièrement après minuit.
➔ Sentiment intense de culpabilité plus ou moins inconscient.
➔ Crainte terrible de mourir, qui s'accentue quand on est seul.
➔ Anxiété cardiaque et précordiale, la nuit.
➔ Palpitations cardiaques : à 3 heures du matin ; irrégulières.

Aurum metallicum

➔ Tendance constante au suicide, auquel le malade pense continuellement.
➔ Profond état mélancolique, grande tristesse et dépression.
➔ Ennui et dégoût de la vie, surtout au crépuscule.
➔ Oppression, douleurs cardiaques en montant les escaliers.

Causticum

➔ Le sujet est plein de craintes : de mourir au crépuscule, pendant la nuit.
➔ Il craint les discussions, l'obscurité, les fantômes, les chiens.
➔ Il est habituellement triste, mélancolique, taciturne.
➔ Il partage intensément les malheurs des autres.
➔ Anxiété cardiaque précordiale qui s'améliore en marchant.

Gelsemium sempervirens

➔ Chaque trouble est causé par une émotion brutale, soudaine, en particulier de mauvaises nouvelles.
➔ Le sujet souffre d'anxiété d'anticipation ; il a peur de mourir.
➔ Il se déplace continuellement pour empêcher son cœur de s'arrêter.

Hepar sulfur

➔ Hypersensibilité à la douleur, psychiquement et physiquement.
➔ Personne irritable, violente, mécontente de tout.
➔ Éclats de colère violente, comme si le sujet avait reçu un coup de poignard.
➔ Tension constante dans l'envie d'avoir raison, de contredire.
➔ Sujet pressé et fébrile en mangeant et en buvant, jamais calme.
➔ Pressé et fébrile en parlant ; ensuite, constriction, tension, resserrement thoracique.

Ignatia

➔ Chaque trouble a une cause émotive, généralement récente : une colère due à

l'anxiété, à la frayeur, à la peine, à la mortification ; un amour non partagé, une peine vécue en silence.
➜ Extrasystoles sporadiques, lipothymie avec anxiété, après une émotion.
➜ Palpitations cardiaques le matin, au lit.
➜ Gêne thoracique, cardiaque, après des reproches.
➜ Tachycardie émotive, due au « bol alimentaire » hystérique.

Medorrhinum

➜ Le sujet vit toujours harcelé par des pensées et des affaires, avec fébrilité.
➜ Il sursaute pour un rien, vit dans l'anxiété d'anticipation.
➜ Il pleure en parlant de sa maladie et en décrivant ses symptômes.
➜ Douleur précordiale, de la base au sommet du cœur.
➜ Irradiant vers la main gauche, avec des palpitations dues à l'effort.

Natrum muriaticum

➜ Chaque trouble est causé par une émotion de nature spirituelle.
➜ La personne peut tomber malade pour un amour non partagé ou contrarié.
➜ Pour avoir perdu l'objet de son amour, y compris par la mort.
➜ Par mortification, frayeur, colère, à cause de mauvaises nouvelles.
➜ Sa tristesse est profonde et généralement silencieuse.
➜ Elle couve du ressentiment, rumine des choses tristes passées et pleure.
➜ Palpitations violentes dues à l'anxiété, à l'effort, à des choses pénibles.

Nux vomica

➜ Hypersensibilité et irritation extrêmes.
➜ Le sujet se vexe facilement, éprouve du ressentiment.
➜ Il tombe malade pour des raisons émotives, de la colère, une frayeur, de la rage.
➜ Palpitations cardiaques après le repas, le café.
➜ Secousses cardiaques qui s'aggravent si l'on se couche.
➜ Sensation de fatigue précordiale.

Phosphorus

➜ Crainte de mourir, aggravée le soir ; de rester seul et de mourir de maladie.
➜ Anxiété hypocondriaque, pleine de tristes pressentiments.
➜ Anxiété, chaleur précordiale, angine de poitrine.
➜ Palpitations au cœur en se levant de son lit, le soir, pendant un rapport sexuel, au moindre mouvement.

Psorinum

➜ Tendances suicidaires mais peur de mourir ; dépression intense, anxiété causée par un sentiment de culpabilité.
➜ Hyposthénie du myocarde, hypotension, douleur pinçante.
➜ Palpitations anxieuses aggravées par les mouvements et les efforts.

Pulsatilla

➜ Personne pleine de craintes au crépuscule, timide, suave, douce ; qui ne peut exposer ses symptômes sans pleurer.
➜ Oppression cardiaque le soir, pendant les règles.
➜ Palpitations cardiaques, après avoir mangé, la nuit au lit.

Sulfur

➜ Palpitations la nuit, au lit ou au moment d'aller dormir.
➜ Pulsations au thorax en se réveillant durant la nuit.
➜ Élancements cardiaques à l'omoplate gauche.

LES MALADIES CIRCULATOIRES

ACROCYANOSE

DÉFINITION ET SYMPTÔMES

Il s'agit d'une coloration **bleuâtre** ou **rouge violacé** des extrémités (mains ou pieds) causée par une asphyxie locale due à une stagnation de sang veineux. Elle est associée à des troubles vasomoteurs et trophiques (**acroparesthésie**, **sclérodermie**).

TRAITEMENT HOMÉOPATHIQUE

Il faut alterner les remèdes suivants :

Agaricus phalloides 4CH, 4 granules 3 fois par jour toutes les 2 heures :
➔ Acrocyanose avec acrodynie aux mains, aux pieds, au nez, aux oreilles.
➔ Douleurs piquantes comme des aiguilles.
➔ Situations de dépérissement physique ou de collapsus.
Secale cornutum 4CH, 4 granules 3 fois par jour toutes les 2 heures :
➔ Paresthésie, troubles de la circulation périphérique.
➔ Jambes froides, cyanosées, avec des ecchymoses.
➔ Intolérance au chaud, qui fait rechercher le contact avec le froid.
Lilium tigrinum 4CH, 4 granules 3 fois par jour toutes les 2 heures :
➔ Dysménorrhée, leucorrhée, excitation sexuelle.
➔ Troubles cardio-circulatoires d'origine nerveuse.
➔ Palpitations, pulsations dans tout le corps.
➔ Sujet féminin, anxieux, agité, toujours en mouvement.

ŒDÈME DÉCLIVE, CARDIAQUE, PULMONAIRE ET RÉNAL

DÉFINITION

Augmentation anormale du liquide interstitiel des tissus.
Œdème déclive (« jambes lourdes ») dû à une insuffisance cardiaque droite, avec stase du retour veineux.
Œdème cardiaque, en cas d'insuffisance cardiaque ; dû à une stase veineuse ; à une rétention de sodium et d'eau ; à une compromission fonctionnelle des parois capillaires ; à de l'anoxie, de l'hypoprotidémie.
Œdème pulmonaire, en cas d'insuffisance cardio-circulatoire gauche. Imbibition du poumon par du liquide séreux sorti des capillaires, dyspnée avec expectoration de liquide écumeux, rosé.
Œdème rénal, caractéristique du syndrome de la néphrose.

TRAITEMENT DE SOUTIEN AU TRAITEMENT CONVENTIONNEL DES ŒDÈMES

Apis mellifica 15CH, 4 granules toutes les 30 minutes à 4 reprises :
➔ Action anti-œdémateuse et antiphlogistique.
➔ Gonflement hydropique du membre en général.
➔ Douleurs aiguës, brûlantes, piquantes.
➔ Peau alternativement sèche et chaude en transpirant.
➔ Absence de soif, oligurie, stase veineuse, hypoprotidémie.
Alterner avec :
Strophantus 15CH, 4 granules toutes les 30 minutes à 4 reprises :

➔ Remède contre l'insuffisance cardio-circulatoire.
➔ En cas d'insuffisance cardiaque et d'hypertension.
➔ Pour augmenter la force de contraction du myocarde.
➔ Dans les troubles du rythme cardiaque, en cas de pouls instable.
➔ Pour stimuler ou augmenter la diurèse.

TRAITEMENT DE L'ŒDÈME DÉCLIVE (JAMBES LOURDES)

Apis mellifica 9CH, 4 granules 2 fois par jour :
➔ Sensation de gonflement des pieds, du gros orteil.
➔ Douleurs aiguës, piquantes comme des piqûres d'abeille.
➔ La douleur s'atténue avec des applications froides.
Alterner avec :
Vipera 9CH, 4 granules 2 fois par jour :
➔ Inflammation veineuse et périveineuse des extrémités.
➔ Phlébite superficielle, avec cordon veineux dur, douloureux.
➔ Œdème périveineux douloureux, cyanose du membre, crampes.

TRAITEMENT DE SOUTIEN AU TRAITEMENT CONVENTIONNEL DE L'ŒDÈME CARDIAQUE ET CARDIO-RÉNAL

Alterner 2 fois par jour les remèdes :

Apocynum cannabinum 4CH, 4 granules :
➔ Insuffisance cardiaque ; pouls faible, irrégulier ; dyspnée.
➔ Insuffisance cardio-rénale, oligurie tendant vers l'anurie.
➔ Soif intense, arrêt de la transpiration, diarrhée.
➔ Bradycardie, implication gastro-intestinale.
➔ Œdème aux organes génitaux et aux membres inférieurs.
Digitalis purpurea 4CH, 4 granules :
➔ Brady-arythmie, rythme bigéminé ou trigéminé, diastole.
➔ Insuffisance cardiaque ; pâleur, cyanose, oligurie, œdèmes.
Associer 1 fois par jour :
Arsenicum album 15CH, 4 granules :
➔ Œdèmes cardio-rénaux, néphrétiques ; albuminurie ; ascite.
➔ Soif intense ; anxiété, agitation ; diarrhée, abattement.
➔ Dyspnée et angoisse précordiale.

TRAITEMENT DE SOUTIEN AU TRAITEMENT CONVENTIONNEL DE L'ŒDÈME PULMONAIRE AIGU

Digitalis 15CH, 4 granules toutes les 15 minutes à 4 reprises :
➔ Insuffisance cardiaque aiguë due à une cardiopathie liée à l'hypertension.
➔ Dyspnée intense, angoissante ; cyanose, sueurs froides.
➔ Toux avec expectoration de liquide rosé, écumeux.
Alterner avec :
Strophantus 15CH, 4 granules toutes les 15 minutes à 4 reprises :
➔ Insuffisance cardio-circulatoire de type gauche.
➔ Arythmies cardiaques, avec pouls parfois lent puis rapide.
➔ Œdèmes d'origine cardiaque, avec dyspnée angoissante et expectoration de liquide rosé écumeux.

TRAITEMENT DE SOUTIEN AU TRAITEMENT CONVENTIONNEL DE L'ASTHME CARDIAQUE

Toutes les 10 minutes, en alternance :

Naja tripudians 15CH, 4 granules :

➜ Dyspnée paroxystique, qui se déclare au repos, la nuit.
➜ Insuffisance cardiaque ventriculaire gauche.
➜ Le sujet s'endort et se réveille brusquement avec une sensation d'étouffement ; amélioration en s'asseyant.
➜ Palpitations cardiaques qui s'aggravent une fois couché sur le flanc gauche.
➜ Toux sèche, irritante, en rapport avec la maladie cardiaque.

Kalium carbonicum 15CH, 4 granules :
➜ Crise asthmatique de 2 à 3 heures du matin.
➜ Dyspnée paroxystique après quelques heures de sommeil.
➜ Sensation angoissante de « soif d'air » ; sueurs froides.
➜ Bronchospasme cardiaque avec sifflements dyspnéiques expiratoires.
➜ Sensation marquée d'asthénie musculaire, de fatigue.

HYPERTENSION ARTÉRIELLE

DÉFINITION, SYMPTÔMES, TYPES

Il s'agit d'une élévation de la pression artérielle au-dessus de 140/90 mm Hg. C'est la cause majeure des troubles cardiaques.
Symptômes : essoufflement, céphalée pulsatile, vertiges, pouls rapide.
Hypertension sporadique : bénigne, passagère, avec peu de symptômes.
Hypertension essentielle : non liée à des maladies rénales ni à de l'artériosclérose ; provoquée par un spasme artériel, peut concerner la pression systolique ou diastolique.
Hypertension due à l'artériosclérose : due à des altérations anatomiques dégénératives des vaisseaux artériels, avec durcissement et perte d'élasticité des parois vasculaires ; caractéristique du vieillissement précoce et de la sénilité.

TRAITEMENT DES CRISES D'HYPERTENSION PASSAGÈRES

Il faut prendre toutes les 10 minutes le remède homéopathique *simillimum* jusqu'à ce que la crise soit passée.

Aconitum 15CH, 4 granules :
➜ Hypertension déclenchée par l'émotion, le froid sec, une aortite.
➜ Céphalée, palpitations, angoisse, peur de la mort.

Arnica 15CH, 4 granules :
➜ Hypertension chez un sujet obèse, déclenchée par le stress.
➜ Crises d'hypertension, avec la tête chaude, le corps froid.

Gelsemium sempervirens 15CH, 4 granules :
➜ Hypertension provoquée par une émotion, une anxiété d'anticipation.
➜ Crises de pollakiurie, avec urine très claire, comme de l'eau.

Glonoinum (Trinitrinum) 12CH, 4 granules :
➜ Hypertension irrégulière avec migraine congestive.
➜ Après un coup de soleil ou une émotion soudaine, violente.

Ignatia 30CH, 4 granules :
➜ Crise d'hypertension d'origine émotive, anxiété, hystérie.

TRAITEMENT DE L'HYPERTENSION ARTÉRIELLE ESSENTIELLE SPASMODIQUE

Il faut prescrire le remède homéopathique *simillimum* au malade.

Nux vomica 15CH, 4 granules 1 fois par jour :
➜ Sujet hyperexcitable, irritable, asthénique, sédentaire.
➜ Ne supportant pas la contradiction ; hyperesthésie, spasmes.

Opium 15CH, 4 granules 1 fois par jour :

➜ Sujet euphorique, hyperesthésique, très imaginatif.
➜ Hypertension qui prédispose à des accidents vasculaires.
➜ Visage rouge foncé, transpiration chaude, pouls plein, lent.

Rauwolfia 15CH, 4 granules 1 fois par jour :
➜ Homme encore jeune, souffrant de tachycardie émotive, hyperactif.
➜ Femme encore jeune, tendue, anxieuse, faible psychiquement, hystérique.

Sulfur 15CH, 4 granules 1 fois par jour :
➜ Sujet cyclothymique, passant par des phases d'euphorie et de dépression.
➜ Congestion circulatoire irrégulière ; troubles de la tension.
➜ Rougeur périphérique des muqueuses et des orifices.
➜ Céphalée congestive, thermophobie, pieds brûlants.

TRAITEMENT DE L'HYPERTENSION CHRONIQUE DUE À L'ARTÉRIOSCLÉROSE

Il faut prescrire le remède homéopathique *simillimum* au malade.

Aurum metallicum 15CH, 4 granules 1 fois par jour :
➜ Artériosclérose non décompensée ou en cours de décompensation.
➜ Palpitations dures, ondulantes ; pulsations artérielles visibles.
➜ Grave dépression psychique avec tendance suicidaire.
➜ Mélancolie, période de silence, sensation de froid, arythmie du pouls.

Baryta carbonica 15CH, 4 granules 1 fois par jour :
➜ Sujet lourd, lent, y compris mentalement.
➜ Obstination qui se transforme souvent en entêtement.
➜ Insuffisance circulatoire, artériosclérose douloureuse.

HYPOTENSION ARTÉRIELLE

DÉFINITION ET SYMPTÔMES

C'est une baisse de la pression artérielle au-dessous de la valeur moyenne : 110-105 systolique, 60-70 diastolique.

Symptômes : fatigue matinale, manque de volonté, céphalée, sueurs froides, pâleur.

Hypotension orthostatique : en passant de la position horizontale à la position verticale. Malaise diffus, pâleur, transpiration, vue qui se trouble.

TRAITEMENT HOMÉOPATHIQUE

Il faut prescrire le remède homéopathique *simillimum* au malade.

Crataegus 9CH, 4 granules 2 fois par jour :
➜ Cœur fatigué, pouls faible, œdèmes déclives.

Kalium carbonicum 9CH, 4 granules 2 fois pas jour :
➜ Faiblesse générale, anémie, œdèmes variés, lipothymie.

Natrum muriaticum 15CH, 4 granules 1 fois par jour :
➜ Fort amaigrissement, anémie, œdèmes fréquents, dépression.

Psorinum 9CH, 4 granules 2 fois par jour :
➜ Faiblesse, absence de réaction, sensation extrême de froid.

Pulsatilla 9CH, 4 granules 2 fois par jour :
➜ Anémie, troubles récurrents, douleurs vagues, hypoménorrhée.

Silicea 15CH, 4 granules 1 fois par jour :
➜Grande asthénie, physique et nerveuse ; céphalée chronique.
➜Constipation durable ; sensation de froid marquée.
Tubercolinum 9CH, 4 granules 2 fois par jour :
➜Faiblesse, anémie, fort amaigrissement ; douleurs vagues.
➜Hypersensibilité au froid ; précédents tuberculeux.

REMÈDES HOMÉOPATHIQUES EXERÇANT UNE ACTION CARDIO-CIRCULATOIRE

Il faut choisir le remède le plus semblable au malade ou à la maladie, ou bien deux remèdes similaires au cas rencontré.

Aconitum

➜*Angor pectoris*, hypertension, tachycardie.
➜Angor coronarien aigu, avec angoisse mortelle ; irradiant du thorax vers le bras gauche, avec paresthésie.
➜Pouls dur, tendu ; palpitations ; tachycardie paroxystique.
➜Crise d'hypertension artérielle ; risque d'« ictus cérébral ».
➜Hémorragie de sang artériel, sang rouge, brillant.
➜Tous les symptômes cardio-vasculaires caractérisés par de l'agitation et une aggravation avec le froid, le froid sec, la nuit, la peur.
Type sensible : sanguin-nerveux, sympathicotonique, congestionné ; très agité, envahi par l'angoisse et la peur de tout.

Aesculus hippocastanum

➜Remède vasculaire, pour l'état inflammatoire passif veineux, à évolution lente, mais avec une couleur persis-tante.
➜Veines gonflées et congestionnées, comme sur le point d'éclater.
➜Congestion dans la région hépatoportale, avec développement d'une pléthore veineuse généralisée, surtout sur les veines hémorroïdaires et œsophagiennes.
➜Évolution de la congestion vers l'ulcération.
➜Hémorroïdes piquantes et peu saignantes.
➜Varices bleutées et ulcères des membres inférieurs.
Type sensible : sanguin-bilieux ; asthénique nerveux.
➜Aggravation avec la chaleur, la station debout, le sommeil.

Agaricus muscarius

➜Acrocyanose, acrodynie aux mains, aux pieds, au nez, aux oreilles, avec douleurs piquantes comme des aiguilles glacées.
➜Palpitations cardiaques douloureuses avec sensation de gêne.
➜Pouls intermittent et irrégulier.
➜Tics, torticolis, spasmes, convulsions choréiques, engelures.
➜Engelures avec brûlures et prurit intolérables.
➜États de détérioration neurologique et mentale, sénile.
➜Troubles dus à l'usage de stupéfiants, de drogues ; à l'alcoolisme.
Type sensible : maladresse ; alternance d'euphorie et de tristesse ; anxiété après les règles, syncope après le coït ; sexuellement excité mais impuissant ; bavard, mais ne répondant pas aux questions.

➜ Aggravation avec le froid, l'effort mental.

Ammonium carbonicum

➜ Insuffisance respiratoire, cardiaque, rénale.
➜ Palpitations cardiaques, tachycardie ; dyspnée, sueurs froides.
➜ Parfois aussi, trouble fonctionnel d'asthénie cardiaque.
➜ Palpitations et dyspnée s'aggravent au moindre mouvement et dans une chambre chaude ; lorsque le malade s'allonge, tous ses troubles s'atténuent progressivement puis disparaissent.
Type sensible : le sujet se noie dans la dépression mentale.
➜ L'homme : grassouillet, flasque, asthénique, distrait, sans réaction.
➜ La femme : aggravation avec les règles ; pleurnicheuse, sujette aux crises de faiblesse avec anxiété, surtout le matin ; le soir, sa mauvaise humeur disparaît.
➜ Aggravation avec le froid humide.

Apis mellifica

➜ Remède pour tout type d'œdème, aigu et chronique.
➜ Œdèmes qui se forment rapidement, rosés, transparents ; accompagnés de douleurs piquantes, brûlantes, irritantes ; qui se déplacent rapidement d'un côté à l'autre ; parfois, avec prurit.
➜ Gonflements œdémateux comme des bourses, sous les yeux ; aux mains, aux pieds ; extrême sensibilité au toucher.
Type sensible : lymphatique-sanguin, vagotonique, dysthyroïdien ; méfiant, distrait, maladroit, pleurnicheur. La femme est souvent veuve ou divorcée ; d'ordinaire empressée, elle fait à présent tomber tout ce qu'elle a dans les mains.
➜ Aggravation générale après avoir dormi ; avec la chaleur ; au toucher ; l'après-midi.

Aristolochia clematitis

➜ Acro-érythro-cyanose des jeunes filles ; extrémités froides ; veines et varices dilatées.
➜ Aggravation avant et après les règles ; en se déplaçant.
Type sensible : grande sensibilité nerveuse, larmes faciles ; sujet maladif, avec vertiges, sensation de froid, frissons, appétit malgré la nausée.

Arnica

➜ Dans toutes les conditions de surmenage cardiaque et vasculaire.
➜ Cardiomégalie, cœur sportif ; dyspnée due à l'effort.
➜ Insuffisance coronarienne, angor, faiblesse extrême.
➜ Hypertension artérielle, par coups secs, chez les hypertendus.
➜ Congestion céphalique, tête chaude et corps froid.
➜ Fragilité capillaire ; hématome dû à une rupture de capillaires.
➜ **Type sensible :** sanguin-bilieux, sympathicotonique ; hypertendu ; obèse ; solitaire, obstiné, peureux.

Arsenicum album

➜ Cœur sénile : fibrillation, arythmie.
➜ Cœur irritable : battements trop forts, visibles.
➜ Pouls rapide (surtout le matin), faible, irrégulier.
➜ Dégénérescence du myocarde en phase de décompensation initiale.
➜ Affections valvulaires. Endocardite. Péricardite.
➜ Varices brûlantes comme le feu ; amélioration avec la chaleur.
Type sensible : inquiétude intense ou agitation, non seulement interne, mais aussi visible de l'extérieur ; avec des crises d'anxiété nocturne qui font sortir

le sujet de son lit pour marcher ; fort sentiment de culpabilité ; peur panique de mourir.

Aurum metallicum

➜ Hypertension chez la personne obèse, battement dans les carotides.
➜ Artériosclérose des gros vaisseaux, aortite.
➜ Angor, douleurs qui s'aggravent en position allongée.
➜ Cœur hypertrophique, chez les personnes âgées, corpulentes, hypertendues.
➜ Pouls rapide, irrégulier, faible ; éréthisme vasculaire.
➜ Palpitations cardiaques intermittentes, comme si le cœur s'arrêtait et repartait rapidement d'un coup violent.
➜ Palpitations violentes avec anxiété, congestion sanguine à la tête après un effort, pouls petit, faible, irrégulier ; pulsations artérielles carotidiennes et temporales visibles.
Type sensible : lymphatique-sanguin, avec des joues rubicondes, des yeux et des cheveux noirs ; vif, musclé ; profondément triste, pessimiste ; désirant mourir ; déprimé et dégoûté de la vie.
➜ Aggravation avec le bruit, le surmenage mental.

Cactus grandiflora

➜ Sensation de resserrement au cœur, au thorax, dans la gorge, la vessie, le vagin, l'utérus, le rectum.
➜ Sentiment que le cœur est serré par une main de fer ; bras gauche engourdi, auriculaire douloureux ; crise angineuse précédée de troubles intestinaux, de ténesme anal.
➜ Des palpitations violentes, continuelles, viennent s'ajouter à l'angoisse du resserrement ; avec dyspnée ; sueurs froides, hypotension artérielle ; pouls irrégulier, faible et rapide.
Type sensible : sanguin-bilieux ; congestionné ; sympathicotonique ; mélancolique anxieux, taciturne, de mauvaise humeur.

Convallaria maialis

➜ Cadre clinique caractéristique du cœur sénile.
➜ Dilatation ventriculaire due à une brusque surcharge sanguine ; présence d'une stase veineuse accentuée (anasarque). Palpitations au moindre exercice, congestion pulmonaire avec dyspnée due à l'effort. Pouls rapide et irrégulier.
➜ Hypertension stabilisée depuis peu de temps.

Hamamelis

➜ Congestion veineuse passive de la peau et des muqueuses.
➜ Phlébite, veines variqueuses, ulcère variqueux, varices ; varicosités.
➜ Veines variqueuses y compris dans la gorge, là où la muqueuse pharyngée est étendue et bleuâtre ; hémorragies pharyngées, dangereuses.
➜ Hémorroïdes qui saignent abondamment, avec une douleur brûlante, une sensation de lourdeur anale. Besoin urgent d'évacuer.
➜ Sensibilité douloureuse accentuée des régions touchées.

Latrodectus mactans

➜ Crises d'angine de poitrine, graves. Infarctus annoncé.
➜ Douleurs angineuses dues à une attaque ischémique précordiale, aggravée par un spasme respiratoire qui complique l'angine de poitrine.
➜ Douleur aiguë, intense, atroce, qui se réverbère sur le bras gauche jusqu'aux doigts, engourdis, parétiques.

➔ Sensation de mort imminente, angoisse terrible. Pouls faible et très rapide ; peau froide, comme gelée. Le spasme respiratoire est si intense qu'il atteint parfois des moments d'apnée.

Naja tripudians

➔ Angor. Angine de poitrine. Arythmie. Crises d'hypertension.
➔ Lésions valvulaires cardiaques décompensées : avec douleur, dyspnée, signes périphériques d'insuffisance cardiaque. Dyspnée. Cyanose.
Type sensible : raptus, pulsions suicidaires imprévisibles, surtout chez les sujets jeunes, les cardiopathes ; dépression caractéristique des malades du cœur qui n'acceptent pas leur maladie (névrose postinfarctus).

Pulsatilla

➔ Insuffisance veineuse et capillaire. Hypotension artérielle.
➔ Érythrocyanose caractéristique des jeunes filles.
➔ Les veines se dilatent avec la chaleur et le repos ; il faut du mouvement, de préférence à l'air frais.
Type sensible : doux, silencieux, mais ouvert aux confidences ; désir de compagnie et de consolation ; enclin aux larmes, à la tristesse. Grand attachement à la mère. Pudeur.

Secale cornutum

➔ Artériopathies périphériques et cérébrales. Vasoconstriction.
➔ Ischémie des extrémités ; fourmillement ; maladie de Raynaud. Paresthésies nocturnes des membres supérieurs ; pour les calmer, il faut se débarrasser des couvertures, se lever, marcher.
➔ Troubles sensitifs et de la motilité d'origine vasculaire.
➔ Claudication intermittente : crampes, brûlures, froid.
➔ Hémorragies passives, sang foncé, peu coagulable.
➔ Angoisse précordiale avec palpitations.
➔ Irrégularité des battements cardiaques ; pouls petit, irrégulier.
Type sensible : d'un certain âge, maigre, pâle, peau sèche et rugueuse ; aggravation avec la chaleur, en étant couvert.

Sulfur

➔ Congestions veineuses locales, avec rougeur et brûlure.
➔ Hypertension ou hypotension, irrégularité de la circulation.
➔ Aggravation avec le chaud mais aussi avec le froid.
➔ Pieds froids ou glacés pendant la journée, brûlants le soir ou la nuit.
➔ Congestion localisée à la tête, entraînant des bourdonnements d'oreilles, une rougeur au visage, une sensation de tête pleine et lourde, surtout quand on se penche en avant. Sensation que le cœur est trop plein de sang ; puis, palpitations récurrentes ; dyspnée la nuit qui interrompt le sommeil, ou le jour en montant les escaliers.
Type sensible : type mixte, mélange d'attitudes diverses en opposition ; ce remède est en effet adapté à une infinité de symptômes.

LES MALADIES DERMATOLOGIQUES

CE QU'IL FAUT SAVOIR

Pour pouvoir s'orienter dans les maladies de peau, il faut avant tout connaître les **lésions élémentaires** que nous aborderons en premier. Vous devrez ensuite consulter avec attention la liste des remèdes homéopathiques dermatologiques pour pouvoir choisir le remède dont vous avez besoin ; les aspects de la dermatopathologie sont en effet très nombreux, et le cadre dermatologique comprend souvent plusieurs facettes. La peau nous dévoile les troubles de l'organisme à travers des symptômes et des lésions différentes et simultanées, qui signifient la même chose. Les « Fiches thérapeutiques » sont un guide méthodologique qui vous aidera à trouver un remède sûr pour les lésions et symptômes que vous voulez soigner. Bien que les dermopathies soient très nombreuses, nous avons dû limiter le nombre de fiches pour des raisons de place. Toutefois, notre « liste » est la plus exhaustive possible pour que vous puissiez vous orienter dans des cadres cliniques à plusieurs facettes, qui expriment de différentes façons les troubles internes de l'organisme.

La peau peut indiquer un malaise intérieur dans une existence. Elle fait surgir des profondeurs la symptomatologie psychophysique et somatopsychique de l'ensemble de l'organisme. Comme un iceberg, elle recouvre la partie invisible du système nerveux, les milliards de liaisons synaptiques qui permettent les relations au sein de la matière vivante.

L'homéopathie ne supprime pas les signes qui traduisent sur la peau la **maladie intérieure**. Elle utilise ces signes pour soigner au plus profond, à l'échelle de la molécule et de l'atome infinitésimal.

LÉSIONS CUTANÉES ÉLÉMENTAIRES

Ampoule : recueil intra-épidermique ou sous-épidermique d'exsudat limpide, hémorragique ou purulent ; elle est plus grosse que la vésicule ; exemple : pephigus.

Anhidrose : disparition de la sudation, de la transpiration de la peau.

Atrophie : amincissement de la peau causée par la réduction du nombre et du volume de ses composants structurels.

Bromhidrose : sueur fétide, irritante, excoriante.

Chéloïde : néoformation dermique de tissu fibromateux ; c'est une éminence solide, lisse, arrondie ou aplatie, de forme et de dimensions variées ; elle est recouverte d'épithélium tendu, brillant, présentant des limites bien nettes ; son étiopathogenèse reste obscure.

Chromidrose : sueur qui tache les vêtements.

Cicatrice : néoformation de tissu fibreux qui remplace le tissu épidermique ou dermique.

Croûte : concrétion d'exsudat ou de sang provenant de la rupture d'une vésicule, d'une cloque ou d'une pustule ; due à une éraflure, une excoriation, une ulcération (exemple : croûte de lait).

Ecchymose : déversement hématique par solution de continuité des vaisseaux dans l'épaisseur des tissus, causé par une traction, une succion, un écrasement. En raison du dépôt de pigments dérivés de l'hémoglobine (hémosidérine, hématoïdine), les tissus deviennent rouge violacé, verdâtres, jaune-brun.

Éraflure : lésion superficielle de la couche épithéliale de la peau ou des muqueuses ; en général, elle est produite par des traumatismes mécaniques légers.

Érosion : solution de continuité de l'épiderme, causée par la rupture d'une vésicule, d'une ampoule ou d'une pustule.
Érythème actif : rougissement cutané, rouge vif, causé par la dilatation artérielle ; disparaît à la pression ; exemples : érythème fessier, rubéole, scarlatine.
Érythème passif : rougissement cutané, cyanotique, bleuâtre, causé par une stase veineuse ; disparaît à la pression ; exemples : acrocyanose, maladie de Raynaud.
Excoriation : lésion de continuité avec perte de substance, causée par des traumatismes de l'épiderme et du derme ; généralement provoquée par un agent de contusion qui agit tangentiellement.
Hyperhidrose : excès de transpiration généralisée ; il s'agit souvent d'une pathogenèse nerveuse ; elle peut également être circonscrite.
Kératome : altération cutanée caractérisée par une forte hypertrophie de la couche cornée.
Kératose : augmentation pathologique de l'épaisseur de la couche cornée (exemples : ichtyose, kératose sénile).
Lichénification : zone circonscrite d'épaississement cutané, avec accentuation du « dessin » ; la surface cutanée sèche, squameuse, dépourvue de poils, est nettement striée par des plis et des rainures ; prurit très intense sur toute la zone.
Macule : lésion élémentaire représentée par une zone mesurant jusqu'à 1 cm ; ni relevée, ni enfoncée, d'une couleur anormale.
Nodule : formation arrondie solide hypodermique (troisième couche de la peau) ou dermique, causée par une infiltration cellulaire ; sa taille peut aller du petit pois à la noix (exemples : érythème noueux, lèpre).
Œdème : augmentation anormale du liquide interstitiel dans le derme et l'hypoderme ; exemples : abcès, érysipèle.
Oligohidrose : sueur, transpiration réduite.
Onycholyse : décollement du bord libre des ongles ; souvent associée à l'hyperkératose subunguéale.
Onychomycose : processus pathologique aigu ou chronique des ongles.
Onychophyse : hyperkératose sous les ongles des pieds.
Onychorrexis : striure longitudinale des ongles ; souvent accompagnée de fragilité, de crevasses, d'exfoliation de l'ongle.
Papule : relief sessile, circonscrit, solide, dont les dimensions varient d'une tête d'épingle à un petit pois (1-5 mm) ; elle est due à une prolifération ou à une dégénérescence qui concerne l'épiderme (exemple : verrue) et/ou le derme superficiel (exemple : *Lichen ruber*).
Pétéchie : petite hémorragie cutanée dans le derme.
Phlyctène : ampoule très étendue, séreuse ; elle se développe généralement après une brûlure ou une corrosion.
Piqûre, tache d'urticaire : relief à bords droits, bien nets, arrondi, mou, rosé, rouge vif ou blanc porcelaine. Elle est toujours prurigineuse et apparaît et disparaît rapidement. Elle est typique des différentes formes d'urticaire.
Plaque : tache dont les dimensions dépassent 1 cm. La tache, la macule ne disparaissent pas, mais peuvent se modifier en partie à la pression. Elles peuvent être de couleur brune, par hyperpigmentation mélanique ou d'hémosidérine (exemples : grains de beauté plats, taches de rousseur), ou rouge, à cause d'une altération de la circulation sanguine.
Pustule : petite concentration sous forme d'ampoule de l'épiderme (première couche de la peau) ou du derme (deuxième couche) ; elle contient de l'exsudat jaune ou jaunâtre, purulent (exemples : acné, folliculites suppurantes, impétigo).
Rhagade : lésion linéaire, gercée, concernant l'épiderme et le derme (exemple : rhagades anales).

Rougeur : macules rougeâtres ou violacées ; elles ne disparaissent pas à la pression, car ce sont des hémorragies intradermiques ou hypodermiques ; il peut s'agir de pétéchies ou d'ecchymoses.
Sclérose : augmentation de la consistance de la peau ; elle durcit, colle aux plis inférieurs, ne peut pas former de plis (exemple : sclérodermie).
Squames : lamelles de cellules cornées, blanchâtres ; pelliculeuses, fines (exemple : pellicules) ou pluristratifiées (exemple : psoriasis).
Ulcération : perte de substance parfois jusqu'à l'hypoderme, avec issues atrophico-cicatricielles.
Vésicule : concentration de liquide séreux dans l'épiderme. Ses dimensions vont d'une tête d'épingle à un grain de millet ; exemples : herpès, eczéma, varicelle.
Xanthélasma : lésion cutanée xanthomateuse sur les paupières, représentée par des taches plates ou légèrement en relief de couleur grisâtre (due à la cholestérolémie).
Xanthome : présence sur la peau de petites plaques aplaties, jaunes, dues à des dépôts de lipoïdes (généralement le cholestérol et ses esters).

DISTRIBUTION DES LÉSIONS CUTANÉES

Pour établir un diagnostic, il est important de savoir que certaines maladies ont un siège privilégié.
Acné juvénile : visage, partie haute du dos.
Acné rosacée : visage uniquement.
Eczéma atopique : faces de flexion des membres.
Eczéma nummulaire : face d'extension des membres.
Eczéma séborrhéique : glabelle, sillons du nez, cuir chevelu, régions médio-thoraciques.
Eczéma variqueux : membres inférieurs.
Épithélioma basocellulaire : visage, côtés du nez ou sous l'œil.
Épithélioma spinocellulaire : dos des mains, ailes du nez, lèvres.
Érysipèle : visage, cuir chevelu.
Érythème noueux : face antérieure des jambes, des deux côtés.
Érythème polymorphe : mains, avant-bras, pieds.
Gale : espaces interdigitaux, seins pour les femmes, organes génitaux pour les hommes.
Herpes simplex : lèvres, région périorale, organes génitaux.
Herpes zoster (zona) : nerfs thoraciques, cinquième nerf crânien.
Lichen plan : poignets, bras, jambes, cuir chevelu.
Lupus érythémateux : visage, cuir chevelu, oreilles, cou, mains.
Mycose : teigne de la tête, de la barbe, du corps, de la jambe, des mains, du pied, des ongles.
Parapsoriasis en gouttes : tronc et membres.
Pemphigus végétant : cuir chevelu, plis axillaires, plis inguinaux, région inter-fessiers, muqueuses.
Pemphigus vulgaire : peau, partout, et muqueuses.
Pityriasis rosé : tronc, cou, racine des membres.
Psoriasis : faces d'extension des membres, coudes, genoux, avec des lésions symétriques des deux côtés ; sacrum, coccyx ; cuir chevelu, paume des mains, plante des pieds, ongles.
Sarcome de Kaposi : extrémités.
Sclérodermie généralisée : des doigts aux avant-bras ; ou du visage au cou, aux bras et aux membres inférieurs.
Sclérodermie locale : sur toutes les parties du corps.
Urticaire : partout.
Verrues : mains, plante des pieds, visage, tronc, régions périanale et génitale (**condylomes génitaux**).

REMÈDES HOMÉOPATHIQUES DERMATOLOGIQUES

Voici une liste aussi complète que possible des remèdes homéopathiques dermatologiques disponibles pour soigner tout type de lésions et de maladies de peau. Selon les remèdes, vous trouverez des indications sur :
– les maladies que l'on peut soigner ;
– les caractéristiques de la peau ;
– les types de lésions que l'on peut soigner ;
– les caractéristiques des éruptions ;
– les modalités d'aggravation ou d'amélioration générale ;
– le type particulièrement sensible (**idiosyncrasie**) au remède.
Il faut choisir le remède ***simillimum*** au cas rencontré, si la similitude est totale, ou bien deux remèdes à **similitude partielle** ; utilisés en alternance, ils formeront à eux deux une similitude totale qui reflétera le cas clinique concerné.
Puissance à utiliser : 30CH avec le *simillimum*, **9CH/15CH** avec les remèdes similaires.

Acidum carbolicum

Indications : acné. Eczéma. Escarres. Pemphigus. Prurit.
Lésions : vésicules, ampoules, pustules, érosions sanguinolentes. En association avec des altérations de l'état général.
Aggravation : avec l'air froid.
Type sensible : asthénique, pâle, abattu ; envie de boissons stimulantes, d'alcool, de tabac.

Acidum fluoricum

Indications : alopécie précoce. Chéloïdes. Cors. Eczéma. Escarres. Fistules. Nævi. Ongles fragiles. Ulcère crural.
Peau : dure, rugueuse, gercée, avec prurit tenace.
Lésions : vésicules, squames, croûtes, pustules, ulcérations.
➜ Éruptions squameuses sur la poitrine et les épaules.
➜ Cheveux secs, qui tombent, puis alopécie.
➜ Prurit localisé aux orifices.
Aggravation : avec la chaleur, la nuit, assis, debout.
Amélioration : avec le froid, avec une activité physique intense.
Type sensible : actif, plein d'énergie ; d'humeur instable ; conduite asociale ou scandaleuse ; envie d'aliments gras, bien assaisonnés, d'eau fraîche ; refus du café.

Acidum muriaticum

Indications : eczéma solaire allergique. Engelures. Éruptions papuleuses, vésiculeuses. Fistules. Furonculose. Ulcères cruraux. Prévention des lésions dues à l'allergie aux rayons du soleil.
Peau : intolérante au soleil (érythème, œdème, éruptions).
Lésions : vésicules, croûtes, papules, ulcérations.
➜ Ulcères cruraux profonds et irritants, avec sécrétions fétides.
➜ Petites pustules très prurigineuses.
➜ Prurit brûlant, n'importe où ; en particulier au scrotum.
Aggravation : au contact, avec l'humidité, au soleil.
Amélioration : avec le mouvement, allongé sur le flanc gauche.
Type sensible : souffrant en silence, sans dynamisme, asthénique ; forte aversion pour la viande ; envie de stimulants.

Acidum nitricum

Indications : acné. Alopécie. Eczéma. Engelures. Fistules. Herpès. Hyperhidrose. Intertrigo. Néoformations. Pemphigus. Psoriasis. Rhagades. Ulcérations. Ulcères cruraux.
Peau : sèche, craquelée, plissée, ulcérée.

Lésions : comédons, pustules, furoncles, croûtes, squames, crevasses, ulcères, fistules, condylomes, verrues.
Localisation : front, paupières, mains, dos.
➜ Ulcérations et néoformations cutanées et des orifices : bouche, coins de la bouche, langue, narines, anus, urètre, vulve.
➜ Transpiration abondante, malodorante : aisselles, mains, pieds.
➜ Chute des cheveux au sommet du crâne ; chute des poils du pubis.
➜ Verrues, excoriations, ulcérations sur les lèvres.
Aggravation : avec le changement de temps, avec le froid.
Amélioration : avec la chaleur, le mouvement passif.
Type sensible : nerveux-lymphatique, vagotonique ; anxieux ; méfiant, vindicatif, impétueux, colérique ; injurieux.

Acidum picricum

Indications : acné. Érythème avec suintement, noueux. Furonculose.
Lésions : éruptions génitales, furoncles, papules, verrues.
➜ Furoncles sur les oreilles et la nuque.
Aggravation : avec le travail physique et mental, avec la chaleur.
Amélioration : avec le froid.
Type sensible : asthénique, anémique, frileux, aboulique.

ACTH (Corticotrophine)

Indications : desquamation fine, pelliculeuse. Éruptions érythémato-squameuses. Hyperhidrose des pieds. Hypertrichose.
Aggravation : avec le lait, les graisses.
Type sensible : hypothyroïdien, aboulique, déprimé quand il est seul.

Alumina

Indications : allergie. Épithélioma. Kératite. Kératose. Lèpre. Lupus. Prurit. Rhagades.
Peau : sèche, terne, malsaine, squameuse, sans transpiration.
➜ Prurit sans aucune éruption, aggravation avec la chaleur.
➜ Prurit très violent qui s'aggrave avec la chaleur du lit.
➜ Éruptions d'herpès sur les pieds.
➜ Mains rugueuses, gercées, craquelées, douleurs subunguéales.
➜ Ongles fragiles, striés, épais, déformés.
Aggravation : avec le froid sec, dans l'après-midi.
Amélioration : à l'air libre, en mangeant, le soir.
Type sensible : lymphatique-nerveux, dystonique vagosympathique ; maigre, brun, asthénique ; déprimé, phobique.

Ambra grisea

Indications : chute des cheveux. Intertrigo des cuisses. Ongles fragiles. Prurit aux parties génitales.
Aggravation : avec la chaleur, la musique.
Amélioration : avec le frais, les boissons et les aliments froids.
Type sensible : nerveux-asthénique, maigre ; anxieux le soir, au lit ; tremble en écoutant de la musique.

Ammonium carbonicum

Indications : adiposité. Eczéma. Éruptions scarlatiniformes (visage et ventre). Érysipèle chez les personnes âgées, affaiblies.
Peau : excoriations multiples, prurit et fourmillement.
Lésions : érythème, vésicules, papules, ulcérations putrides.
Localisation : nez (furonculose) ; visage ; ventre ; cuisses, jambes, plis cutanés ; organes génitaux. Latéralité : droite.
➜ Eczéma vésiculeux sur fond rouge, prurigineux, brûlant.
➜ Eczéma sec, étendu, parfois scarlatiniforme.

➜ Eczéma anal ou génital, avec gonflement clitoridien.
➜ Intertrigo aux cuisses.
➜ Taches rouges, écarlates ; cyanotiques.
➜ Pétéchies, rougeurs, ecchymoses spontanées.
Aggravation : avec le froid, les applications humides.
Amélioration : avec la chaleur, par temps sec.
Type sensible : lymphatique, gras, flasque et asthénique ; réagit peu aux maladies ; déprimé psychiquement, hystérique ; trouve une compensation dans les sucreries.

Anacardium orientale

Indications : adiposité. Anesthésie-dysesthésie cutanée. Dermatite. Dermatose. Érysipèle. Fort prurit. Lichen plan. Pemphigus. Urticaire.
Peau : engourdissement, torpeur, prurit prédominant.
Lésions : vésicules, papules, pustules, verrues.
Localisation : lèvres, mains, jambes, visage, tronc. Latéralité : de droite à gauche.
➜ Dermite vésiculo-bulbeuse, érysipéliforme.
➜ Éruptions vésiculo-pustuleuses très prurigineuses.
➜ Éruptions pustuleuses-phlycténulaires sur peau œdémateuse.
➜ Herpes simplex : labial, génital.
➜ Eczéma chronique, lichénification.
➜ Verrues, prurit, sur la paume des mains.
➜ Sueur visqueuse. Transpiration abdominale.
Aggravation : avec le froid ; en se grattant.
Amélioration : avec la chaleur, en mangeant.
Type sensible : lymphatique-nerveux ; déprimé, boulimique ; méchant, malicieux, cruel ; dédoublement de la personnalité.

Antimonium crudum

Indications : acné. Adiposité. Allergie. Alopécie. Cors. Eczéma. Érythème noueux. Hyperhidrose. Impétigo. Maladies des ongles. Mycose interdigitale. Pyodermite. Urticaire.
Langue : recouverte d'un enduit blanc, cireux.
Lésions : vésicules, papules, pustules, croûtes, hyperkératose ; souvent associées à des troubles gastro-intestinaux.
Localisation : commissure des paupières et des lèvres ; autour du nez et derrière les oreilles ; visage, mains, jambes, pieds, tronc. Latéralité : gauche supérieure, droite inférieure.
➜ Acné croûteuse périorale chez le dyspeptique.
➜ Éruptions croûteuses, épaisses.
➜ Piqûres, nodules d'urticaire, troubles dus à une mauvaise digestion après un repas de viande ou un embarras gastrique.
➜ Exanthème avec macules, papules, vésicules fragiles, de liquide limpide puis trouble, et enfin croûtes (tête, parties couvertes).
➜ Éruptions pustuleuses, avec croûtes dures, épaisses, de la consistance du miel.
➜ Éruptions sèches, hyperkératosiques.
➜ Éruptions cutanées d'ampoules, prurigineuses.
➜ Commissure des lèvres crevassée, vésiculeuse, croûteuse.
➜ Ongles déformés, gercés, avec excroissances cornées.
➜ Verrues périunguéales et pieds calleux.
➜ Callosités plantaires douloureuses, difficulté de déambulation.
Aggravation : avec les excès alimentaires, les aliments acides, le porc, les gâteaux, les fruits, le vin ; la chaleur.
Amélioration : avec une diète régulière et le repos.
Type sensible : lymphatique-sanguin ; triste ; irascible ; grognon mais gros mangeur, gourmand, sentimental.

Apis mellifica

Indications : allergie. Éruptions scarlatiniformes. Érythèmes variés. Furonculose. Œdème. Urticaire. Zona.
Peau : en peau d'orange ; rouge, piquante, comme au contact d'aiguilles brûlantes ; sèche, en alternance avec de la sueur.
Lésions : érythème, œdème, vésicules, piqûres, papules, nodules, pustules, escarres ; hyperhidrose, prurit.
Localisation : tête, visage, oreilles, gorge, yeux, thorax, paupières, testicules ; ou diffuse. Latéralité : droite.

➜ Toutes les formes allergiques urticantes.

➜ Œdème immédiat, intense, rose vif, comme peint.

➜ Éruptions érythémato-œdémateuses, prurigineuses, brûlantes.

➜ Éruptions furonculeuses, pustuleuses, acnéiques.

Aggravation : avec la chaleur ; de 16 à 18 heures ; au contact.
Amélioration : avec les applications froides locales.
Type sensible : lymphatique-sanguin, vagotonique, dysthyroïdien ; méfiant, distrait, maladroit, hystérique, pleurnicheur.

Argentum nitricum

Indications : éruptions pustuleuses. Fistules. Impétigo. Ulcérations. Zona.
Peau : brune, avec des taches hépatiques ; bleu-gris, violette, lie-de-vin ; bronzée ; dure, prurigineuse.
Lésions : œdème palpébral, piqûres, vésicules, verrues, ampoules, pustules, ulcères variqueux, douleurs d'échardes.
Localisation : visage, thorax, membres. Latéralité : gauche.

➜ Pustules prurigineuses la nuit et avec la chaleur du lit.

➜ Escarres érythémato-œdémateuses rouge vif.

Aggravation : avec la chaleur ; les gâteaux ; couché sur le flanc droit.
Amélioration : à la pression, avec la fraîcheur, les éructations.
Type sensible : lymphatique-bilieux, asthénique, vieillissant ; fébrile ; anxieux par anticipation ; folie d'angoisse.

Aristolochia clematitis

Indications : interaction entre des troubles génitaux féminins et des troubles cutanés. Acné juvénile. Acrocyanose. Érythrocyanose. Extrémités froides. Jambes lourdes. Stase veineuse générale. Varices.
Aggravation : après les règles, en supprimant les sécrétions.
Amélioration : à l'air frais, avec des applications humides.
Type sensible : refermé sur soi, dans un refus de la société.

Arnica

Indications : acné juvénile. Acné rosacée. Eczéma sur le visage. Érythème. Furonculose. Névrodermite.
Peau : furonculose, ecchymoses avec adhérences.
Lésions : érythème ; vésicules, pustules, pétéchies, nodules, petits furoncles très douloureux, ecchymoses, ulcérations.
Localisation : nuque, visage, épaules, thorax, bras, jambes. Latéralité : gauche supérieure, droite inférieure.

➜ Acné pustuleuse, tubéreuse (visage, épaules, thorax).

➜ Furoncles à apparition successive, diffus, symétriques, très petits, extrêmement douloureux, piquants.

➜ Érythrodermie grave (front, visage).

➜ Érythème passif cyanotique, rouge bleuâtre.

➜ Taches bleues sous la peau (hématomes).

➜ Fragilité des vaisseaux capillaires ; peau cyanotique.

Aggravation : au moindre contact, la nuit, avec le vin.

Amélioration : avec des applications chaudes, couché.
Type sensible : sanguin-bilieux, obèse ; hypertendu ; sympathicotonique ; obstiné, solitaire, peureux, sans dynamisme.

Arsenicum album

Indications : acrocyanose. Allergie. Alopécie. Charbon. Dermatite. Dermatose. Eczéma vésiculeux. Œdème. Épithélioma. Érythème avec suintement multiforme. Érythème noueux. Furonculose. Gangrène. Lichen. Lupus. Mycose. Urticaire. Plaies septiques. Psoriasis. Séborrhée. Ulcères nécrotiques. Zona.
Peau : prurigineuse même sans éruptions ; sèche, parcheminée ; rugueuse, écaillée.
Lésions : érythème, piqûres, vésicules, squames, ampoules, papules, pustules, kératoses, scléroses, plaques, croûtes ; ulcères ; corrosions ; sécrétions sanguinolentes ; bromhidrose.
Localisation : tête, visage, lèvres, oreilles, tronc, extrémités ; généralisée. Latéralité : droite.
➜ Éruptions sèches, desquamation fine, pelliculeuse.
➜ Éruptions boutonneuses, vésiculeuses, brûlantes.
➜ Éruptions périodiques de nombreux furoncles, avec fièvre.
➜ Pustules avec douleurs brûlantes et écoulement putride.
➜ Sécrétions âcres, excoriantes, souvent malodorantes.
➜ Vésicules eczémateuses rassemblées, douleurs brûlantes.
➜ Acné rosacée violacée sur le nez des sujets nerveux.
➜ Kératose sénile : squames brun grisâtre.
➜ Transpiration froide et visqueuse, fébrile.
➜ Pathologie de la peau associée à de l'asthme.
Aggravation : avec le froid, la nuit, en se grattant.
Amélioration : avec la chaleur, en été.
Type sensible : maigre, asthénique, dysthyroïdien, souffrant d'hypofonctionnement des glandes surrénales ; grande faiblesse, abattement ; sensation de brûlure ; fébrile ; anxieux, très craintif, voire désespéré.

Arsenicum jodatum

Indications : comme *Arsenicum album*. Surtout pendant le troisième âge.
Peau : sèche, épaissie, infiltrée, squameuse.
➜ Éruptions sèches avec desquamation fine, pelliculeuse.
➜ Dermatomycose. Lichénification avec prurit exaspérant.

Asarum europaeum

Indications : acné. Dermatite. Peau sèche (mains).
➜ Petits points acnéiques sur le visage.
➜ Papules et pustules de la dimension d'une tête d'épingle, sur le dos des mains et des doigts, avec un fort prurit.
➜ Transpiration dans la partie supérieure du corps.
Aggravation : avec le froid sec, le soleil, par beau temps.
Amélioration : en se lavant avec de l'eau froide, en se grattant.
Type sensible : hypersensibilité nerveuse ; dépression-euphorie en alternance, concentration difficile, fuite des idées.

Asteria rubens

Indications : dermatite. Exanthème. Prurit. Ulcère.
Peau : sèche, rugueuse, d'aspect terreux.
➜ Prurit généralisé, surtout côté gauche.
➜ Exanthème rouge, avec sécrétions.
➜ Éruptions acnéiformes et furonculoses.
➜ Éruptions de vésicules herpétiformes.

➜ Ulcérations douloureuses avec sécrétion fétide.
Aggravation : la nuit, par temps très humide, avec la chaleur.
Amélioration : avec des ablutions ou une ingestion d'eau froide.
Type sensible : lymphatique, atonique, excitable, très émotif, dépressif-émotif en alternance.

Belladonna

Indications : brûlures. Érythèmes aigus (rubéole, rougeole, scarlatine, érysipèle). Érythème noueux. Érythème avec suintement multiforme. Urticaire. Zona ophtalmique.
Peau : rouge écarlate, chaude, pulsative, prurigineuse.
Lésions : érythème, œdème, vésicules, nodules, pétéchies, pustules, ulcérations purulentes, hyperhidrose, chromidrose.
Localisation : généralisée. Latéralité : droite.
➜ Accès cutanés violents, rouges, brillants.
➜ Éruptions furonculeuses, desquamantes.
Aggravation : à partir de 15 heures, avec le froid, le contact, la lumière.
Amélioration : dans une chambre chaude, avec le repos.
Type sensible : lymphatique-nerveux, obèse, hypertendu ; vigoureux ; sympathico-tonique ; hypersensible, hyperexcitable ; d'une grande imagination, à la limite du délire ; gêné par le bruit et la vie citadine.

Berberis vulgaris

Indications : dermatoses circinées. Dermopathies dues à une insuffisance rénale ; à des troubles hépato-biliaires ; à des calculs vésiculaires. Eczéma sec. Pityriasis versicolor. Psoriasis.
➜ Prurit avec desquamation fine. Prurit sans raison.
Lésions : vésicules, pustules, squames, taches.
➜ Psoriasis polymorphes avec dermatoses circinées, sèches ou humides, très prurigineuses (dos des mains, périnée).
➜ Éruptions eczémateuses avec prurit brûlant.
Aggravation : en se grattant ; en cas d'oligurie.
Amélioration : avec des applications froides, en urinant beaucoup.
Type sensible : bilieux-sanguin, nerveux, spastique ; souvent abattu ; doté d'une mémoire faible.

Beryllium metallicum

Indications : dermatites. Dermatoses. Éruptions humides, brûlantes, prurigineuses. États subfébriles, perte de poids. Fistules brûlantes, précancéreuses. Nodules, papules.
➜ Tendance aux formations tumorales : papillomes, granulomes.
Aggravation : avec la chaleur, au moindre effort.
Amélioration : à l'air libre.
Type sensible : amaigri, nerveux, irritable, hargneux.

Borax

Indications : cheveux gras. Dermatoses infectées. Eczéma. Herpès périoral et génital. Herpes simplex.
➜ Psoriasis des mains (utiliser 3CH-4CH-5CH).
Peau : sèche, à l'aspect malsain, avec des blessures suppurantes.
➜ Cheveux séborrhéiques, cassés, collants.
➜ Herpès périoral et génital, coexistant avec des aphtes.
➜ Eczéma sec : cuir chevelu, dos des mains et des doigts.
➜ Nez rouge, brillant, chez les jeunes filles.
Aggravation : par temps humide, avec le froid, le bruit ; en faisant un mouvement vers le bas.

Bovista gigantea

Indications : dermatites allergiques. Éruptions d'herpès.
➜ Prurit des membres supérieurs. Éruptions boutonneuses dures.
➜ Œdèmes : des mains, des pieds, des doigts, au réveil ; avec des troubles vasomoteurs des extrémités ; avec de l'urticaire, de l'eczéma.
➜ Transpiration axillaire malodorante, alliacée.
Aggravation : pendant toute la matinée et la nuit.

Bryonia

Indications : acné. Allergie. Rubéole. Scarlatine. Variole.
Peau : gonflée, œdémateuse, brûlante, brillante. Sèche, squameuse, ichtyosique.
Lésions : érythème, macules, phlyctène, pétéchies, hyperhidrose.
Localisation : tronc, extrémités. Latéralité : droite.
➜ Éruptions qui précèdent la fièvre éruptive.
➜ Éruptions tardives ou qui évoluent lentement.
➜ Éruption de pétéchies hémorragiques.
➜ Œdème pâle, dur ; gonflements brillants, piquants.
➜ Ulcérations de la peau avec sensation de froid.
➜ Cuir chevelu et visage séborrhéiques, cheveux huileux.
➜ Transpiration abondante, onctueuse, au niveau du cuir chevelu.
➜ Gonflements brûlants des pieds hypertrophiés.
Aggravation : avec la chaleur, en supprimant les exanthèmes.
Amélioration : avec des applications froides, à l'air libre.
Type sensible : bilieux-sanguin, coléreux, impétueux, actif ; sympathicotonique, affairé, craignant la pauvreté.

Bunias orientalis

Indications : dermatites vésiculeuses.
➜ Éruptions prurigineuses qui annoncent des adénopathies malignes.
➜ Vésicules rouges ou violet pâle sur le nez, les joues, les avant-bras, les mains, la paume des mains, les avant-bras, les cuisses, les jambes ; côté droit.
Type sensible : sans énergie, maigre, névrotique dépressif ; atteint d'anxiété sans motif ; troubles cénesthésiques caractéristiques (sensations étranges d'altération de la vue, du volume de la tête, de gonflement des mains).

Cadmium metallicum

Indications : eczéma sec. Érythème noueux. Érythème avec suintement multiforme. Lichen scléreux. Lupus érythémateux tuméfié.
Lésions : éruptions sèches, vésicules, papules, taches.
➜ Tubercules papulo-noduleux, ampoules, rougeurs.
➜ Papules isolées ou rassemblées, d'aspect sclérodermique.
➜ Dermatites pustuleuses chroniques à progression excentrique.
➜ Prurit qui s'atténue avec le grattement.
➜ Taches jaunes sur le nez, les joues, la poitrine.
Aggravation : le matin, avec le froid, en marchant.
Amélioration : avec des applications froides, avec les éruptions.
Type sensible : amaigri, déshydraté ; abattu, anxieux ; voulant à tout prix qu'on le laisse tranquille.

Calcarea carbonica

Indications : acné. Adiposité. Allergie. Alopécie. Croûte de lait. Dermatite. Dermatose. Eczéma séborrhéique. Érythème noueux. Hyperhidrose. Impétigo. Lupus. Mycose. Psoriasis.

Peau : flasque, molle, gercée, rugueuse, cireuse.
Lésions : érythème fessier, eczéma céphalique, squames, croûtes, pustules, vésicules, kystes sébacés, tubercules, ulcérations, verrues charnues, érosions sur la plante des pieds.
➜ Éruptions de croûtes humides, en grappes ; sécrétion blanchâtre.
➜ Éruptions d'herpès farineux ou squameux.
➜ Eczéma du cuir chevelu et du visage.
➜ Transpiration sur tout le corps, après un effort ou la nuit.
Aggravation : avec le froid, l'humidité, l'exercice physique.
Amélioration : en climat sec, pendant la constipation.
Type sensible : lymphatique, flasque, petit, grassouillet ; apathique, têtu, craintif, mentalement lent.

Calcarea fluorica

Indications : brûlures solaires. Chéloïdes. Dystrophisme unguéal. Eczéma. Engelures. Sclérodermie. Ulcérations. Varices.
Peau : infiltrations dures, calleuses, crevasses, rhagades.
Lésions : vésicules, squames, croûtes ; papules, pustules, nodules (rhinophyma), varices, ulcères ; suppurations ; scléroses.
➜ Éruptions vésiculeuses et prurigineuses, suintantes.
➜ Eczéma anal après des hémorroïdes.
➜ Excroissances charnues, dures, crevasses cutanées.
➜ Tendance à transpirer au moindre effort.
➜ Chute des cheveux, des cils, des poils pubiens.
Aggravation : avec le froid, l'humidité.
Amélioration : avec la chaleur, les applications chaudes.
Type sensible : lymphatique-asthénique, avec malformations de naissance, hyperlaxité articulaire, sclérose ; il peut être équilibré, tenace, méthodique, pratique, constructif, ou bien à tendance anarchiste, indiscipliné, pessimiste, désespéré.

Calcarea phosphorica

Indications : acné. Allergie. Alopécie. Furonculose. Impétigo. Lupus. Pyodermite. Ulcère variqueux. Urticaire.
Peau : sèche, rugueuse, froide, écorchée, irritée.
Lésions : vésicules, ampoules, piqûres, pustules, croûtes, prurit.
➜ Pyodermites superficielles avec ampoules, vésicules.
➜ Éruptions urticantes après un bain froid.
➜ Hyperhidrose nocturne sur la tête et le cou.
Aggravation : avec le froid, l'humidité.
Amélioration : par temps sec, avec la chaleur.
Type sensible : nerveux-lymphatique, hypergénital ; déminéralisé ; irritable ; hypersensible ; cyclothymique.

Calcarea sulfurica

Indications : acné vulgaire pustuleuse du visage. Alopécie. Eczéma. Furoncles. Pellicules. Pyodermites. Suppurations.
Peau : malsaine, avec des plaies suppurantes, de la pyodermite.
Lésions : pustules, squames, croûtes, ampoules, vésicules.
➜ Éruptions squameuses, avec ampoules, pustules, croûtes ; avec expulsion abondante de pus jaunâtre.
➜ Pellicules abondantes, diffuses ; prurit, brûlure du cuir chevelu ; tendance à l'alopécie.
➜ Éruptions papulo-pustuleuses de la barbe.
➜ Éruptions de croûtes, de squames sur le bord des narines.
➜ Abcès dans le conduit auditif externe.
Aggravation : avec l'humidité, au toucher.
Amélioration : avec la chaleur sèche, les bains.

Cantharis

Indications : brûlures avec grosses vésicules brûlantes. Cellulite douloureuse. Dermatite. Dermatose. Érysipèle. Érythème avec suintement ; noueux. Zona.
Peau : enflammée, brûlante, comme décharnée.
Lésions : vésicules, ampoules, phlyctène ; squames.
➜ Éruptions vésiculeuses avec fort prurit brûlant.
➜ Dermatose avec grosses vésicules et ampoules infectées.
➜ Rupture de vésicules avec prurit et brûlure.
➜ Eczéma sur le dos des mains et entre les doigts.
➜ Sueur urineuse sur les parties génitales.
Aggravation : au contact avec l'eau, le café.
Amélioration : avec des applications froides.
Type sensible : nerveux-bilieux ; hyperesthésique ; excitable, hydrophobe ; passionnel ; éréthisme sexuel.

Carboneum sulfuratum

Indications : acné. Épithélioma. Herpès. Impétigo. Toutes les dermatites associées au prurit.
Peau : brûlante et prurigineuse, hypoesthésique.
➜ Hypoesthésie de la peau des bras, des mains et des pieds.
➜ Herpès de type phlyctène sur le dos des mains.
➜ Étiologie des maladies : alcoolisme chronique.
Type sensible : mentalement confus, comme en état d'ébriété.

Carbo vegetalis

Lésions : acné. Allergie. Alopécie. Escarres. Furoncles. Hyperhidrose. Ulcère variqueux. Urticaire dû à une indigestion.
Peau : froide, cyanotique, bleuâtre ; sueurs froides.
Lésions : squames, pustules, ulcérations, escarres, ongles bleus.
Localisation : cuir chevelu, visage, dos, entre les doigts, jambes, poitrine, parties génitales, sacrum, coccyx.
➜ Ulcérations noires, brûlantes, avec sécrétion fétide.
➜ Ulcérations malignes, gangrène humide, sénile.
➜ Ulcérations variqueuses, sanguinolentes, avec douleurs brûlantes.
➜ Petites pustules scabieuses, extrêmement prurigineuses.
➜ Furonculose avec tendance gangreneuse.
➜ Sueurs froides, abondantes, avec odeur putride.
Aggravation : avec la chaleur, en particulier humide.
Amélioration : en s'éventant avec de l'air frais.
Type sensible : lymphatique-sanguin, obèse, mou, gros mangeur, paresseux, indolent, indifférent à tout.

Causticum

Indications : acné rosacée. Acné vulgaire. Anciennes brûlures. Engelures. Fistules. Herpes simplex. Intertrigo. Lichen ruber. Panaris. Rhagades. Ulcères. Verrues.
Peau : malsaine, sèche, brûlante.
Lésions : vésicules, pustules, fistules, ampoules, croûtes.
➜ Éruptions d'herpès brûlantes ; sur la poitrine.
➜ Verrues dentées, pédonculées, plates, humides, dures, cornées, larges, subunguéales, sur le nez, sensibles au contact.
Aggravation : avec le froid sec ; le soir ; entre 3 et 4 heures du matin.
Amélioration : avec l'humidité, la chaleur.
Type sensible : nerveux-bilieux, vagotonique, maigre, asthénique, très frileux ; esprit critique, méfiant, altruiste.

Condurango

Indications : lupus. Ulcérations. Ulcère variqueux.
Précancéreuses : tendance aux néoformations cutanées.
Cancéreuses : ulcérations associées à des carcinomes. Crevasses ulcérées des commissures des lèvres.

Cresol

Indications : érythème papuleux, avec suintement polymorphe. Escarres, sèches. Hyperhidrose palmaire. Lupus érythémateux. Mélanose. Prurigo simple chronique. Sclérodermie. Vitiligo.
Aggravation : avec la chaleur, avant les règles.
Amélioration : à l'air libre, avec le sommeil.

Croton tilium

Indications : croûte de lait. Dermatite. Eczéma. Érysipèle. Urticaire. Vésicules, pustules, croûtes. Zona.
➔ Lésions cutanées en alternance avec la diarrhée, la toux.
➔ Vésicules scrotales brûlantes, avec diarrhée explosive.
➔ Vésicules, puis pustules rouges et croûtes jaunâtres.
➔ Eczéma au cuir chevelu, aux tempes, au visage.
Aggravation : la nuit.
Amélioration : avec le sommeil.

Dolicos pruriens

Indications : prurit. Urticaire.
➔ Prurit essentiel ; sénile, avec ou sans éruptions.
➔ Prurit essentiel, lié à des intolérances alimentaires.
➔ Prurit ictérique ; de la constipation.
➔ Prurit de l'urticaire, de l'Herpes zoster, du lichen plan, des névrodermites.
Aggravation : la nuit, avec la chaleur du lit.

Ergotina

Indications : alopécie diffuse, calvitie circonscrite. Érythème avec suintement polymorphe. Herpès de la femme enceinte. Pétéchie. Toxidermie avec bulles. Urticaire.
Aggravation : avec la chaleur.
Amélioration : à l'air frais, en se découvrant.

Eugenia jambosa

Indications : acné papuleuse, papulo-pustuleuse ; juvénile ; rosacée, éthylique ; due à des toxiques : brome, iode ; prémenstruel.
Aggravation : avant les règles.

Euphorbium resinifera

Indications : atrophie. Brûlures. Épithélioma. Érysipèle.
Lésions : vésicules, ampoules, phlyctène, pustules.
➔ Vésicules sur peau enflammée et œdémateuse.
➔ Érysipèle avec ampoules et sérosités jaunâtres.
➔ Épithélioma ulcéré, infecté.
➔ Brûlures graves ; atrophie cutanée après des radiations.
Aggravation : au toucher, avec la chaleur.
Amélioration : avec des applications froides.

Graphites

Indications : acné. Alopécie. Chéloïdes. Dystrophie unguéale. Eczéma. Éphélides. Épithélioma. Érysipèle. Herpès. Impétigo. Intertrigo. Mycose. Psoriasis. Verrues.
Peau : pâle, sèche, terne, rugueuse, malsaine, suppurante.
Lésions : verrues, vésicules, pustules, croûtes, squames.

➜ Éruptions vésiculeuses, liquide jaune visqueux semblable à du miel.
➜ Éruptions squameuses, hyperkératosiques ou miellées.
➜ Éruptions avec mucosités glutineuses, purulentes, sur la tête.
➜ Kystes sébacés, du cuir chevelu ; cheveux fragiles.
➜ Cicatrices chéloïdes scléro-hypertrophiques.
➜ Ongles déformés, graciles, épais, qui s'émiettent.
Aggravation : avec le froid, l'humidité, la nuit, avec la chaleur du lit, pendant et après les règles.
Amélioration : à l'air libre, en se couvrant, en mangeant.
Type sensible : lymphatique-sanguin, obèse ; frileux ; timide, émotif, dépressif, atonique et sans réaction.

Haloperidolo

Indications : hypertrichose. Transpiration excessive.
Peau : jaunâtre ; paume des mains calleuse, doigts froids.
Aggravation : le matin, après le repas, avec le travail intellectuel, les neuroleptiques.
Amélioration : avec l'eau froide, le soir, en marchant.
Type sensible : sujet schizoïde, stressé, aboulique, déprimé pendant la journée mais euphorique le soir.

Hedera helix

Indications : cellulite. Dermite scléro-hypertrophique. Herpès labial et génital. Lipodystrophie. Prurigo. Petites pustules sur le visage et le tronc. Urticaire.
Aggravation : à minuit et à 3 heures.
Amélioration : avec l'air frais, le mouvement, les bains froids.
Type sensible : hyperthyroïdien, avec des troubles psychiques.

Hekla lava

Indications : Herpes simplex. Prurit. Sueurs diffuses.
➜ Herpès sur la lèvre supérieure, côté gauche.
➜ Éruptions vésiculaires sur la joue gauche et la partie droite du front.
➜ Prurit aux avant-bras et au coude gauche.
Aggravation : avec le repos, assis, le soir.
Amélioration : dans l'après-midi.
Type sensible : flasque, hypoénergique, au sommeil insatisfaisant, avec une tension mentale le matin, somnolent l'après-midi.

Hepar sulfur

Indications : acné. Alopécie. Charbon. Favus. Furoncle. Impétigo. Panaris. Pyodermite. Teigne. Verrues.
Peau : grasse, malsaine, suppurante ; desquamée, crevassée.
Lésions : vésicules, squames, croûtes, pustules, nodules.
➜ Éruptions avec beaucoup de prurit, écoulement fétide et purulent.
➜ Ulcérations sanguinolentes, très douloureuses, brûlantes ; cancéreuses, sarcomateuses, fétides, avec prurit.
➜ Verrues suppurantes, piquantes, malodorantes.
➜ Transpiration âcre, malodorante, qui ne soulage pas.
Aggravation : avec le froid sec, au moindre contact, le matin.
Amélioration : avec la chaleur, après avoir mangé.
Type sensible : lymphatique-nerveux, dysthyroïdien-hypothyroïdien, très frileux ; dépressif psychique, hypersensible.

Histaminum hydrochloricum

Indications : tous les états d'allergie cutanée et muqueuse.
➜ Chute des cheveux et des poils. Érythème. Dermatites.

➔ Sensation de fourmillement à différents points de la peau.
➔ Papules rouges, prurigineuses, de la dimension d'un petit pois.
Aggravation : avec la chaleur, le soleil, en se lavant.
Amélioration : avec le froid, en s'éventant, en se grattant.

Hydrocotile asiatica

Indications : acné. Eczéma sec. Ichtyose. Kératose. Lèpre. Lupus sur le visage. Psoriasis. Sclérodermie (3CH, longtemps).
➔ Éruptions cutanées sèches, avec hyperkératose, desquamation.
➔ Prurit intolérable sur les parties génitales et la plante des pieds.

Hypericum

Indications : dermatoses photosensibles. Érythème.
➔ Blessures causées par un objet pointu.
➔ Plaies et blessures douloureuses sur la paume des mains et la plante des pieds.
➔ Blessures, lacérations au bord des doigts et des ongles.
Aggravation : avec le froid, l'humidité, au toucher, avec les secousses.
Type sensible : sujet sortant d'un traumatisme ; hyperdéprimé.

Iodum

Indications : acné rosacée. Acné vulgaire. Dermatite pustuleuse. Érythème noueux ; avec suintement. Furonculose. Séborrhée.
Peau : grisâtre, sale, avec cicatrices prurigineuses.
➔ Éruptions papulo-pustuleuses. Ulcérations avec écoulement abondant.
Aggravation : avec la chaleur, en particulier humide.
Amélioration : avec l'air frais, l'eau froide.
Type sensible : nerveux, maigre, inquiet, impatient ; sensation récurrente d'avoir oublié quelque chose.

Kalium arsenicosum

Indications : terrain cancérigène.
➔ Eczéma chronique. Dermatoses squameuses chroniques.
➔ Crevasses, nœuds sous-cutanés. Zona côté droit.
➔ Psoriasis (au cou, aux genoux).
➔ Eczéma sec avec squames en écailles, souvent gercées, généralement localisées aux genoux et aux coudes.
➔ Prurit intolérable, qui empire avec la chaleur ou en se déshabillant.
➔ Ulcérations malignes noirâtres, fétides.
Aggravation : avec la chaleur, en se déshabillant, la nuit.

Kalium bichromicum

Indications : érythèmes prurigineux. Impétigo. Pyodermite.
Peau : sèche, rose, chaude, avec prurit brûlant.
Lésions : comédons, piqûres, vésicules, ampoules, papules, pustules, croûtes, ulcères, kystes, abcès, ulcérations.
➔ Pyodermite avec vésicules et ampoules, pus, croûtes jaunes.
➔ Impétigo avec vésicules et ampoules sur le cuir chevelu.
➔ Ulcérations sèches de la peau ; avec écoulement jaune.
➔ Eczéma impétigineux avec ulcère variqueux.
Aggravation : vers 3-4 heures du matin, avec le froid, le matin.
Amélioration : avec la chaleur, en été.
Type sensible : lymphatique-asthénique, dysthyroïdien, vagotonique ; frileux ; tendance à l'obésité ; paresse intellectuelle.

Kalium bromatum

Indications : acné pustuleuse. Kystes sébacés. Psoriasis. Séborrhée. Urticaire.

➡ Acné pubertaire, pustuleuse, tubéreuse, brûlante, douloureuse : sur le visage, la nuque, le thorax et les épaules.
➡ Éruptions papuleuses, ulcérées ; exsudat visqueux et filandreux.
➡ Éruptions pustuleuses douloureuses ; de tubercules en hiver.
➡ Squames de psoriasis à larges lamelles, stratifiées.
➡ Boutons urticants dus à la nervosité.
Aggravation : de 17 heures à 2 heures du matin, la nuit.
Amélioration : avec la distraction, l'occupation.
Type sensible : lymphatique, hyposthénique, vagotonique. Jeune : sans mémoire ; adulte : homme d'affaires sans mémoire.

Kalium carbonicum

Indications : adiposité. Alopécie. Dermatites. Érythèmes. Lupus. Œdème palpébral. Prurit. Séborrhée. Urticaire.
Peau : blanche, sèche, sensible, fragile.
➡ Éruption de petits boutons rouges sur l'abdomen, la poitrine.
➡ Éruptions circinées croûteuses, d'herpès.
➡ Éruptions prurigineuses pendant les règles.
➡ Chute des poils des sourcils ; cheveux très secs.
➡ Ongles incarnés ; engelures avec peau cyanosée.
Aggravation : avec le froid, de 2 à 4 heures du matin ; au réveil.
Amélioration : à l'air libre, avec la chaleur, dans l'après-midi.
Type sensible : lymphatique-nerveux, asthénique, mélancolique, susceptible ; qui a peur pour un rien.

Kalium jodatum

Indications : acné pustuleuse, rosacée. Allergie. Furoncles minuscules. Ganglions hypertrophiés, durs. Nodules. Papules.
➡ Acné principalement rosacée, chez les sujets nerveux.
➡ Points rouges sur les jambes : nodosités sous-cutanées rougeâtres.
➡ Éruptions papuleuses, pustuleuses, nodulaires sur le cuir chevelu.
➡ Cuir chevelu très sensible au grattement.
➡ Vésicules brûlantes dans la bouche, furonculose du visage.
➡ Adénopathies durcies et nodosités sous-cutanées.
➡ Ulcérations cutanées, périorales, périnasales.
➡ Éruptions qui ont tendance à s'ulcérer.
Aggravation : au toucher, avec la chaleur, l'humidité ; au bord de la mer.
Amélioration : à l'air frais ; avec le mouvement.
Type sensible : sthénique-nerveux, maigre, agité, instable ; hyperthyroïdien, sympathicotonique.

Kalium muriaticum

Indications : acné. Allergie. Cellulite. Croûte de lait. Eczéma. Engelures. Éruptions périorales. Érysipèle. Furoncles. Herpes zoster. Lupus. Œdème. Squames poussiéreuses. Verrues.
Peau : desquamation pelliculeuse sèche.
Lésions : abcès, vésicules, squames, papules, pustules.
➡ Vésicules avec liquide séreux, blanc, épais.
➡ Vésicules séro-hémorragiques, croûteuses.
➡ Éruptions vésiculeuses avec desquamation fine, pelliculeuse.
➡ Lupus vulgaire, érythémato-nodulaire sur le visage.
➡ Perlèche avec desquamation fine sur une peau très sèche.
➡ Œdème chronique des jambes et pieds froids.
Aggravation : au toucher, avec la chaleur, l'humidité, au bord de la mer.
Amélioration : à l'air frais ; avec le mouvement.

Type sensible : nerveux-bilieux, ne digérant pas les aliments gras ; irritable, coléreux, très frileux.

Kalium phosphoricum

Indications : abcès. Alopécie. Cicatrices. Engelures. Furoncles. Hyperhidrose. Panaris. Ulcères dus aux escarres. Urticaire.
Lésions : piqûres, pustules ; pemphigus ; croûtes fétides, purulentes.
➔ Eczéma accompagné d'une faiblesse nerveuse marquée.
➔ Sueur axillaire à odeur d'oignon.
Aggravation : en se fatiguant, après le coït, avant les règles.
Amélioration : en mangeant, en dormant, pendant les règles.
Type sensible : asthénique-nerveux, vagotonique, aboulique, avec une faible mémoire, ayant peur de la solitude ; agoraphobe.

Kalium sulfuricum

Indications : épithélioma. Pellicules. Psoriasis. Séborrhée.
Peau : sèche, froide, se desquamant facilement.
Lésions : éruptions d'herpès, écailles, larges squames grasses, squames sèches et fines sur une peau humide, ulcères.
➔ Petites pellicules jaunes, nombreuses.
➔ Éruptions humides avec sérosité jaune verdâtre.
➔ Éruptions croûteuses ou humides, jaunâtres, sur le cuir chevelu.
➔ Éruptions scabieuses sur les membres en général.
➔ Éruptions squameuses sur les coudes, les membres inférieurs.
Aggravation : avec la chaleur, le repos, le soir.
Amélioration : à l'air frais, en marchant.
Type sensible : asthénique-nerveux, anxieux, angoissé ; au visage jaunâtre ; lenteur des réflexes mentaux, manque de confiance en soi.

Kreosotum

Indications : acné sur le visage. Alopécie prématurée. Calvitie. Dermatite séborrhéique. Eczéma. Exanthème. Excoriations. Impétigo. Intertrigo. Lupus (nez). Ulcères. Urticaire.
➔ Eczéma humide sur le visage, les oreilles, le dos des mains et des doigts.
➔ Éruptions humides ou sèches, vésiculeuses, papuleuses, herpétiformes et extrêmement prurigineuses, paroxystiques le soir.
➔ Prurit même sans éruptions, paroxystique le soir.
➔ Brûlures sous la plante des pieds qui provoquent l'insomnie.
➔ Transpiration irritante et fétide, surtout aux pieds.
➔ Réouverture d'un ulcère dans un endroit cicatrisé.
Aggravation : avec le froid, les problèmes dentaires, la ménopause.
Amélioration : en mangeant, avec l'exercice.
Type sensible : asthénique-nerveux, grand, maigre ; impatient de 18 à 6 heures du matin ; introverti, inquiet, agité.

Lachesis

Indications : acné rosacée des alcooliques. Adiposité. Cellulite. Ecchymoses spontanées. Épithélioma. Érysipèle. Escarres. Pemphigus. Rougeur hémorragique. Scarlatine. Suppurations. Ulcérations. Ulcère variqueux. Urticaire.
Peau : cyanotique ; avec taches bleuâtres ou ictériques.
Lésions : vésicules, furoncles, tubercules, pustules, escarres.
➔ Éruptions, varicosités du visage ; excoriation des lèvres.
➔ Bouffées de chaleur de la ménopause sur le visage.
➔ Ulcérations bleuâtres à bords noirs, avec une aréole durcie.
➔ Excroissances en chou-fleur de la peau.

Aggravation : au toucher, avec le sommeil, au réveil, avec la chaleur.
Amélioration : avec les règles, le soir, à l'air libre.
Type sensible : bilieux-nerveux, hyperthyroïdien, hyperesthésique ; esprit confus au réveil, exalté et bavard le soir.

Ledum palustre

Indications : acné rosacée. Eczéma sec. Érysipèle. Érythème noueux ; avec suintement. Furoncles. Herpès. Piqûres d'insectes.
Peau : taches bleuâtres comme des pétéchies.
Lésions : piqûres, vésicules, furoncles, ulcères.
➜ Ecchymoses post-traumatismes, plaies dues à des objets pointus.
➜ Acné rosacée des alcooliques, rhinophyma.
➜ Excroissances sèches, pelliculeuses, assez prurigineuses.
➜ Peau qui saigne facilement.
Aggravation : avec la chaleur du lit.
Amélioration : au contact du froid.
Type sensible : obèse, sanguin, aimant les alcools forts.

Lycopodium

Indications : adiposité. Allergie. Alopécie. Condylomes. Éruptions. Furoncles. Herpès. Impétigo. Intertrigo. Lupus. Œdème. Psoriasis. Ulcères variqueux. Verrues.
Peau : jaunâtre ; sèche, sur la paume des mains ; ridée.
Lésions : éruptions d'herpès, de sycosis, syphilitiques ; de nævi.
➜ Cheveux vite gris ; canitie précoce.
➜ Éruptions prurigineuses de type rash sur les mains.
➜ Éruptions boutonneuses, fissurées, prurigineuses sur les mains.
➜ Éruptions croûteuses après le grattement.
➜ Éruptions d'herpès, douleurs lancinantes.
➜ Impétigo sur le cuir chevelu avec sécrétion épaisse, fétide.
➜ Ulcérations à bords relevés, durs, avec douleurs lacérantes.
➜ Transpiration acide, sentant l'oignon.
➜ Transpiration abondante des pieds.
➜ Prurit violent, plus marqué le soir.
Aggravation : avec la chaleur, les bains ; de 16 à 20 heures.
Amélioration : à l'air libre, avec des aliments chauds.
Type sensible : nerveux-bilieux, d'une intelligence pénétrante ; forte tendance à l'hépatopathie, rides prématurées.

Mandragora officinarum

Indications : alopécie séborrhéique. Dermatite allergique. Érysipèle. Furoncles. Herpes simplex, zoster. Urticaire.
➜ Eczéma sous forme d'ampoules ou d'herpès.
➜ Éruption vésiculeuse herpétiforme sur le visage.
➜ Éruption d'urticaire sur le dos de la main gauche.
➜ Éruption d'urticaire à l'angle de la mâchoire droite.
➜ Transpiration collante sur les mains et le front.
➜ Transpiration nocturne âcre, froide, épuisante.
Type sensible : nerveux, passant de l'euphorie à la dépression.

Mercurius solubilis

Indications : alopécie (tempes). Dermatite. Eczéma humide. Excrétions corrosives, suppurantes. Furoncles. Hyperhidrose. Impétigo. Mycose. Pyodermite. Suppurations.
Peau : constamment humide ; taches rouges, écarlates.

Lésions : vésicules, pustules, papules, taches de couleur cuivre.
➔ Transpiration abondante, visqueuse, ma-lodorante.
➔ Éruptions graisseuses, sanguinolentes, syphilitiques, de psoriasis.
➔ Éruptions d'herpès très étendues, squameuses.
➔ Dermatites vésiculeuses avec fort prurit nocturne.
➔ Eczéma humide, avec sécrétion, vésiculeux, infecté.
➔ Eczéma vésiculeux et pustuleux, très prurigineux.
➔ Ulcérations sanieuses, sanguinolentes, brûlantes, croûteuses.
➔ Transpiration abondante, visqueuse, sans répit.
Aggravation : avec le froid, la chaleur humide, la chaleur du lit ; quand le temps change ; après 18 heures ; la nuit.
Amélioration : en climat tempéré, avec le repos.
Type sensible : lymphatique-nerveux, anémique ; hypersensible, mentalement confus, agité, phobique, impatient, impulsif.

Mezereum

Indications : eczémas. Érythème. Ichtyose. Impétigo. Pityriasis. Prurit sénile. Zona (névralgie).
Peau : brûlante, prurigineuse sans éruptions, ulcérée.
➔ Éruptions d'herpès : vésicules, pustules, croûtes, squames.
➔ Éruptions vésiculaires croûteuses blanchâtres et épaisses, avec pus.
➔ Éruptions desquamantes sur les membres supérieurs et les pieds.
➔ Éruptions de vésicules prurigineuses sur les mains.
➔ Éruptions humides, sèches, croûteuses sur le cuir chevelu.
➔ Crevasses à la commissure des lèvres.
Type sensible : asthénique-nerveux, vagotonique, frileux.

Natrum muriaticum

Indications : acné juvénile. Allergie. Alopécie. Dyshidrose. Eczéma. Furonculose. Herpès. Piqûres d'insectes. Urticaire.
Peau : déshydratée, amaigrie, avec des rides précoces.
➔ Eczéma sec : aux plis de flexion et sur le cuir chevelu.
➔ Exanthèmes eczémateux et pustuleux.
➔ Éruptions autour de la bouche, sur le menton, les ailes du nez.
➔ Éruptions croûteuses, blanches, sur le cuir chevelu.
➔ Pellicules blanchâtres sur le cuir chevelu.
➔ Impétigo en bordure du cuir chevelu.
➔ Verrues palmaires, aux plis des doigts, aux plis du front.
➔ Peau qui se décolle autour des ongles.
Aggravation : avec la chaleur, au bord de la mer, de 9 à 11 heures du matin.
Amélioration : à l'air libre, en transpirant.
Type sensible : lymphatique-asthénique, hypocondriaque, anxieux.

Natrum sulfuricum

Indications : allergie. Condylomes. Eczéma. Herpès génital. Herpès labial. Prurit. Psoriasis. Verrues.
Peau : œdémateuse, infiltrée ; jaunâtre ; excroissances rouges.
➔ Condylomes et verrues ano-génitaux, nasaux, palpébraux.
➔ Transpiration axillaire fétide.
➔ Prurit aux membres inférieurs en s'habillant.
Aggravation : par temps humide, froid et humide, chaud et humide.
Amélioration : avec la chaleur sèche, après une défécation abondante.
Type sensible : lymphatique-sanguin, hypothyroïdien ; frileux ; indolent ; irritable, déprimé.

Nux vomica

Indications : acné rosacée. Allergie. Eczémas. Urticaire.

Peau : sèche ; jaunâtre, ictérique ; cyanotique en cas de colère.
➜ Acné rosacée avec troubles hépato-gastro-intestinaux.
➜ Éruptions prurigineuses de type chair de poule.
➜ Urticaire récidivante, avec troubles gastriques.
Aggravation : avec la colère ; au réveil ; après les repas ; avec le vent sec ou froid ; après l'absorption de stimulants.
Amélioration : avec la chaleur, le repos, les boissons chaudes, le temps humide, le soir.
Type sensible : bilieux-nerveux, hyperthyroïdien ; hypersensible, colérique, susceptible avec des réactions brutales.

Oleander

Indications : allergie. Croûte de lait. Eczéma. Impétigo. Intertrigo. Prurit. Pyodermite.
➜ Éruptions prurigineuses, suintantes, hématiques.
➜ Éruptions avec suintement, fétides : derrière les oreilles, sur la nuque, en bordure du cuir chevelu.
➜ Éruptions desquamantes du cuir chevelu.
➜ Prurit du cuir chevelu, le jour, la nuit.
Aggravation : avec l'allaitement.

Petroleum

Indications : allergie. Alopécie. Crevasses. Eczémas. Engelures. Fistules. Herpes simplex. Impétigo. Intertrigo. Psoriasis. Rhagades. Teigne. Verrues.
Peau : terne, sèche, épaisse, rugueuse, dure ; paraissant sale ; sensible, malsaine ; la moindre plaie suppure.
Lésions : vésicules, croûtes, squames, pustules, ulcères.
➜ Dermatoses sèches, gercées, en hiver.
➜ Dermatoses vésiculeuses avec suintement, fétides, suivies de croûtes.
➜ Croûtes jaunâtres : cuir chevelu, oreilles, coin des yeux, orifices cutanéo-muqueux ; périnée ; parties génitales.
➜ Éruptions eczémateuses sèches, tenaces (périnée, parties génitales).
➜ Rougeur, prurit, sécrétions (périnée, scrotum ou vulve).
➜ Mains déshydratées, gercées, avec brûlures, prurit.
➜ Extrémité des doigts sèche, endurcie, craquelée, gercée.
➜ Transpiration gênante aux aisselles et aux pieds.
Aggravation : avec le froid, en voyageant.
Amélioration : l'été, avec la chaleur sèche.
Type sensible : lymphatique-nerveux, vagotonique, émacié ; avec une faim dévorante ; sujet au psoriasis ; chez qui les maladies de peau prédominent.

Phytolacca decandra

Indications : chéloïdes. Érythème noueux ; avec suintement. Furoncles. Herpès circiné. Lupus. Pityriasis. Psoriasis.
➜ Furonculose avec adénopathies glandulaires.
➜ Ulcérations chroniques entourées de petits boutons.
➜ Eczéma du cuir chevelu et de la barbe.
Aggravation : avec le froid, l'humidité, au toucher.
Amélioration : avec la chaleur, la sécheresse.
Type sensible : lymphatique-sanguin, pâle, corpulent.

Plumbum metallicum

Indications : acné. Alopécie. Eczéma. Éruptions chroniques. Furonculoses. Herpes simplex. Hyperhidrose. Ichtyose. Psoriasis.
Peau : sèche et jaunâtre, rugueuse, huileuse.
➜ Acné pendant les règles. Herpès squameux palpébral.
➜ Éruptions sur le cuir chevelu : croûteuses, humides ou sèches.

➔ Éruptions purulentes auriculaires ; aux plis du coude, aux articulations des doigts, sur les tibias.
➔ Pieds froids, transpiration fétide, qui macère entre les orteils.
➔ Taches brunes, hépatiques, pendant la ménopause, avec constipation chronique.
➔ Prurit aggravé par la chaleur, atténué par le froid.
Aggravation : avec l'humidité, le contact superficiel.
Type sensible : nerveux-bilieux, maigre, frileux.

Pulsatilla

Indications : acné pubertaire. Acrocyanose. Adiposité. Allergie. Engelures. Érysipèle. Érythème noueux ; avec suintement. Orgelet. Prurit. Psoriasis. Urticaire. Veines variqueuses.
Peau : craquelée ; sèche, brûlante ; avec varicosités.
➔ Acné pubertaire causée par une alimentation trop grasse.
➔ Varicosités sur la peau ; veines variqueuses ; ulcères variqueux.
➔ Ulcérations brûlantes, profondes, fistuleuses, avec une aréole rouge.
➔ Engelures prurigineuses qui s'aggravent avec la chaleur.
➔ Prurit généralisé qui s'aggrave le soir et la nuit.
Aggravation : dans les pièces chaudes, par temps chaud, avec le repos, après les repas, avec les aliments gras, le pain.
Amélioration : à l'air libre, avec des applications froides.
Type sensible : lymphatique-sanguin, hypovariqueux, hypothyroïdien ; condescendant, doux, timide ; pudique ; nerveux, agité, mélancolique, triste, changeant, très excitable.

Ranunculus bulbosus

Indications : Cals douloureux. Dermatoses vésiculeuses. Eczémas. Engelures. Épithélioma. Hyperkératose. Pemphigus. Zona.
➔ Éruptions croûteuses, calleuses, dures.
➔ Éruptions de vésicules bleu foncé, hématiques, concentrées.
➔ Éruptions vésiculeuses sur la paume des mains.
➔ Névralgies d'herpès brûlant (+ *Arsenicum album*).
Type sensible : asthénique-nerveux, irritable, frileux.

Rhus toxicodendron

Indications : acné rosacée. Charbon. Dermatite. Dermatose. Eczémas. Érythème noueux ; avec suintement. Herpes simplex, zoster. Panaris. Prurit. Pyodermite. Scarlatine. Urticaire.
Peau : dure, épaisse ; douloureuse au contact de l'air et de l'eau froide.
Lésions : vésicules, piqûres, pustules, pétéchies, ulcères.
➔ Acné rosacée vésiculeuse fine, suintante, prurigineuse.
➔ Éruptions vésiculeuses avec œdème, brûlure, prurit.
➔ Vésicules rouge-brun, avec prurit brûlant.
➔ Vésicules suppurantes sur le visage, prurit extrême.
➔ Érysipèle au visage ; érysipèle, éruptions sur le scrotum.
➔ Éruptions herpétiformes, larges, avec prurit intense.
➔ Herpès fébrile, labial, péribuccal, scrotal.
➔ Éruptions autour et sur le nez, sur les lèvres, le menton.
➔ Eczéma sur les parties pileuses, prurigineux ; avec pétéchies.
➔ Ulcérations brûlantes, avec sécrétion corrosive, croûteuse.
➔ Brûlures érythémateuses avec vésicules prurigineuses, petites.
Aggravation : avec l'humidité, par temps froid et humide.
Amélioration : avec la chaleur sèche, le mouvement. Le prurit ne s'atténue pas en se grattant.

Type sensible : bilieux-nerveux-sympathicotonique, frileux.

Sarsaparilla

Indications : eczémas. Psoriasis. Rhagades. Varices. Verrues.
Peau : aride, amaigrie, ridée, craquelée.
➔ Taches sur la peau, sur les jambes, bleues, durcies.
➔ Rash sec, prurigineux à l'air libre.
➔ Éruptions sèches, squameuses, prurigineuses (visage, lèvres).
➔ Crevasses, rhagades, sur les doigts des mains et des pieds.
➔ Éruptions humides, avec suintement d'un liquide irritant.
➔ Ulcérations unguéales avec démangeaison sous les ongles.
➔ Prurit matinal dès le lever.
➔ Dermatoses allergiques. Ulcérations d'herpès.
Aggravation : par temps humide, au printemps, avant les règles, après la miction.
Amélioration : avec la chaleur extérieure.

Selenium

Indications : acné avec comédons. Allergie. Eczéma séborrhéique.
➔ Boutons disséminés sur la peau. Éruptions sèches aux coudes.
➔ Perte de cheveux et des poils des sourcils ; des poils axillaires et pubiens.
➔ Séborrhée grasse et transpiration du cuir chevelu ; sueur axillaire et dans la région génitale.
Aggravation : au soleil, avec les courants d'air, la chaleur.
Type sensible : maigre, apathique, dépressif, maniaque.

Sepia

Indications : eczéma. Exanthème vésiculeux. Herpès. Hyperhidrose. Ichtyose. Intertrigo. Psoriasis. Taches. Varices.
Peau : épaisse, calleuse, jaune, excoriée, gercée.
➔ Éruptions sèches, desquamantes, de type psoriasis, eczémateuses.
➔ Psoriasis gercé, avec rhagades sanguinolentes.
➔ Éruptions d'herpès circiné, à chaque printemps.
➔ Herpès gercé, piquant, sec ou suppurant.
➔ Taches rouges, comme le vin, rouge-brun.
➔ Taches hépatiques, taches de rousseur diffuses (visage, tronc).
➔ Transpiration forte ou acide ; froide la nuit.
Aggravation : avec le froid, l'humidité, le soir ; en se lavant.
Amélioration : avec le sommeil, la chaleur, les aliments acides.
Type sensible : bilieux-nerveux, psychasthénique, obèse.

Silicea

Indications : acné rosacée. Acrocyanose. Allergie. Alopécie. Cellulite des maigres. Charbon. Chéloïdes. Érythème multiforme. Érythème noueux. Furoncles. Herpès. Hyperhidrose. Intertrigo. Mycose interdigitale. Ongles incarnés, dystrophiques. Panaris. Pyodermite. Suppuration. Taches.
Peau : pâle, terne, rugueuse ; acnéique, avec comédons.
➔ Éruptions sur peau sèche : papuliformes, impétigineuses, de type pityriasis, psoriasis ; pelliculeuses.
➔ Éruptions humides, avec écoulement blanchâtre ; scabieuses ; farineuses.
➔ Éruptions d'herpès, sèches, corrosives, excoriantes, malignes.
➔ Ongles faibles, déformés, avec taches blanches.
➔ Hyperhidrose des mains ainsi que des pieds.
Aggravation : avec le froid, les courants d'air.

Amélioration : avec la chaleur modérée, en été.
Type sensible : lymphatique-nerveux, très frileux, déminéralisé ; hypersensible ; psychasthénique.

Staphysagria

Indications : allergie. Blessures. Chéloïdes. Condylomes. Eczémas. Éruptions humides. Éruptions sèches. Excroissances en chou-fleur. Orgelet. Plaies. Psoriasis. Verrues.
➔ Orgelets récidivants ou à résorption lente avec durcissement.
➔ Éruptions d'ampoules, squameuses, prurigineuses, suintantes.
➔ Eczéma exsudant un liquide âcre, qui forme des croûtes.
➔ Eczéma périorbitaire, auriculaire et sur la tête.
➔ Verrues, condylomes douloureux, pédonculés ou sessiles ; condylomes en chou-fleur, saignant au contact.
Aggravation : avec la perte de liquides organiques, au toucher, en cas de colère ou d'humiliation.
Amélioration : avec la chaleur, après avoir mangé, la nuit.
Type sensible : lymphatique-sanguin, psychasthénique, hypotendu ; irritable ; avec des obsessions sexuelles.

Sulfur

Indications : acné. Allergie. Callosités. Dermatomycoses. Eczémas secs, séborrhéiques. Éruptions squameuses et vésiculeuses. Érythématose. Érythème noueux ; avec suintement. Furonculoses. Intertrigo. Névrodermites. Psoriasis. Transpiration fétide. Ulcères. Varices.
Peau : sèche, rugueuse, malodorante, prurigineuse, malsaine ; ne supportant pas l'eau, la chaleur, la laine.
Lésions : vésicules, pustules, squames, croûtes, piqûres.
➔ Sécrétions corrosives, brûlantes, fétides, prurigineuses.
➔ Acné rosacée prurigineuse qui a tendance à suppurer.
➔ Éruptions croûteuses, fétides ; avec écoulement corrosif ; hématiques.
➔ Éruptions sèches, brûlantes, excoriantes, pustuleuses.
Aggravation : avec la chaleur, l'eau, la station debout.
Amélioration : en éliminant (diarrhée, sueur, diurèse, etc.).

Thallium aceticum

Indications : alopécie au sommet du crâne et diffuse.
➔ Formations pustuleuses : acné, pellicules suppurantes.
➔ Chute des poils axillaires et pubiens.
➔ Altérations trophiques des ongles.

Thuja

Indications : acné. Adiposité. Allergie. Cellulite. Cheveux secs. Chute des cheveux. Condylomes. Eczéma anal. Épithélioma. Érythème noueux ; avec suintement. Herpès. Hyperhidrose. Mycose interdigitale. Papillomes. Pathologie des ongles. Psoriasis. Rhagades. Séborrhée. Verrues. Toutes les dermopathies chroniques.
Peau : séreuse, huileuse, malsaine, d'aspect sale.
➔ Grandes taches brunâtres disséminées un peu partout sur la peau.
➔ Transpiration douceâtre, forte, alliacée.
➔ Mains froides, visqueuses, avec les ongles minces, mous.
➔ Éruptions d'herpès sur les parties couvertes.
➔ Acné pustuleuse du menton et du dos.
➔ Condylomes humides de la peau, sanguinolents, suppurants.
➔ Condylomes du gland, du prépuce, du scrotum.

➜ Crevasses cutanées, humides, végétantes.
➜ Transpiration fétide de la région génitale.
➜ Suppuration sous l'ongle de l'index après une vaccination.
Aggravation : avec le froid humide, la nuit.
Amélioration : avec la chaleur, en suant.
Type sensible : lymphatique-sanguin, vagotonique, hydrogénoïde, déminéralisé ; hyperesthésique ; obsédé, phobique.

FICHES THÉRAPEUTIQUES

ACNÉ VULGAIRE OU JUVÉNILE

CARACTÉRISTIQUES

Affection phlogistique de la peau, en partie génétique, observée au cours de la puberté. Intéressant la pellicule pilosébacée, elle est fréquemment visible sur le tissu qui entoure le visage et dans la partie haute du dos.
L'acné se manifeste de différentes façons : comédons ou points noirs, microkystes ou points blancs, papules rouges, pustules brûlantes, nodules ronds et purulents, croûtes sanieuses.

TRAITEMENT HOMÉOPATHIQUE

Un remède à **9CH**, 4 granules 2 fois par jour.

Acidum carbolicum : pustuleuse, papuleuse, croûteuse.
Antimonium crudum : pustuleuse, papuleuse, croûteuse, périorale.
Arnica : pustuleuse, tubéreuse (visage, thorax).
Asarum europaeum : microkystes sur le visage.
Calcarea carbonica : pustuleuse, croûteuse, séborrhéique.
Calcarea sulfurica : pustuleuse, croûteuse (visage).
Eugenia jambosa : papuleuse, papulo-pustuleuse ; pubertaire.
Kalium bromatum : pustules, microkystes (visage, thorax).
Kalium jodatum : pustuleuse chez les sujets nerveux, allergiques.
Ledum palustre : acné ronde sur le front, le nez.
Magnesia sulfurica : pustules acnéiformes sur le dos.
Nux vomica : chez un sujet colérique, cyanotique.
Plumbum metallicum : acné pendant les règles.
Pulsatilla : acné pubertaire due à une alimentation trop grasse.
Sabina, Selenium : acné avec comédons, séborrhée.
Thuja : comédons, microkystes, pustules (menton, dos).

TRAITEMENT DE L'ACNÉ ROSACÉE (ÉRYTHROSE DU VISAGE, COUPEROSE)

Un remède à **9CH**, 4 granules 2 fois par jour.

Arnica : remède du tropisme capillaire, acné symétrique.
Carbo animalis : chez les personnes faibles, âgées.
Causticum : sur une peau malsaine, chez un sujet nerveux-bilieux.
Kalium jodatum : chez le sujet très nerveux et allergique.
Lachesis : acné rosacée, acné des alcooliques ; avec rhinophyma.
Ledum palustre : chez le sujet sanguin, obèse, qui aime l'alcool.

Sanguinaria : brûlante, avec élancements ; de la ménopause.
Silicea : chez le lymphatique-nerveux, mince, déminéralisé.

ALOPÉCIE AU SOMMET DU CRÂNE, CHUTE OU ANOMALIE DES CHEVEUX

Un remède à **9CH**, 4 granules 2 fois par jour.

Acidum fluoricum : alopécie précoce sur peau dure, prurigineuse.
Acidum nitricum : chute des cheveux et des poils pubiens.
Ambra grisea : chute des cheveux chez le sujet asthénique-nerveux.
Antimonium crudum : chute des cheveux chez le gourmand dyspeptique.
Arsenicum album : alopécie due à des maladies dégénératives.
Borax : cheveux séborrhéiques, cassés, poisseux.
Bryonia : cheveux gras sur peau séborrhéique.
Calcarea sulfurica : alopécie, pellicules.
Carbo vegetabilis : alopécie chez le sujet atteint d'hyperhidrose, allergique.
Ergotina : alopécie diffuse, calvitie circonscrite.
Graphites : alopécie sur peau malsaine.
Hepar sulfur : alopécie sur peau grasse, malsaine, suppurante.
Histaminum muriaticum : chute des cheveux et des poils, allergies.
Kalium carbonicum : chute des poils de sourcils et des cheveux (secs).
Kalium phosphoricum : alopécie chez le sujet asthénique-nerveux.
Kreosotum, Lycopodium : canitie prématurée, alopécie.
Mandragora : alopécie séborrhéique, dermatites allergiques.
Thallium aceticum : alopécie, chute des poils.

CELLULITE

Un remède à **9CH**, 4 granules 2 fois par jour, sauf indication contraire.

Aesculus hippocastanum : due à une congestion veineuse, pelvienne, portale.
Aletris farinosa : due à une constipation atonique.
Aloe socotrina 4CH : due à une surcharge alimentaire massive.
Anacardium orientale 15CH : due à une boulimie persistante.
Antimonium crudum 15CH : due à une gloutonnerie habituelle.
Aristolochia clematitis : due à des troubles menstruels, une oligoménorrhée et une stase.
Arunda mauritania : due à une carence en diurétiques-diaphorétiques.
Badiaga 12CH : due à des adénopathies, un hypothyroïdisme, un goitre.
Baryta carbonica : due à un déficit endocrinien, une hyperlipémie.
Calcarea carbonica : due à un déficit métabolique, constitutionnel
Cantharis 4CH : due à une inflammation persistante ou récidivante.
Carduus marianus : due à une congestion hépatique-portale-rénale.
Castanea vesca 4CH : due à une stase lymphatique-veineuse.
Chelidonium : due au syndrome hépatobiliaire droit.
Colestrinum : due à une digestion lente, une dyslipidémie.
Cortisone 15CH : due à une imprégnation de cortisone.
Cynara scolymus : due à une stase gastro-hépatico-rénale.
Follicolinum 15CH : due à un déséquilibre œstroprogestatif.
Fraxinus americana : due à une fibromatose utérine, une ptôse pelvienne.
Gossypium : due à une oligo-spanioménorrhée.
Graphites : due à la constipation ; à un déficit métabolique, endocrinien.

Hamamelis : due à une stase veineuse qui gagne les membres inférieurs.
Natrum sulfuricum : due à une rétention hydrique, une hydrolipopexie.
Sorbus aucuparia : due à une stase lymphatique et veineuse.
Vipera berus : due à une stase veineuse.

CELLULITE DÉPENDANT DU TYPE DE FEMME

Un remède à **15-30CH**, 4 granules 1 ou 2 fois par jour.

Acidum nitricum : chez la femme anxieuse-dépressive.
Hedera helix : chez la femme hyperémotive, atteinte de dysménorrhée, insomniaque.
Ignatia : chez la femme nerveuse, hystérique, avec l'esprit de contradiction.
Iodum : chez la femme maigre, séborrhéique, boulimique.
Kalium carbonicum : chez la femme moite, avec météorisme et constipation.
Lachesis : en cas de logorrhée du climatère, avec des rêves érotiques, de mort.
Lilium tigrinum : en cas de congestion pelvienne, chez la femme sexuellement excitée.
Lycopodium : chez la femme constipée-diarrhéique, flatulente, souffrant d'hépatopathie.
Natrum muriaticum : chez la femme souffrant de dermopathie, maigre, hypo-orgasmique.
Nux vomica : chez la femme atteinte de dyspepsie hépato-biliaire, constipée, coléreuse.
Pulsatilla : chez la femme lymphatique-hypovariqueuse, avec stase veineuse et varicosités.
Sepia : chez la femme constipée bilieuse, avec ptôse viscérale et anorgasmie.
Silicea : chez la femme lymphatique-nerveuse, déminéralisée, asthénique.
Thuja : chez la femme qui abuse de traitements iatrogènes.
Zincum valerianicum : chez la femme qui abuse de neuroleptiques.

HERPES SIMPLEX

Cette manifestation vésiculeuse aiguë, d'origine virale, est caractérisée par la présence d'un groupe de vésicules dans la région labiale (**herpès labial**) et/ou génitale (**herpès génital**). On peut la soigner avec les remèdes suivants, administrés à la puissance de **9CH**, à raison de 4 granules 2 fois par jour (**symptômes physiques**), ou de **15CH**, 1 fois par jour (**symptômes physiques et psychiques**). Il faut choisir le remède le plus semblable à la situation.

Acidum nitricum 15CH : remède d'action locale.
➡ Ulcérations d'herpès aux coins de la bouche.
➡ Après un coup de froid dû à un changement de temps.
➡ Chez le sujet nerveux-lymphatique, coléreux-vindicatif, grossier.
Borax 9CH : remède d'action locale.
➡ Herpès périoral et génital, coexistant avec des aphtes.
➡ Éventuelles stomatites aphteuses, candidoses buccales.
➡ Nez rouge, brillant, chez la jeune fille.
Graphites 15CH : remède d'action locale.
➡ Éruptions vésiculeuses côté gauche, avec sécrétion d'un liquide jaune, visqueux, semblable à du miel.
➡ Herpès périoral, génital et prémenstruel, caractéristique.
➡ Chez le sujet lymphatique-sanguin, hypo-thyroïdo-génital, frileux.
Hydrastis canadensis 9CH : remède d'action locale (précancérotique).
➡ Herpès périoral avec aphtes provoquant des sécrétions jaunes, collantes.
➡ Peau jaunâtre, terreuse, malsaine, qui s'écorche facilement.

Natrum muriaticum 15-30CH : remède d'action générale.
➜Remède « de fond » ou de terrain de l'Herpes simplex.
➜Herpès labial et ano-génital ; herpès corné oculaire.
Natrum sulfuricum 9CH : remède d'action générale.
➜Herpès labial et génital.
Rhus toxicodendron 9CH : remède d'action locale.
➜Herpès labial vésiculeux ; douleur brûlante, prurit.
➜Herpès fébrile, périoral ; sur le menton ; scrotal, vulvaire.

HERPES ZOSTER (ZONA)

Cette éruption inflammatoire aiguë se manifeste par la présence d'un groupe de vésicules, distribuées sur une peau érythémateuse le long du parcours d'un ou de plusieurs nerfs spinaux crâniens. Les lésions sont douloureuses. Elles peuvent devenir pustuleuses, ulcéreuses, hémorragiques. Elles provoquent des **névralgies postherpétiques** parfois intolérables.
L'Herpes zoster est soigné par les remèdes suivants, administrés à la puissance **9CH**, 4 granules 2 fois par jour (**symptômes physiques**), ou de **15CH**, 1 fois par jour (**symptômes physiques et psychiques**). Il faut choisir le remède le plus semblable à la situation.

Apis mellifica 4CH : remède d'action locale.
➜À utiliser dès les premières phases éruptives, fréquemment (toutes les 10-15 minutes).
➜Peau rouge, œdémateuse, avec douleurs piquantes, qui élancent.
➜Amélioration avec les applications froides.
Arsenicum album 15CH : remède d'action générale.
➜Éruptions vésiculeuses rassemblées, assez douloureuses.
➜Douleurs brûlantes comme des piqûres d'aiguilles rougies par le feu.
➜Aggravation la nuit, amélioration avec la chaleur.
➜Type sensible asthénique-nerveux, anxieux, voire désespéré.
Cantharis 15CH : remède d'action locale.
➜Éruptions vésiculeuses avec beaucoup de prurit brûlant, comme sur une peau à vif.
➜Localisation : nerfs du thorax et cinquième nerf crânien.
➜Amélioration générale avec les applications froides.
➜Type sensible nerveux-bilieux, hyperesthésique à la douleur.
Mezereum 9-15CH : remède d'action locale.
➜En cas de complications infectieuses des vésicules.
➜S'il se forme des croûtes jaunâtres qui recouvrent le pus.
➜Type sensible asthénique-nerveux, frileux, vagotonique ; souffrant d'éruptions chroniques, qui réapparaissent chaque été.

NÉVRALGIES POST-HERPES ZOSTER

On choisit le remède le plus semblable à la douleur, à des puissances plus élevées : **15-30CH**, 4 granules plusieurs fois par jour.

Causticum 30CH : remède d'action générale.
➜Après des éruptions brûlantes d'herpès, d'herpès mammaire.
➜Douleurs comparables à celles de la chair écorchée, mise à vif
➜Sensation de raideur, de parésie, de déshydratation cellulaire.
Cedron 15CH : remède d'action locale.
➜Douleur périodique : tous les jours à la même heure.

Hypericum 30CH : remède d'action locale.
➜ Douleur intense, lancinante, des terminaisons nerveuses.
➜ Douleur qui suit le parcours du nerf déjà touché par l'herpès.
➜ Tout mouvement aggrave la douleur.

Kalmia latifolia 15CH : remède d'action locale.
➜ Névralgies lancinantes, violentes, brutales.
➜ La douleur engourdit, paralyse.

Magnesia phosphorica 15CH : remède d'action locale.
➜ Névralgies faciales, orbitaires, surtout côté droit.
➜ Névralgies rétroauriculaires, dentaires, intercostales.
➜ Névralgies spasmodiques, de type crampes, associées.
➜ Névralgies qui débutent et s'arrêtent brusquement.

Vaccinotoxinum (nosode) 30CH : traitement biologique.
➜ Comme support au traitement homéopathique pour toutes les névralgies post-Herpes zoster de longue date.

PSORIASIS

Le psoriasis est caractérisé par des lésions érythémato-squameuses. Cette maladie est chronique, récidivante, et elle touche des sujets de tout âge. Son étiologie est inconnue. Le facteur génétique est important.
On observe des taches rouge vif, recouvertes de plusieurs couches de squames lamellaires, sèches, blanchâtres, sur une peau rugueuse dure. On remarque aussi des taches en forme de points, lenticulaires, nummulaires, en gouttes, circinées, etc.
La **maladie de Koebner** est fréquente : c'est une manifestation isomorphe érythémato-squameuse qui apparaît en cas de traumatismes et de blessures accidentelles.
Les parties du corps les plus touchées sont les faces d'extension des membres, des coudes et des genoux, des deux côtés et symétriquement ; la région sacro-coccygienne et le cuir chevelu ; il existe également des formes diffuses. Les ongles sont aussi très concernés : ils sont jaunâtres, avec des bords épaissis, traversés en longueur par des sillons, et présentent des dépressions arrondies et des dystrophies diverses. Le visage est rarement atteint et les muqueuses exceptionnellement.
Le psoriasis est une maladie emblématique de la multiplicité des cadres cliniques dermatologiques et de leurs innombrables facettes à travers lesquelles surgit une maladie primitive, située en profondeur et inconnue, qui plonge ses racines dans l'hérédité.
Comment parvenir à mieux guérir le psoriasis avec l'homéopathie ? Le type de lésion doit être le point clé du traitement homéopathique. Il faut cependant toujours y associer un traitement de terrain qui occupe tout l'espace biologique : le traitement homéopathique similaire au malade.

TRAITEMENT SIMILAIRE À LA LÉSION CUTANÉE

Il faut prescrire le remède similaire à la lésion, à la puissance de **4CH**, 4 granules 3 fois par jour. L'action du remède se limite au traitement symptomatique de la lésion et ne joue aucun rôle sur le terrain pathologique du psoriasis.

Acidum nitricum : amélioration avec la chaleur.
➜ Psoriasis sur peau sèche, gercée, avec des plaies.
➜ Squames, croûtes, crevasses.

Arsenicum album : amélioration avec la chaleur.
➜ Éruptions sèches, squameuses, prurigineuses, brûlantes.

➜ Desquamation extrêmement fine, pelliculeuse.

Arsenicum bromatum : amélioration avec la chaleur.

➜ Psoriasis **circiné**, c'est-à-dire avec fusion des « dessins » annulaires.

Arsenicum jodatum : amélioration avec la chaleur.

➜ Psoriasis sur peau sèche, épaissie, squameuse, avec infiltrations.

➜ Éruptions sèches avec desquamation lamellaire, pelliculeuse.

➜ **Lichénification** ou zone entourée d'un épaississement cutané, avec une accentuation du dessin ; si elle est lamellaire, la lichénification est très épaisse, étendue.

➜ Le prurit de la lichénification est exaspérant.

Borax 3CH : 4 granules 4 fois par jour.

➜ Psoriasis localisé aux mains, s'atténuant avec le froid.

➜ Les lésions du psoriasis ont tendance à suppurer.

Hydrocotile asiatica 9CH, 4 granules 2 fois par jour.

➜ Psoriasis **diffus**, c'est-à-dire avec des lésions étendues n'importe où.

➜ Psoriasis **invétéré**, c'est-à-dire caractérisé par la coalescence de véritables éléments avec épaississement, forte hyperkératose de la peau et formation de grosses squames desquamantes.

➜ Le dessin ressemble à une « carte géographique » : les différents types de lésions présents peuvent former des dessins bizarres.

Kalium arsenicosum : aggravation avec la chaleur.

➜ Psoriasis au cou, aux coudes et aux genoux.

➜ Squames en écailles, souvent fissurées, sur les coudes et les genoux.

Kalium bromatum : aggravation la nuit.

➜ Psoriasis avec squames à lamelles larges, stratifiées.

Kalium muriaticum : amélioration avec la fraîcheur.

➜ Desquamation pelliculeuse, sèche, de la peau.

Kalium sulfuricum 3CH : 4 fois par jour pendant plusieurs mois.

➜ Éruption squameuse sur les coudes, les membres inférieurs.

➜ Squames grasses ou sèches et fines sur peau humide, ulcères.

Manganum metallicum : aggravation avec l'humidité, la nuit.

➜ Psoriasis avec fort prurit ardent, sur peau malsaine.

Natrum sulfuricum : amélioration avec la chaleur sèche.

➜ Psoriasis diffus sur peau œdémateuse, infiltrée, jaunâtre.

➜ Desquamation avec larges squames fines, jaunâtres, transparentes, recouvrant un derme rouge brillant.

Phytolacca decandra : amélioration avec la chaleur, la sécheresse.

➜ Psoriasis « **pustuleux** ».

➜ Psoriasis « **en gouttes** » : avec des éléments arrondis.

➜ Psoriasis « **en plaque** » : concentration des lésions en plaque

➜ Psoriasis **nummulaire** : éléments ronds comme des pièces de monnaie.

Plumbum metallicum : aggravation avec l'humidité.

➜ Psoriasis sur peau sèche, jaunâtre, huileuse.

➜ Sur les plis du coude, les articulations des doigts.

Selenium : aggravation avec la chaleur.

➜ Psoriasis sur la paume des mains, sur peau grasse et brillante.

➜ Concomitance de la chute des cheveux et des poils.

Sepia : amélioration avec la chaleur.

➜ Psoriasis avec fissures, rhagades sanguinolentes.

➜ Sur peau épaisse, calleuse, jaune, écorchée, gercée.

➜ Concomitance fréquente d'ongles déformés en « ailes de papillon ».

TRAITEMENT SIMILAIRE AU MALADE

Il faut prescrire le remède similaire au malade, à la puissance de **30CH**, 1 dose de globules par semaine. L'action du remède est générale ; il peut donc avoir une influence sur le terrain pathologique du psoriasis. Pour le choix du remède, nous vous renvoyons à la liste des remèdes dermatologiques, pages 150 et suivantes. Ceux que nous vous indiquons ici ont un tropisme dermatologique prononcé.

Arsenicum album

Type sensible : asthénique-nerveux, maigre, très frileux. Hypercritique. Avare. Ordonné. Excessivement méticuleux. Agité. Craintif. Déprimé. Fort sentiment de culpabilité.
Organotropisme : système nerveux, foie, estomac, intestin ; peau, muqueuses ; poumons ; sang ; système endocrinien ; os, muscles.

Calcarea carbonica

Type sensible : lymphatique-sanguin ; petit, frileux. Carence de l'axe hypophyso-thyroïdo-génital. Maladies chroniques, dues à un déficit immunologique du terrain biologique. Cérébralement lent. Timide. Craintif. Anxieux. Têtu. Indolent.
Organotropisme : ganglions lymphatiques, glandes, peau, muqueuses, tube digestif, métabolisme, os, muscles, articulations.

Causticum

Type sensible : nerveux-bilieux, vagotonique, maigre, sec. Anxieux. Craintif. Taciturne. Esprit critique. Altruiste.
Organotropisme : système nerveux, muqueuses pharyngées-laryngées, peau, nerfs végétatifs de la vessie et du rectum, appareil ostéo-articulaire.

Graphites

Type sensible : lymphatique-sanguin, obèse, constipé chronique. Carence de l'axe hypophyso-thyroïdo-génital. Déficit métabolique. Hypersensible. Timide. Indécis. Mélancolique. Déprimé.
Organotropisme : peau, cheveux, ongles, cicatrices, yeux, foie, rectum ; organes génitaux féminins.

Lycopodium

Type sensible : nerveux-bilieux, atteint de cholémie, d'uricémie, maigre ; constipé, avec flatulence ; faible physiquement, fort mentalement. Consciencieux. Méticuleux. Autoritaire. Prêt à se mesurer avec ses rivaux et à les battre, mais peu sûr de lui au fond de lui-même.
Organotropisme : foie, voies biliaires, système nerveux, système métabolique, muqueuses, amygdales, larynx, voies respiratoires, tube digestif, appareil uro-génital, peau, cheveux, yeux.

Natrum sulfuricum

Type sensible : lymphatique-sanguin-bilieux, gros, avec tendance à l'obésité ; hypothyroïdien ; frileux ; hypersensible au froid humide, à l'air nocturne. Indolent. Malade des nerfs. Irritable. Mélancolique. Dégoût de la vie. Penchant pour le suicide.
Organotropisme : foie, vésicule biliaire, tube digestif, peau ; voies respiratoires supérieures ; métabolisme de l'acide urique.

Nitricum acidum

Type sensible : nerveux-lymphatique, vagotonique ; mal nourri, maigre, pâle,

asthénique, émacié, frileux ; hyperesthésique. Dépression anxieuse physique et psychique. Anxieux. Méfiant. Vindicatif. Impétueux. Colérique. Grossier. Misanthrope.
Organotropisme : glandes, os, peau, muqueuses ; appareil digestif ; organes génitaux.

Phosphorus

Type sensible : nerveux-sanguin, sympathicotonique, maigre, élancé. Hyperactivité mentale vite épuisée. Exaltation émotive-sentimentale. Hyperexcitabilité. Extase. Lascivité. Angoisse au crépuscule. Crainte de la mort, de la solitude.
Organotropisme : système nerveux, sang, poumons, nerfs vasculaires, muqueuses, cœur, foie, pancréas, tube digestif, métabolisme de la nutrition, reins, organes génitaux, nerf optique, muscles, os, articulations, peau.

Pulsatilla

Type sensible : sujet lymphatique-sanguin, hypovariqueux, dysthyroïdien, atteint de légère pituite, avec fausse obésité ; hypersensible à la chaleur. Émotivité féminine. Douceur. Timidité. Pudeur. Méfiance. Caractère capricieux. Mélancolie. Variabilité des symptômes.
Organotropisme : système nerveux, muqueuses, hypophyse, utérus, ovaires, tube digestif, foie, vésicule biliaire, reins, peau, vessie, veines, yeux, oreilles, articulations, os.

Sepia

Type sensible : bilieux-nerveux, obèse, psychasthénique ; grande tristesse, irritabilité ; aversion pour les affaires, le travail, les membres de la famille, en particulier le mari. Amélioration avec la solitude, aggravation en cas de consolation ; ne supporte pas la contradiction. On retrouve dans *Sepia* l absence du sentiment d'amour, d'affection (Kent).
Organotropisme : système nerveux, nerfs périphériques, nerfs du bassin, organes génitaux féminins, foie, tube digestif, peau, muscles, articulations.

Thuja

Type sensible : lymphatique-sanguin, corpulent, vagotonique, dysmétabolique, avec cellulite, cénesthésique, de type « gras » ; mais aussi de type « maigre », acnéique, avec des cheveux crépus, velu, secoué de tics nerveux. *Thuja* est hyperesthésique, frileux, paresseux ; mais en même temps, il est agité, obsédé, phobique.
Organotropisme : système nerveux, métabolique, conjonctival ; muqueuses, appareil lymphatique, tube digestif, voies respiratoires, appareil uro-génital, peau, yeux, appareil locomoteur.

LES MALADIES NEUROLOGIQUES

NEUROLOGIE CLASSIQUE ET TRAITEMENT HOMÉOPATHIQUE

DEUX MÉTHODES DIFFÉRENTES

La neurologie classique s'attache aux **syndromes** ou ensembles de symptômes qui permettent de caractériser un cadre clinique. Le neurologue classique soigne des maladies qui correspondent à ces syndromes. Le neurologue homéopathe, quant à lui, constate et soigne des symptômes, pas des syndromes. Il prescrit un remède en fonction de la similitude entre les symptômes présentés par le patient et ceux qui ressortent de l'expérimentation sur le sujet en bonne santé, selon une technique qui est à la base de la pharmacologie homéopathique.
En interprétant les signaux de maladie transmis par les différents organes et par la voix du malade, on peut aisément établir un diagnostic de remède similaire à ces symptômes. Cela est possible parce que les principes énergétiques contenus dans le remède homéopathique possèdent des **signaux thérapeutiques** analogues aux **signaux pathologiques** du malade.

COÏNCIDENCES MÉTHODOLOGIQUES

Dans la pratique quotidienne, la symptomatologie observée et soignée par l'homéopathie coïncide souvent avec le syndrome classique. Par exemple, dans le cas d'un tremblement pathologique associé à une faiblesse progressive pouvant aller jusqu'à la paralysie, on relève un symptôme parkinsonien (*paralisi agitans*) très évident. Ce symptôme nous suggère immédiatement le grand remède homéopathique *Gelsemium*, surtout si le malade examiné est un sujet très nerveux et dominé par l'anxiété d'anticipation.

FICHES THÉRAPEUTIQUES

HALLUCINATIONS, CÉNESTHOPATHIE

Ce sont des troubles de la perception, des psychosyndromes organiques. Celui qui souffre d'hallucinations perçoit un objet sans stimulations sensorielles (**perception sans objet**). Les perceptions peuvent être visuelles, auditives, cénesthésiques, olfactives, gustatives. On les rencontre dans la schizophrénie, dans les réactions psychogènes aiguës, dans les formes mélancoliques délirantes. Les hallucinations organiques sont en général visuelles.

TRAITEMENT HOMÉOPATHIQUE

Il faut choisir le remède qui correspond au symptôme.
Puissance : **30CH**, 1 fois par jour.

Acidum phosphoricum : hallucinations auditives, visuelles.
Aethusa cynapium : voit des chats.
Anacardium : se sent dédoublé, entouré d'ennemis.
Arsenicum : voit des insectes, sent la mort proche.
Belladonna : voit des images, des fantômes, des animaux, des cimetières.

Calcarea carbonica : pense que les gens le croient fou.
Cannabis indica : se sent dédoublé ou grandi.
Cantharis : hallucinations auditives, tactiles, génésiques.
Carboneum sulfuratum : visions fantastiques, bouleversantes.
China : voit des gens en fermant les yeux ; se croit persécuté.
Cimicifuga : se croit fou, voit des animaux.
Eupatorium : se prend pour le Christ ; se croit ensorcelé.
Lachesis : se croit mort ou est convaincu d'être une autre personne.
Latrodectus : perçoit des mouvements imaginaires.
Lycopodium : croit être en deux lieux différents à la fois.
Nux moschata : croit avoir deux têtes.
Opium : voit des animaux, des spectres, a des visions terrifiantes.
Platina : voit des visages de diables, croit que chaque personne est un diable.
Pulsatilla : voit un homme nu dans son propre lit.
Sabadilla : se voit physiquement altéré.
Sepia : se croit pauvre et pense que sa famille va mourir.
Silicea : croit se trouver en deux lieux différents à la fois.
Stramonium : voit des lumières sortir des objets ; visite des cimetières.
Tarentula : voit des gens étrangers dans sa chambre.
Thuja : sent des animaux remuer dans son ventre.
Veratrum album : se prend pour le Christ.
Zincum metallicum : hallucinations avec vision de diables.

APOPLEXIE CÉRÉBRALE ET AUTRES SYNDROMES CÉRÉBRAUX

L'apoplexie cérébrale, l'ictus cérébral, l'attaque ischémique transitoire, les traumatismes, sont des situations graves (syndromes vasculaires cérébraux locaux dus à une hémorragie ou à une ischémie). Toutefois, l'homéopathie peut accompagner utilement la thérapie conventionnelle classique. Par exemple, après un **ictus apoplectique**, avec déficit neurologique même lourd, la thérapie classique peut être accompagnée de **Phosphorus** ou de **Causticum** (30CH, régulièrement).
Le traitement homéopathique peut notamment être particulièrement utile pendant la convalescence. Il peut améliorer l'évolution en drainant et en tonifiant le malade, et atténuer les effets indésirables du médicament classique. Il peut être un bon support énergétique, capable de réduire les risques de rechute et d'épisodes évolutifs, en agissant sur le terrain biologique pathologique, sur la prédisposition à tomber malade.

Traitement de soutien de la thérapie classique

Il faut choisir le remède qui correspond au symptôme.
Puissance : **30CH**, 1 fois par jour.

Aconitum : congestion cérébrale, hémiplégie gauche.
Agaricus : détérioration neurologique et mentale ; convulsions.
Aranea diadema : diathèse hémorragique, catalepsie.
Baryta carbonica : séquelles moteurs de l'ictus ; paralysie de haut en bas ; aphasie ; détérioration sclérotique.
Belladonna : congestion cérébrale, pulsations céphaliques ; déficit dû à l'ictus ; avec aggravation générale l'après-midi.
Cadmium sulfuratum : ictus évolutif ou complet avec lésion.
Carboneum sulfuratum : ictus évolutif ou complet avec lésion.
Cuprum : syndromes de vasospasme ; crampes dans les membres inférieurs.

Gelsemium sempervirens : juste après un ictus apoplectique ; manque de coordination des muscles, peur que le cœur s'arrête en bougeant.
Lachesis : paralysie gauche postapoplexie ; chez un sujet présentant une agitation psychomotrice et une frénésie incessante.
Lycopodium : sensation de paralysie cérébrale imminente ; pulsations céphaliques ; palpitations cardiaques.
Melilotus alba : congestion, états préapoplectiques ; chez le malade sujet aux hémorragies ; chez le constipé chronique.
Natrum sulfuricum : après un traumatisme crânien ou du rachis : effets mentaux (irritabilité) et chroniques (algies crâniennes).
Nux moschata : en cas de torpeur, de somnolence, d'atonie.
Nux vomica : en cas d'obscurcissement passager de la vision ; dans l'état spasmodique ou d'hyperréflectivité.
Opium : paralysie après une apoplexie ; stupeur comateuse, cyanose, respiration stertoreuse, sueur chaude.
Stramonium : apoplexie avec absence de douleur ; état d'aphasie ; difficulté à trouver ses mots.
Veratrum album : sueurs froides, abattement ; aphasie ; attaques de lipothymie au moindre effort.

CÉPHALÉE ET MIGRAINE

Symptômes et signes

Les céphalées comprennent des **syndromes douloureux dus à des causes diverses**. Elles concernent le crâne et la région faciale. On peut rencontrer :

➜ Des douleurs faciales, dues à la souffrance des nerfs crâniens sensitifs ; des céphalées dues à des causes locales ; à l'irritation des méninges ; à une vasculopathie cérébrale ; à un processus expansif endocrânien ; à des lésions osseuses du crâne ; à une ostéopathie cervicale.

➜ Une **céphalée essentielle** autonome, paroxystique, qui provient d'une dérégulation du système d'analgésie naturelle. Quand elle est chronique, elle vient d'une insuffisance de médiateurs spécifiques.

➜ La **céphalée-migraine**, pulsatile et monolatérale, précédée d'irritabilité, de boulimie, et accompagnée de scotomes scintillants dans le champ visuel, de diplopie et d'autres dysfonctionnements. Elle prend l'aspect d'une maladie aiguë : visage rouge ou pâle ; artères du cuir chevelu qui battent ; baisse du niveau hématique de sérotonine, hausse modeste et tardive d'histamine.

Traitement homéopathique

Il faut choisir le remède qui correspond au symptôme.
Puissance : **30CH**, 1 fois par jour.

Aconitum : céphalée due à un refroidissement ; nerveuse.
Acidum fluoricum : céphalée au bord de l'écaille occipitale.
Acidum nitricum : pariétal gauche, comme une plaie, vers les oreilles.
Acidum phosphoricum : après des reproches, une fatigue mentale.
Acidum succinicum : céphalée avec sensation d'étourdissement.
Agaricus muscarius : le matin, frontale, irradiant dans le nez, nerveuse.
Alumina : oppressante, frontale, en étant debout ; piquante.
Antimonium crudum : céphalée après le bain ; due au froid.
Apis mellifica : frontale, chez la femme congestionnée avant les règles.
Argentum metallicum : temporale, piquante, fracassante.
Argentum nitricum : perforant la bosse frontale latérale droite.
Arnica : brûlante, mais le corps est froid.
Arsenicum album : en étant couché sur le dos, la tête haute.

Asa foetida : céphalée avec crise hystérique ; frontale, centrifuge.
Aurum metallicum : céphalée nerveuse avec confusion mentale ; par à-coups.
Belladonna : l'après-midi ; de 16 heures à 3 heures du matin ; en descendant des escaliers ; après s'être fait couper les cheveux.
Bryonia : céphalée de constipation ; frontale oculaire gauche, occipitale, temporale, irradiée, zygomatique ; amélioration après midi.
Cactus grandiflora : à 23 heures, oppressante en haut du crâne, due à un effort mental.
Calcarea arsenicosa : migraine hebdomadaire supra-oculaire côté droit.
Calcarea carbonica : après un effort physique, des excès sexuels.
Calcarea phosphorica : céphalée des étudiants, due à un effort mental.
Carbo vegetabilis : en étant couché ; aggravée par le port d'un chapeau.
Cedron : migraine fulgurante périodique sur l'œil gauche.
Chelidonium : piquante au-dessus des yeux, surtout frontale.
China : céphalée avec battements du cerveau contre le crâne ; irradiant vers les dents ; occipitale, après des excès sexuels.
Cimicifuga : céphalée au sommet du crâne, centrifuge vers le haut.
Coffea cruda : céphalée avec sensation d'avoir un clou enfoncé dans la tête.
Cyclamen : céphalée le matin en se levant, avec des troubles visuels.
Ferrum metallicum : frontale, martelante, pendant 2 ou 3 jours ; toutes les 2 semaines, pendant 3 ou 4 jours ; qui oblige à rester au lit.
Gelsemium sempervirens : nerveuse ; due à la constipation, à l'aménorrhée chez la femme congestionnée.
Glonoinum : occipitale, aggravée par le soleil ; temporale, avec battements ; hyperhémie crânienne avant les convulsions.
Hepar sulfur : due au temps froid et sec, perforante, au-dessus du nez.
Ignatia : pariétale, comme un clou qui sort de la tête ; après des reproches, une frayeur, de la peur ; céphalée erratique.
Iris : migraine, scotome scintillant suivi d'une céphalée ; céphalée qui assombrit la vision ; avec vomissement ; le dimanche.
Kalmia : migraine supra-orbitaire côté droit.
Lac caninum : frontale, après minuit, au-dessus des yeux, se déplaçant d'une partie à l'autre ; occipitale, le matin, au réveil.
Lachesis : céphalée de la ménopause ou après de l'alcool ; pulsante, paroxystique, oppressante, qui s'aggrave ; après avoir dormi.
Luesinum (nosode) : nocturne, occipitale, avec beaucoup d'irritabilité.
Lycopodium : de 16 à 20 heures, céphalée temporale, en toussant.
Magnesia phosphorica : céphalée qui s'atténue avec des applications chaudes.
Natrum muriaticum : avec perte des sens ; émotive ; en voyageant ; en écrivant ; en lisant ; à 10 heures ; de 10 à 15 heures.
Natrum sulfuricum : après des blessures à la tête ; avec photophobie.
Nux moschata : occipitale-nucale ; après avoir trop mangé.
Nux vomica : due à l'agitation, la fièvre ; le matin ; après les repas ; après des alcools forts ; amélioration le soir.
Phosphorus : due à des excès sexuels ; brûlante ; amélioration avec des applications froides ou après avoir dormi.
Prunus spinosa : frontale droite, irradiant vers l'occiput.
Pulsatilla : après avoir mangé des glaces ; à la fin des règles ; en étant debout ; céphalée temporale, le soir.
Rhus toxicodendron : due au changement de temps, aux vêtements humides : en marchant contre le vent ; amélioration avec le mouvement.
Sanguinaria : frontale, supra-oculaire côté droit ; occipitale.
Sepia : après le coït, pariétale gauche, temporale et frontale.

Silicea : due aux courants d'air, au refroidissement des pieds ou de la tête ; après le coït ; frontale avec sinusite.
Spigelia : frontale, supra-oculaire côté gauche ; pariétale le matin.
Stramonium : céphalée sur les bords de l'écaille de l'occiput.
Sulfur : le soir, au lit ; martelante, après une conversation animée ; au sommet de la tête, le matin ; frontale à midi.
Thuja : céphalée du syphilitique ; bosse frontale gauche ; comme un clou planté en haut du crâne ou sur le front côté gauche.
Zincum metallicum : pariétale, temporale ; sur la bosse frontale gauche.

CHORÉE, CONVULSIONS ÉPILEPTIFORMES, ABSENCES

DÉFINITION, SYMPTÔMES, SIGNES

La **chorée** est un cadre clinique convulsif. Elle comprend des formes diverses : dégénératives, chroniques, majeures, mineures ; hystériques, aggravées, symptomatiques, vraies et fausses.
La **chorée dégénérative (de Huntington)** commence à l'âge adulte, avec un changement de caractère et une détérioration mentale. La démarche dansante est typique. Les mouvements choréiques concernent les membres supérieurs, le visage, le cou ; ensuite, le tronc et les membres inférieurs.
La **chorée juvénile (de Sydenham)** concerne surtout les filles de 6 à 15 ans. On observe une apparition progressive de troubles psychiques, d'irritation, d'anxiété, d'une baisse de l'attention et de la mémoire. Les autres signes sont : hypercinésie involontaire, soudaine, rapide, avec les articulations hypertendues, de l'hypotension musculaire, une profonde atonie des réflexes ; le discours est hésitant, les mots mal articulés. Elle régresse sans séquelles neurologiques permanentes.
La **chorée des femmes enceintes** se manifeste par des contractions musculaires involontaires soudaines, rapides et désordonnées, sur un fond d'hypotonie musculaire.
Les **chorées chroniques symptomatiques** accompagnent les processus lésionnels encéphaliques (par exemple, chorée due à l'hémiplégie, au post-ictus).
Les **absences** consistent en des pertes momentanées de la conscience. Leur origine est épileptique ou hystérique.
Les **convulsions toniques et cloniques** concernent l'épilepsie (*cf.* p. 184).

TRAITEMENT DE SOUTIEN DE LA THÉRAPIE CLASSIQUE

Il faut prendre le remède qui correspond au symptôme.
Puissance : **30CH**, 1 fois par jour.

Actaea racemosa (Cimicifuga) : chorée mineure, chorée gauche ; chorée due aux rhumatismes ; convulsions épileptiformes.
Aethusa cynapium : absences des enfants, des adolescents ; crises de fièvre ; étiologie digestive ; sueurs froides, nausée.
Agaricus : chorée mineure ; chorée après le coït, chez la femme ; tic ; convulsions chroniques.
Artemisia vulgaris : chorée mineure ; convulsions des enfants dues à la poussée dentaire ou la colère ; absences.
Asa foetida : convulsions émotives, hystériques.
Belladonna : convulsions des enfants ; absences ; convulsions prémenstruelles ; pendant la période puerpérale.
Bufo rana : convulsions pendant le coït ; hyperhidrose ; syncope avant et après les convulsions.
Calcarea carbonica : chorée due à l'onanisme ; à une verminose ; à l'irascibilité ; après une humiliation ; le soir ; aura préconvulsive : perçoit comme un rat qui court.
Calcarea picrica : convulsions sur le côté gauche.

Causticum : chorée due aux rhumatismes ; après une frayeur ; pendant la grossesse ; par imitation d'un autre malade.
Chamomilla : convulsions des enfants ; dues à la poussée dentaire, à la colère, pendant la fièvre ; pendant la grossesse, la période puerpérale.
Cicuta : convulsions dues à des parasitoses ; dans les crises d'aménorrhée ; post-traumatiques ; dues à l'élimination des éruptions ; au toucher ; à la méningite ; puerpérales ; aura perçue au plexus solaire.
Cina : convulsions des enfants, pendant la poussée dentaire, après des reproches, dues à l'helminthiase.
Crocus : chorée mineure, chorée de Sydenham, hystérie.
Cuprum metallicum : chorée sur le côté gauche ; unilatérale, pendant la grossesse ; périodique ; par imitation d'un autre malade ; qui s'atténue allongé sur le dos ; convulsions dues à la contrariété ; à un blocage d'éruption cutanée ; à l'éclampsie ; à l'urémie ; après une frayeur.
Helleborus niger : convulsions des enfants, dues à la poussée dentaire.
Hydrophobinum : convulsions dues à la lumière, en regardant de l'eau, en se forçant à avaler ; chorée de la femme enceinte.
Hyosciamus niger : chorée mineure ; due à la peur, à l'agitation, à la nervosité ; pendant l'accouchement, la période puerpérale ; hémiplégie après des convulsions.
Hypericum : convulsions post-traumatiques.
Ignatia : chorée mineure ; convulsions puerpérales ; après avoir mangé ; après une émotion, une contrariété (poussée dentaire) ; une punition ; convulsions hystériques débutant par le visage.
Kalium bromatum : chorée mineure ; convulsions dues à l'irascibilité.
Lachesis : convulsions épileptiformes après une excitation sexuelle ; avec hémorragie ; aura épileptique de l'utérus à la bouche.
Ledum palustre : convulsions tétaniques.
Lycopodium : convulsions sur le côté droit ; avec chute sur le sol ; la nuit ; convulsions des enfants.
Magnesia phosphorica : chorée mineure ; convulsions des enfants, dues à la poussée dentaire ; tétaniques, avec des raideurs.
Moschus : convulsions hystériques.
Mygale : chorée en général ; chorée mineure avec spasmes faciaux ; convulsions des membres inférieurs ; de la tête côté droit.
Natrum muriaticum : secousses musculaires épileptiformes ; aggravation à 10 heures ; aura épileptique avec nervosité générale.
Nux vomica : convulsions matinales ; chroniques ; après une purge ; dues à la colère, la chaleur, la fièvre, le froid, l'alcool.
Oenante crocata : convulsions avec bave sanguinolente ; pendant les règles ; urémiques.
Opium : convulsions la nuit, après de l'agitation ; chorée après une émotion ; chez les enfants, due à la poussée dentaire ; après avoir vu leur mère effrayée.
Papaver : convulsions dues à la colère.
Platinum : convulsions dues à l'onanisme, à l'excitation sexuelle ; à l'irascibilité.
Secale cornutum : excitation cérébrale avec chorée de Sydenham ; convulsions hystériques dues à l'excitation maniaque.
Silicea : convulsions après une vaccination ; épileptiques.
Stramonium : convulsions conscientes ; fébriles ; dues à une lumière forte, en voyant de l'eau ; pendant la fièvre, des enfants ; accompagnant un changement de caractère.
Strychninum : chorée mineure ; convulsions après une purge.
Sulfur : chorée après l'élimination d'éruptions cutanées.
Tanacetum : convulsions dues à l'helminthiase.
Tarentula : convulsions, épilepsie hystérique.

Veratrum album : convulsions des enfants, dues à la poussée dentaire.
Zincum cyanatum : chorée mineure ; pendant les règles.
Zincum metallicum : chorée mineure ; tic, contractions convulsives ; convulsions des enfants ; pendant les règles.
Zizia aurea : chorée mineure.

HÉMIPLÉGIE ET HÉMIPARÉSIE

SYMPTÔMES ET SIGNES

Symptomatologie cérébrale, motrice, sensitive, se traduisant par la perte de la motilité volontaire de la moitié du corps.
Phase **comateuse postictus** : déviation conjuguée de la tête et des yeux ; musculature flasque ; disparition des réflexes et signe de Babinski sur le côté touché par la lésion ; troubles sphinctériens.
Phase **postcomateuse** : paralysie flasque sur le côté opposé de la lésion cérébrale, plus marquée sur le membre supérieur ; paralysie avec déviation de la bouche vers le côté non touché ; aphasie si la lésion est côté gauche, chez un sujet non gaucher.
Au bout de quelques semaines : contracture hémiplégique pyramidale ; le membre supérieur est en flexion, l'inférieur en extension ; démarche gauche ; réflexes ostéotendineux accentués.

TRAITEMENT DE SOUTIEN DE LA THÉRAPIE CLASSIQUE

Il faut prescrire les remèdes correspondant à la symptomatologie.
Puissance : **30CH**, 3 fois par jour.

Aconitum : urgence, chez l'hémiplégique gauche, hypertendu, avec une pression artérielle très élevée.
Alumina : hémiplégie, ataxie motrice avec incoordination.
Bothrops : hémiplégie droite avec aphasie ; chez un sujet à risque pour l'hémorragie cérébrale, au sang peu coagulable.
Causticum : hémiplégie droite progressive, avec atrophie précoce ; déficit sensitif chez la personne âgée ; côté paralysé froid.
Cresol : hémiplégie plus marquée sur le membre inférieur, causée par des ictus cérébraux chez le parkinsonien ou l'épileptique.
Elaps corallinum : hémiplégie droite, due à une hémorragie cérébrale.
Gelsemium : hémiplégie due à une hyperhémie congestive ou cérébrale, avec abattement, craintes et grande émotivité.
Hyosciamus niger : hémiplégie avec séquelles épileptiques.
Lachesis : hémiplégie gauche chez la femme hypertendue, notamment si elle est en ménopause ou s'adonne à la boisson.
Natrum muriaticum : hémiplégie intermittente, après la fièvre.
Nux vomica : hémiplégie souvent côté droit chez le sujet stressé, fumeur, buveur, coléreux, sédentaire, constipé.
Phosphorus : hémiplégie le plus souvent droite, chez l'asthénique hypotendu, avec un pouls petit, rapide et faible.
Rhus tox : hémiplégie le plus souvent côté droit, chez le sujet agité, avec éréthisme circulatoire, pouls accéléré, petit, souvent irrégulier, intermittent.
Strychninum nitricum : hémiplégie avec insomnie, irritabilité.
Sulfuricum acidum : hémiplégie chez l'alcoolique, prédisposé aux hémorragies ; sujet très nerveux, pour des banalités.

ÉPILEPSIE

Elle surgit souvent d'une façon soudaine.
Prodromes durant des heures ou des jours : céphalée ; altération de l'humeur (irritabilité, euphorie, dépression) ; troubles de l'appétit et de la digestion (anorexie, boulimie, flatulence, constipation) et autres signes (tachycardie, pollutions nocturnes, polyurie).
Aura : expression précoce de la décharge épileptique.

Crise tonico-clonique : perte de conscience soudaine, avec brusque raidissement (**spasme tonique**) de la musculature, d'abord avec une tension vers l'avant (**emprosthotonos**) puis une incurvation dorsale (**opisthotonos**), chute sur le sol, cri épileptique, morsure de la langue, perte de salive.
Passage progressif à la phase clonique, légers tremblements musculaires (**phase tonique vibratoire**), décontractions musculaires échelonnées, convulsion clonique de plus en plus espacée, fin de la crise.
Pendant la crise : altérations fonctionnelles cardio-circulatoires, respiratoires ; perte d'urine et de selles.
Après la crise : sommeil profond, céphalée, état confusionnel, douleurs musculaires, aréflexie.

Traitement de soutien de la thérapie classique

Il existe **trois remèdes essentiels** pour traiter la crise d'épilepsie : il faut choisir le remède exact et l'administrer régulièrement à la puissance de **30CH**.

Cicuta virosa

- Aura : anxiété, peur, mydriase, gêne gastrique, spasme violent au diaphragme.
- Crise convulsive assez violente qui part de la tête ou du visage ; elle s'étend ensuite à tout le corps, de haut en bas ; contorsions multiples, avec raideur nucale, agitation extrême, contraction en extension. Les convulsions sont plus violentes qu'avec *Cuprum*.
- L'opisthotonos empire au moindre contact ou bruit.
- Après la crise, désorientation totale du malade qui ne reconnaît personne et ne se souvient de rien qui le concerne.
- Accès plus fréquents la nuit et qui sont appelés à se reproduire.
- Aggravation avec le froid, amélioration avec la chaleur.

Cuprum metallicum

- Cri initial ou crampes ; la phase tonique prédomine.
- La crise commence par la flexion du pouce, refermé dans le poing ; les autres doigts de la main et du pied se contractent. Elle part donc des extrémités des membres, contrairement à ce que l'on observe avec les deux autres remèdes.
- Crise nocturne, vers la nouvelle lune, à intervalles réguliers ; chez un sujet nerveux-spastique, sthénique.
- Présence conjointe de crampes et de spasmes plutôt violents.
- Après la crise : céphalée, froid, cyanose.

Stramonium

- Convulsions sans perte de conscience.
- Visage très rouge, pupilles extrêmement dilatées, sclérotiques, injectées de sang ; torsion des yeux et des paupières.
- Sensation d'oppression spasmodique, surtout de la gorge, empêchant toute déglutition.
- Abondantes sueurs froides, peau et pieds froids.
- La crise peut être déclenchée par le temps chaud ; la nuit, à la vue d'une lumière qui brille ou de l'eau qui coule.
- La crise peut être généralisée ou locale.

Autres remèdes intéressants

Aethusa cynapium

- Épilepsie : pouce replié dans le poing fermé, visage rouge.
- Pupilles mydriatiques, fixes ; yeux révulsés.
- Écume à la bouche ; mâchoires serrées ; pouls rapide, dur.
- Chez le sujet nerveux-lymphatique, vagotonique, incapable de fixer son attention, de se concentrer ; se laissant aller à de violents accès de fureur.

Agaricus muscarius

➜ Épilepsie due à une suppression iatrogène d'éruptions.
➜ Écume à la bouche, oscillation des globes oculaires.
➜ Secousses spasmodiques des membres, de la tête.
➜ Chez le sujet nerveux, maladroit, agité, secoué de tremblements.
➜ Déprimé mentalement et aboulique envers le travail.

Argentum nitricum

➜ Épilepsie nocturne chez une personne peu équilibrée.
➜ Aura épileptique : sensation de dilatation du corps.
➜ Sensation d'avoir la poitrine ou le cou serré.
➜ Chez le sujet névrotique-phobique, méfiant, coléreux, souffrant d'anxiété d'anticipation.

Artemisia

➜ Épilepsie « petit mal » à l'âge péripubertaire. Il faut administrer ce remède dans la semaine qui précède les règles (4 granules à 4CH, 3 fois par jour).
➜ Agitation ou dépression avant l'épilepsie, sommeil profond après la crise.
➜ Crises épileptiques regroupées, qui surviennent après une longue période de calme, à la suite d'une émotion violente, d'une peur.

Asteria rubens

➜ Chez une personne active, fébrile, qui se met facilement en colère ; sujette à des crises d'hypertension artérielle.

Belladonna

➜ Aura : fourmillement dans les membres, sensation d'avoir une souris qui court sur la peau.
➜ Convulsions tonico-cloniques, avec rétraction des pouces.
➜ Emprosthotonos, opisthotonos, agitation, tremblements.

Bufo rana

➜ Chez le retardé mental ; s'il s'agit d'une femme, avant les règles.
➜ Cadre comitial : cri initial, crise tonico-clonique, puis longue perte de connaissance.

Causticum

➜ Chez le sujet maigre.
➜ Aggravation avec le froid sec.
➜ Crise après un choc moral ou une maladie épuisante.
➜ Aura qui monte du plexus solaire, cri, crise violente.

Platina

➜ Spasmes sans perte de connaissance, mâchoires serrées.
➜ Perte de la parole, yeux révulsés, mouvements involontaires des commissures des lèvres et des paupières.
➜ Les crises se manifestent principalement en milieu de journée.

Zincum metallicum

➜ L'épilepsie n'est pas précédée d'aura ; elle est clonique et accablante.
➜ Chez un sujet fébrile, qui agite frénétiquement ses pieds.

NÉVRALGIES

SYMPTÔMES ET SIGNES

La douleur névralgique est le symptôme exclusif du trouble auquel nous nous référons. Il s'agit de paroxysmes soudains, qui durent peu de temps. Il n'y a pas de signes objectifs d'altérations de l'intégrité du nerf sur lequel la douleur se diffuse.

La douleur névralgique ne doit pas être confondue avec la douleur névritique, qui dérive d'une inflammation ou d'une dégénérescence d'un nerf.

Traitement homéopathique

Il faut prendre les remèdes qui correspondent à la symptomatologie.
Puissance : **30CH**, 3 fois par jour, puis 1 fois par jour.

Acidum oxalicum

➜ Névralgie brachiale gauche.
➜ Névralgie du cordon spermatique.

Aconitum

➜ Névralgie très récente.
➜ Névralgies après un coup de froid.
➜ Odontalgie sur une dent saine et qui va de droite à gauche.
➜ Douleurs aiguës, soudaines, brutales, intolérables.
➜ Coexistant avec un état anxieux chez le sujet.

Actaea racemosa (Cimicifuga)

➜ Névralgie, avec crampes et convulsions.
➜ Douleurs soudaines et intenses, dans la région occiput-cervicales-premières dorsales.
➜ Névralgies après les règles ou pendant la ménopause.

Argentum nitricum

➜ Névralgies périphériques, faciales.
➜ Névralgie sous-orbitaire gauche, avec photophobie.
➜ Névralgies qui concernent les organes génitaux.

Arsenicum album

➜ Névralgies brûlantes, atténuées par des applications chaudes.
➜ Chez l'asthénique-anxieux, avec aggravation de 1 à 3 heures du matin.

Bellis perennis

➜ Névralgies dues à un traumatisme mammaire.
➜ Dues à un traumatisme sacro-coccygien.
➜ Dues au microtraumatisme vertébral subi par un sujet qui conduit.
➜ Odontalgie de l'arcade dentaire droite.

Bryonia

➜ Névralgies côté droit, brûlantes, qui obligent à l'immobilité complète.
➜ Amélioration en s'allongeant sur le côté douloureux.

Causticum

➜ Névralgies brûlantes, soudaines, après un coup de froid.
➜ Sensation de parésie et raccourcissement musculaire douloureux.
➜ Amélioration la nuit, avec des applications froides et par temps humide.

Cedron

➜ Avec fièvres intermittentes ; qui reviennent périodiquement à la même date.
➜ Névralgies trigéminées périoculaires côté gauche.
➜ Associées à l'iritis et au glaucome ; aux jambes et aux bras.

Chamomilla

➜ Névralgies violentes, nocturnes ; chez le sujet hypersensible, irritable.
➜ Hurlement de douleur, mais les examens de laboratoire sont négatifs.

Clematis

➜ Odontalgies ou névralgies urétrales avec ténesme.

Coffea cruda

➜ Névralgies faciales, dentaires des enfants.
➜ Chez le sujet nerveux, hyperesthésique aux stimulations extérieures.

Colocynthis

➜ Névralgies aiguës, de type crampes, intermittentes.
➜ Amélioration avec la flexion de la partie intéressée.
➜ Névralgies gastriques, ischiatiques ; orbitaires, trigéminées.
➜ Amélioration avec des applications chaudes.

Hypericum

➜ Névralgies intolérables le long du parcours d'un nerf, ou des terminaisons nerveuses sensorielles.
➜ Coccygodynie post-traumatique et sciatique après une intervention chirurgicale.

Kalmia latifolia

➜ Névralgies fulgurantes de haut en bas.
➜ Névralgies fulgurantes qui laissent des paresthésies.
➜ Névralgies cervico-brachiales de tout type et de toute nature.
➜ Aggravation avec la chaleur et le mouvement.
➜ Amélioration une fois couché sur le dos.

Magnesia carbonica

➜ Névralgies piquantes, nocturnes, qui obligent à bouger.
➜ Névralgies zygomatiques, hémifaciales ; dentaires.
➜ Névralgies de la spasmophilie (dues à une carence en magnésium, de l'anxiété, une hyperexcitation neuromusculaire).

Magnesia phosphorica

➜ Névralgies lancinantes, soudaines, diurnes.
➜ Au visage, périauriculaires, dentaires, intercostales.
➜ Débutant et s'arrêtant brutalement.
➜ Aggravation avec le froid.
➜ Amélioration avec la friction.

Mezereum

➜ Névralgies trigéminées : région supraorbitaire temporale.

Plantago

➜ Névralgies dentaires côté gauche qui s'atténuent en mastiquant.

Prunus spinosa

➜ Névralgies oculaires, périoculaires, qui s'aggravent la nuit.

Ranunculus bulbosus

➜ Névralgies thoraciques, oculaires, dues aussi à l'Herpes zoster.

Spigelia

➜ Névralgies chroniques cervico-brachiales côté gauche.
➜ Névralgies trigéminées, à la mâchoire supérieure.
➜ Névralgies thoraco-précordiales côté gauche.

Tellurium

➜ Ischialgies discales anciennes, côté droit, avec discopathie.
➜ Névralgies récidivantes postopératoires.

Verbascum

➜ À gauche : orbiculaires, zygomatiques, temporales-maxillaires (trigéminées, dentaires).
➜ À heure fixe, le matin et l'après-midi.
➜ Aggravation avec les courants d'air.

NÉVRITES

Symptômes et signes

La douleur névritique est un symptôme de souffrance d'un nerf objectivement malade ou ayant subi une lésion. La névrite est un processus inflammatoire ou de dégénérescence nerveuse mis en évidence par un déficit ou une perte de la conduction nerveuse. Des troubles sensitifs (douleurs, altérations de la sensibilité), moteurs (jusqu'à la paralysie et l'atrophie) et neurovégétatifs apparaissent à la suite de cette détérioration. Les causes sont : traumatiques ou infectieuses, carentielles, métaboliques, toxiques. La douleur névritique ne doit pas être confondue avec la douleur névralgique.

Traitement homéopathique

Il faut prendre les remèdes qui correspondent à la symptomatologie.
Puissance : **30CH**, 1 ou 2 fois par jour, puis 1 fois par jour.

Acidum carbolicum : douleurs soudaines, paroxystiques.
Aconitum : névrites violentes, par à-coups, internes.
Agaricus : polynévrites dues à l'alcool chez les sujets affaiblis.
Arnica : après un traumatisme, des fractures ; douleurs de plaie ; par à-coups.
Belladonna : paralysantes, pénétrantes comme une vis ; dans les ganglions.
Cadmium sulfuratum : à froid avec parésie faciale ; polynévrite due à l'alcool ; aux radiations.
Carboneum sulfuratum : névrites toxiques, dues à l'alcool.
Causticum : avec élancements par à-coups.
Cedron : faciales, oculaires, trigéminées, aux bras, aux jambes.
Chamomilla : hyperesthésiques ; nocturnes et déchirantes ; internes.
Dulcamara : douleurs qui creusent, fouillent, s'enfouissent.
Hypericum : aiguës, lancinantes ; insupportables.
Lachesis : sensibilité intérieure à la douleur.
Phosphorus : névrites localisées aux ganglions, comme un ulcère
Thallium sulfuricum : douleur brachiale, spasmodique ; tendance à l'atrophie.

MALADIE DE PARKINSON ET SYNDROMES PARKINSONIENS

Définition, symptômes et signes

La **maladie de Parkinson**, ou « paralysie agitante », est une maladie dégénérative des personnes d'âge avancé, progressive, liée à des lésions du système nerveux extrapyramidal, des noyaux basaux.
Triade symptomatologique : bradykinésie, raideur, tremblement.
Signes : visage sans expression ; attitude posturale particulière : la tête et le tronc sont raides, penchés vers l'avant ; la déambulation est ralentie ; ou bien, après un début difficile en traînant les pieds par terre, on observe une accélération progressive en avançant ; les muscles sont faibles ; le discours est monotone et les phrases souvent inachevées ; au repos, les mains sont tremblantes et paraissent compter de l'argent, le pouce placé près de l'index ; les bras et les lèvres tremblent aussi ; les articulations sont raides et se déplacent par à-coups, comme une roue dentée ; l'écriture est incertaine, irrégulière, parfois microscopique ; le malade souffre de paresthésies caloriques et, parfois, de transpiration excessive.
Les **syndromes parkinsoniens** sont caractérisés par des troubles moteurs assez similaires à ceux de la maladie de Parkinson. Ils apparaissent après des infections, des toxicoses, des vasopathies et autres lésions cérébrales.

Signes : tremblement ; rigidité musculaire, visage sans expression ; tête fléchie, tronc incliné vers l'avant, bras collés au tronc, les doigts en extension ; le pouce est près de l'index ; les articulations se déplacent par à-coups. Les réflexes posturaux sont exagérés. Les mouvements automatiques qui servent de « servofrein » font défaut (par exemple, les mouvements des membres supérieurs en marchant). Quand il marche, le malade a l'air d'être « tiré vers l'avant ». Quand il est arrêté, il ressent un besoin impérieux de changer de position.

TRAITEMENT DE SOUTIEN DE LA THÉRAPIE CLASSIQUE

Le traitement conventionnel de la maladie de Parkinson tend à combler le déficit biochimique, à corriger le tonus de l'humeur et à mettre en place une thérapie de réhabilitation. Le traitement homéopathique exploite la triade symptomatologique (bradykinésie, raideur, tremblement), en s'appuyant sur le **remède similaire aux symptômes**.

1. Bradykinésie : lenteur dans l'amorce et l'exécution des mouvements volontaires et automatiques.

2. Raideur : hypertonie, c'est-à-dire augmentation de la résistance offerte par les muscles à la mobilisation passive de tous les muscles du corps, avec une prédominance des muscles de flexion.

3. Tremblement au repos : accentué, d'une ou des deux mains ; tremblement moindre des pieds, de la langue, des lèvres, de la mâchoire.

Nous vous indiquons deux remèdes, qu'il faut prendre à **30CH**, 4 granules 1 fois par jour, **en alternance**, 3 fois par semaine chacun, du lundi au samedi, mais pas le dimanche, **pendant 3 mois**.

Baryta carbonica

Symptôme clé : ralentissement de la réactivité (bradykinésie et raideur).

- Détérioration sclérotique, ramollissement cérébral.
- Détérioration intellectuelle, viscosité mentale, obstination, sensation d'avoir la tête vide ; idéation, réponses et élocution trop lentes ou ralenties, phrases inachevées.
- Langue parétique ou paralytique ; tremblement des vieillards.
- Déambulation sénile, ralentie, avec une marche à petits pas.
- Réduction marquée des mouvements d'accompagnement des membres supérieurs et inférieurs ; bras collés au tronc.
- Visage impassible ; limitation de l'élévation du regard.
- Raideur musculaire pour la mobilisation passive.
- Déficits immunologiques, en liaison avec la maladie dégénérative et la détérioration du système nerveux central.

Gelsemium sempervirens

Symptôme clé : « tremblote », interne et externe (tremblement au repos).

- Tremblement qui peut concerner tous les membres ou un seul d'entre eux.
- Tremblement associé à une grande faiblesse progressive pouvant aller jusqu'à la parésie de motilité ; ces parésies commencent par les paupières.
- Parésies dans tous les muscles du corps avec sensation de rupture, de contusion ; avec perte de contrôle musculaire, en laissant tomber des objets, à cause d'une faiblesse de la préhension ou d'un tremblement excessif, avec des gestes maladroits.
- États d'agitation émotionnelle avec incoordination motrice, crampes, spasmes, tremblements, pause, anxiété d'antici-pation.
- Langue tremblante, troubles du langage, aphonie.
- Psychisme : sujet d'abord hypernerveux et très excité ; progressivement abruti, faible intellectuellement, vide, lent dans ses pensées, dans ses déplacements ; anéantissement de l'initiative.

AUTRES REMÈDES INTÉRESSANTS

Agaricus muscarius

➜ Paralysie avec agitation motrice, tremblement des membres.
➜ Torpeur cérébrale et spasmes avec secousses musculaires.

Bufo rana

➜ Signes parkinsoniens chez le sujet retardé.
➜ Tremblement, visage impassible, hypertonique, raideur musculaire.
➜ Akinésie, bradykinésie, kinésies paradoxales.

Causticum

➜ Tremblement des membres ou d'un segment des membres supérieurs et inférieurs.
➜ Asthénie parétique marquée, à évolution progressive.

Hyosciamus niger

➜ Paralysie agitante, mouvements sans coordination des membres.
➜ Tremblement, secousses musculaires involontaires et brusques.

Mercurius solubilis

➜ Tremblement surtout des mains, notamment en écrivant.

VERTIGES

DÉFINITION ET CARACTÉRISTIQUES

Les vertiges peuvent se définir comme une hallucinose spatiale, une désorientation subjective et objective dans l'espace. Ils peuvent être centraux, périphériques, psychogènes.
Vertige rotatoire : c'est le plus fréquent.
Vertige ondulatoire : le plan d'appui du sujet oscille le long de l'axe longitudinal ou transversal.
Vertige sussultoire : le sujet éprouve la sensation d'être entraîné vers le haut ou vers le bas (comme dans un ascenseur).
Phénomènes neurovégétatifs associés : nausée, vomissement, pâleur, transpiration, bradycardie.

TRAITEMENT HOMÉOPATHIQUE

Il faut choisir les remèdes correspondant à la symptomatologie, en différant leur prise en cas d'amélioration.
Puissance : **30CH**, 4 fois par jour, puis 2 fois, puis 1.

Aconitum

➜ Vertiges dus à l'hypertension, l'angor, la tachycardie, accompagnés d'angoisse.

Antimonium tartaricum

➜ Vertiges en soulevant la tête de l'oreiller, avec nausée, dyspnée importante et forte somnolence.

Argentum nitricum

➜ Vertiges dus à la dégénérescence ou à la sclérose, avec bourdonnement, tremblement.
➜ Surtout en fermant les yeux, en ne s'aidant pas de la vue pour garder la position debout.
➜ Vertiges dus à des maladies locales, cérébrales, médullaires.
➜ Vertiges avec acouphènes, tremblement asthénique.
➜ Vertiges qui s'aggravent en marchant ; en regardant en bas à partir d'un lieu élevé.

Arnica

➜ Vertiges dus à un traumatisme crânien récent ; dus à des processus septiques.
➜ Vertiges dus à l'hypertension.

Arsenicum jodatum

➜ Vertiges avec tremblement, dus à des scléroses ou des lésions.
➜ En particulier chez les personnes âgées et les sujets atteints d'artériosclérose.
➜ Aggravation en se levant du lit ou en se couchant.

Baryta carbonica

➜ Vertiges dus à une artériosclérose avec détérioration mentale, troubles de la mémoire, céphalée, ramollissement cérébral.

Belladonna

➜ Vertige dû à une congestion céphalique, à de l'hypertension.
➜ En se baissant, en tournant et en se retournant dans son lit.

Bryonia

➜ Le matin ; en se levant de son lit, d'une chaise.
➜ En levant ou en baissant la tête ; accompagné de nausée, de céphalée occipitale, d'une sensation de tourner en rond.

Cactus grandiflora

➜ Vertiges dus à l'éréthisme circulatoire, avec angor, pâleur.

Caladium

➜ Vertiges dus au tabagisme ; avec nausée, pâleur.
➜ Vertiges dus à des excès, des efforts sexuels.

China

➜ Vertiges dus à l'hypotension artérielle ; avec acouphènes.
➜ Vertiges après une perte de liquides vitaux (diarrhée, vomissement, hémorragie, hyperhidrose, polyménorrhée).

Cocculus

➜ Vertiges dus à la vagotonie, c'est-à-dire à une prédominance du système parasympathique (instabilité vasomotrice, myosis, transpiration, spasmes moteurs douloureux involontaires, constipation).
➜ Vertiges avec le mal de mer, le mal des transports.
➜ Associés à la nausée, au vomissement, à la pâleur, à la lipothymie.

Conium

➜ Vertiges dus à une dégénérescence organique ou à une sclérose.
➜ En se couchant ; en étant au lit et en remuant la tête.
➜ En se tournant et en se retournant dans son lit.
➜ Les objets semblent tourner en rond.

Cyclamen

➜ Vertiges dus à une mauvaise digestion, avec obscurcissement de la vue.
➜ Les objets semblent tourner en rond ; ou bien le sujet a la sensation de tourner en rond.

Ferrum metallicum

➜ Vertiges dus à une anémie cérébrale.
➜ En se levant d'un seul coup de son lit ou d'un siège.
➜ En marchant dans une descente, avec une tendance à tomber côté gauche.

Gelsemium sempervirens

➜ Vertiges comme si on était ivre, avec les paupières lourdes.
➜ Vertiges dus à un coup de soleil, des palpitations, la lipothymie.

Glonoinum

➜ Vertiges dus à une hypertension artérielle, la ménopause, le climatère.
➜ Sensation de congestion céphalique, lipothymie.

Iodum

➜ Vertiges dus à un éréthisme circulatoire ; avec des pulsations céphaliques.

Ipeca

➜ Vertiges en cours de grossesse, avec nausée persistante, qui ne s'atténue pas en vomissant.
➜ La langue est propre, le sujet n'a jamais soif.

Kalium carbonicum

➜ Vertiges dus à l'anémie cérébrale ; dus à un déficit surrénal.
➜ En tournant rapidement la tête ; en regardant fixement un objet.

Kalium phosphoricum

➜ Vertiges avec tendance à tomber en avant.
➜ Dus à un déséquilibre neurovégétatif ; à un surmenage cérébral.

Natrum muriaticum

➜ Vertiges dus à une hypotension artérielle, périodique.
➜ En se levant après avoir bu un alcool fort ou du café.

Nux vomica

➜ Vertiges dus à des excès alimentaires, un abus d'alcool, de café.
➜ Le sujet chancelle en marchant, comme s'il était ivre.
➜ Vertiges avec lipothymie, syncope.

Phosphorus

➜ Vertiges avec lipothymie, dus à l'artériosclérose.
➜ Dus à une perte de liquides organiques ; périodique.
➜ En regardant en bas ou en haut ; en marchant en chancelant.
➜ Vertiges qui obligent à s'allonger sur le dos.

Pulsatilla

➜ Vertiges dus à l'hypotension artérielle.
➜ Sensation de tourner en rond, comme ivre.
➜ D'abord pendant les règles puis à cause de la fin des règles.

Tabacum

➜ Dus à la vagotonie, à l'abus de nicotine ; au mal de mer.
➜ Mal de mer, avec sueur, vertiges, nausée, vomissement.

Theridion

➜ Dus à la vagotonie, avec nausée.
➜ Aggravation avec le bruit, en fermant les yeux.

LES MALADIES RHUMATISMALES

NOTIONS GÉNÉRALES

Le mot **rhumatisme** recouvre de nombreuses manifestations pathologiques. La plupart de ces affections possèdent cependant une ou plusieurs caractéristiques en commun. Elles concernent toujours des structures anatomiques adjacentes ou reliées entre elles en un ensemble fonctionnel qui comprend des os, des muscles, des tendons, des ligaments, des bourses ou des faisceaux.
La douleur et la raideur articulaire, qui entraînent une fonctionnalité réduite de l'appareil locomoteur ostéo-articulaire, en sont les symptômes importants.

QUE PEUT FAIRE L'HOMÉOPATHIE ?

La médecine homéopathique recherche toujours la cause de la maladie dans le terrain biologique pathologique, dans la constitution et le tempérament du patient, dans le milieu dans lequel il vit.
Elle se propose de soigner la totalité bioénergétique de la personne malade et la maladie elle-même en s'accrochant au premier anneau de la chaîne physiopathologique qui conduit à la maladie, mais en partant du dernier anneau, qui est celui des symptômes du malade.
Cette médecine intervient sur le symptôme périphérique, c'est-à-dire sur les articulations et les structures adjacentes.
Elle n'agit pas sur l'inflammation locale, mais favorise d'une façon biologiquement adaptée le processus d'autodéfense déclenché par l'organisme face à la maladie.

TRAITEMENT DE LA DOULEUR RHUMATISMALE

Il n'existe pas de remède homéopathique contre la douleur rhumatismale, en tant que symptôme à supprimer sans essayer de comprendre ce qu'il cache. L'homéopathie considère la douleur comme un signal d'alarme, nécessaire pour trouver la similitude entre le symptôme-douleur et le remède-douleur, et remonter ainsi jusqu'à l'étiopathologie de la douleur. Le remède soigne ensuite en même temps le symptôme, la maladie et le malade. Il faut prendre 4 granules à **4CH** 4 fois par jour (symptômes physiques uniquement locaux), ou 4 granules à **9CH** 2 fois par jour (symptômes physiques locaux et généralisés), jusqu'à l'amélioration de la situation douloureuse.

Abrotanum

➜ Phénomène de vicariance, alternance entre douleurs rhumatismales et diarrhée : si on supprime la diarrhée avec des médicaments, les douleurs reviennent.
➜ Polyarthrite rhumatismale ; ostéochondrose.
➜ Tophus de la goutte sur les mains et les pieds.

Actaea racemosa (Cimicifuga)

➜ Ostéochondrose vertébrale.
➜ Ischialgie avec douleurs lancinantes.
➜ Douleurs aux petites articulations.

Berberis vulgaris

➜ Douleurs lombaires des premières vertèbres du rachis.
➜ Douleurs articulaires dues à des maladies goutteuses-rhumatismales.

Bryonia

➜ Inflammations articulaires et péri-articulaires : articulation gonflée et rouge, douleur aiguë, mouvement bloqué.
➜ Polyarthrite, rhumatisme musculaire.
➜ Bursites, tendinites, myosites (fibrosites).

Causticum

➜ Névralgies arthrosiques typiques ; articulations raides, douloureuses dans la région dorsale et sacrée, surtout en s'asseyant ou en se levant après être resté longtemps assis.

Colocynthis

➜ Douleurs lancinantes : intercostales, ischiatiques, coxalgiques.
➜ Ostéochondrose douloureuse, surtout lombaire.

Dulcamara

➜ Toute forme rhumatismale ou d'un autre type, qui apparaît ou empire avec le temps froid et humide.

Gelsemium sempervirens

➜ Ostéochondrose de la région cervicale.
➜ Syndrome cervical, mal de tête cervical.
➜ Névralgies, migraine, associées à de l'étourdissement, des palpitations.

Gnaphalium

➜ Ischialgies irradiant jusqu'aux orteils.
➜ Lombo-sacralgie aiguë ou « tour de rein ».
➜ Crampes sur la musculature de la jambe, aux mollets.
➜ Douleurs rhumatismales aux coudes, aux bras, aux genoux, aux pieds.
➜ Douleurs goutteuses au gros orteil.

Hypericum

➜ Ostéochondrose, hypersensibilité des vertèbres cervicales.
➜ Rachialgie due à une posture déformée par l'ostéochondrose ; due à un écrasement des nerfs.

Kalium carbonicum

➜ Rachialgie avec sensation de froid et de faiblesse.
➜ Amélioration en s'allongeant sur un lit dur.
➜ Douleurs articulaires lancinantes, parfois erratiques.
➜ Aggravation avec les courants d'air.

Kalmia latifolia

➜ Névralgies rhumatismales, souvent erratiques.
➜ Accompagnées ou suivies de paresthésies.
➜ Souvent associées à des troubles cardiaques, des douleurs sourdes.

Ledum palustre

➜ Rhumatisme ascendant, des pieds vers les épaules.
➜ Polyarthrite chronique évolutive.
➜ Goutte noueuse qui s'améliore avec le froid.

Lithium carbonicum

➜ Maladies goutteuses-rhumatismales avec douleurs pulsatiles, lancinantes et persistantes dans toutes les articulations.
➜ Hyperuricémie, lithiase rénale, accompagnées de douleurs, de courbatures généralisées, de myalgies après un effort.
➜ Coexistence de symptômes cardiaques chez le sujet atteint d'hyperuricémie.

Luesinum (nosode)

30CH : 1 dose de globules par semaine pour accompagner les autres remèdes à action ponctuelle ; remède pour un terrain chronique du point de vue génétique et du milieu.

➜ Chez un sujet asymétrique, dysmorphique, mal formé ; indécis, désordonné, instable ; avec des douleurs osseuses.
➜ Algies linéaires, nocturnes, profondes, ostéo-articulaires.
➜ Articulations déformées, avec arthralgies nocturnes.
➜ Douleurs osseuses au tibia et aux vertèbres, en les touchant.
➜ Arthrose avec ostéophytose exubérante, provoquant une faible douleur.

Lycopersicum

➜ Douleurs dues au refroidissement : au coude droit.
➜ Aux articulations de la main.
➜ Myalgie à l'épaule droite.

Magnesia phosphorica

➜ Douleurs de tout type qui vont et viennent soudainement.
➜ Douleurs dues à un rhumatisme persistant, chronique.

Medorrhinum (nosode)

30CH : 1 dose de globules par semaine pour accompagner les autres remèdes à action ponctuelle ; remède pour un terrain chronique du point de vue génétique et du milieu.
➜ Chez un sujet affairé et fébrile, perturbé par un métabolisme altéré et des résidus toxiques.
➜ Remède du rhumatisme et des névralgies rhumatismales.
➜ Douleurs à une ou plusieurs articulations ; qui accompagnent ou viennent après une infection.
➜ Instauration d'un rhumatisme souscutané ou chronique.
➜ Douleurs vertébrales, pelviennes, sacro-iliaques brûlantes.
➜ Ischialgie, surtout côté gauche : la douleur s'atténue en se mettant en chien de fusil ou sur le ventre.
➜ Amélioration au bord de la mer et par temps humide ; aggravation pendant la journée, avec la sécheresse et le froid.

Natrum muriaticum

➜ Douleurs lombo-sacrées, qui s'atténuent en s'allongeant ou en s'asseyant sur un lit dur.

Phytolacca decandra

➜ Arthralgie, myalgie, douleurs osseuses, en général.
➜ Algies cérébrales, avec torticolis.
➜ Périarthrite scapulo-humérale, nocturne.
➜ Ischialgie irradiant vers le côté de la cuisse.

Psorinum (nosode)

30CH : 1 dose de globules par semaine pour accompagner les autres remèdes à action ponctuelle ; remède pour un terrain chronique du point de vue génétique et du milieu.
➜ Chez le sujet immunodéprimé, hypotonique, triste, anxieux.
➜ Faiblesse articulaire, raideur osseuse.
➜ Douleur à la troisième vertèbre dorsale et aux lombaires.
➜ Maladies rhumatismales chroniques.

Ranunculus bulbosus

➜ Rhumatisme musculaire thoracique.
➜ Douleurs interscapulaires-vertébrales de ceux qui travaillent assis.
➜ Crampe de l'écrivain ; sciatique côté droit chez la femme.

Rhododendron chrysanthum

➜ Douleurs osseuses, musculaires, articulaires, périodiques, vagues.
➜ Ostéoalgie profonde entre les phalanges, cervico-brachiales.
➜ Névralgies rhumatismales explosives, avant un orage.

➜ Chez le sujet perturbé par l'électricité atmosphérique.

Rhus toxicodendron

➜ Arthrose diffuse qui s'aggrave par temps froid et humide.
➜ Douleurs rhumatismales ubiquistes s'aggravant avec le repos, mais s'atténuant avec le mouvement continu et la chaleur.
➜ Cou raide, fortes douleurs dorsales, lombaires.

Sanguinaria canadensis

➜ Douleurs rhumatismales articulaires et musculaires.
➜ Névralgies de type rhumatismal à l'épaule et au bras droit.
➜ Douleurs rhumatismales côté droit, lancinantes, nocturnes.
➜ Périarthrite scapulo-humérale côté droit.

Spigelia

➜ Névralgies de type rhumatismal à l'épaule et au bras gauche.

Sulfur jodatum

➜ Rhumatisme des phalanges des mains.

Symphytum

➜ Remède pour les fractures qui ne se consolident pas.
➜ Douleurs liées aux fractures passées.

Tubercolinum residuum

30CH : 1 dose de globules par semaine pour accompagner les autres remèdes à action ponctuelle ; remède pour un terrain chronique du point de vue génétique et du milieu.
➜ Chez un sujet faible, pâle, grisâtre, fatigué.
➜ Avec ankylose et raideur articulaire sclérotique.

PATHOLOGIE RHUMATISMALE AIGUË ET SUBAIGUË : FIÈVRE RHUMATISMALE, RHUMATISME ARTICULAIRE AIGU, SPONDYLARTHRITE ANKYLOSANTE, GOUTTE

PHASE INITIALE

Œdème, fièvre, douleur, hypofonctionnalité. Concerne la partie synoviale, périarticulaire.
Examens : VSG (vitesse de sédimentation globulaire) et taux de globulines élevés, perturbation de l'électrophorèse.
Il faut prendre 4 granules à **7CH** plusieurs fois par jour :

Apis mellifica : remède d'action générale et locale.
➜ Œdème local segmentaire immédiat : rosé, brillant.
➜ Avec douleur aiguë, brûlante, piquante.
➜ Oligurie, absence de soif, albuminurie.

PHASE TISSULAIRE

Phase d'altération ostéo-articulaire, avec rétraction musculo-tendineuse, signes radiologiques de lésion. C'est la conséquence de la répétition des crises inflammatoires, de l'instauration de lésions symétriques et de l'hydrarthrose.
Il faut prendre 4 granules à **4CH** plusieurs fois par jour :

Bryonia

➜ Fièvre continue ou intermittente.
➜ Articulations rouges, gonflées, chaudes, avec douleurs lancinantes.
➜ Aggravation avec le mouvement et au moindre contact.

➔ La peau qui recouvre l'articulation est tendue, brillante.
➔ Amélioration avec la chaleur locale et le repos.
➔ Signes évidents de rhumatisme articulaire aigu.

ANKYLOSE ET DÉGÉNÉRESCENCE ARTHROSIQUE

Des réactions de prolifération, avec multiplication d'histiocytes et de fibrocytes, s'ajoutent aux processus de congestion et de suintement des cavités séreuses. De la partie synoviale, la maladie a gagné la partie molle du tissu conjonctif avec l'ankylose.
Il faut prendre selon les symptômes, un des remèdes suivants :

Aranea diadema : 4 granules à **7CH** 2 fois par jour.
➔ Gonflement des doigts dû à une hypersensibilité à l'humidité.
➔ Flexion limitée et douloureuse des articulations métacarpes-phalanges ; main ankylosée.
Causticum : 4 granules à **7CH** 2 fois par jour.
➔ Gonflement hypertrophique des articulations.
➔ Raideur articulaire allant jusqu'à l'ankylose : des tendons, des aponévroses, des articulations.
➔ Aggravation avec le froid sec, la chaleur sèche.
➔ Amélioration avec l'humidité, la chaleur du lit.
➔ Besoin de porter des vêtements chauds.
Rauwolfia serpentina : 4 granules à **12CH** 2 fois par jour.
➔ Douleurs articulaires de la hanche et des orteils.
➔ Chez un sujet atteint d'hypofonctionnalité endocrinienne, obèse.
➔ Faible psychologiquement, atteint de dystonie neurovégétative.
➔ Aggravation par un œdème aux membres inférieurs.
Associer : un remède sous forme de nosode, le plus semblable au cas rencontré.
Medorrhinum (nosode) 30CH, 2 doses de globules par semaine.
➔ Chez un sujet ayant des troubles du métabolisme, hypertrophique chronique.
➔ Avec des précédents blennorragiques, génétiques ou personnels.
Tubercolinum residuum 30CH, 2 doses de globules par semaine.
➔ Chez un sujet faible, pâle, grisâtre, fatigué.
➔ Avec ankylose et raideur articulaire sclérotique.
Luesinum (nosode) 30CH, 1 dose de globules par semaine.
➔ Chez le sujet asymétrique, instable ; avec des douleurs osseuses.
➔ Articulations déformées et arthralgies nocturnes.
➔ Précédents syphilitiques ou éthyliques, génétiques ou personnels.

PATHOLOGIE VERTÉBRALE

DISCOPATHIE CERVICALE

Les parties basses de la colonne cervicale (C4/C5, C5/C6, C6/C7) sont le siège fréquent de glissements. On observe des déformations, des ostéophytes, des contractures musculaires. On a souvent recours à la manipulation vertébrale qui sert de support à la médication homéopathique.
Il faut prendre 4 granules à **4CH** 3 fois par jour :

Bryonia : remède de base du traitement.
➔ Raidissement douloureux de la région cervicale.
➔ Aggravation avec le mouvement, amélioration avec le repos.

À alterner avec :
Ranunculus bulbosus : 4 granules à **4CH** 3 fois par jour.
➜ Douleurs musculaires piquantes, aggravées par le mouvement.
➜ Douleurs provoquées par le contact, le changement de position.

LOMBALGIE AIGUË

La douleur apparaît brusquement après un effort, même banal, mais aussi sans effectuer d'effort ou même pendant le sommeil ; après un courant d'air froid ou un séjour à l'humidité ; pendant un accès de toux (indice de discopathie).
Il faut prendre 4 granules à **4CH** 3 ou 4 fois par jour :
Arnica : si la douleur est due à un effort excessif ou prolongé.
Ammonium carbonicum : si elle survient sans effort ou pendant le sommeil.
Dulcamara : si elle est due à un courant d'air froid ou froid et humide.
Bryonia : discopathie vertébrale.
Belladonna : discopathie inflammatoire.

LOMBALGIE CHRONIQUE

Si une lombalgie aiguë n'est pas réglée en 1 semaine, on entre alors dans la chronicité, qui prend la forme de courbatures, de sensation de raideur et de gêne fonctionnelle. De temps en temps, les douleurs se réveillent en raison de la compression-irritation des racines vertébrales sensitives L1 ou L5 (**sciatique**), L1 ou L2 (**névralgie-paresthésie**) et L3-L4 (**névralgie crurale**).
Il faut prendre un ou deux remèdes homéopathiques en alternance, en recherchant la similitude la plus étendue possible ; 4 granules 1 fois (**4CH**) ou 2 fois (**9CH**) par jour.

Agaricus 9CH : colonne vertébrale raide, hypertonie musculaire en cas de mobilisation ; difficultés à se baisser, comme si la colonne allait se casser ; raideur parétique des membres inférieurs.
Berberis vulgaris 4CH : engourdissement, raideur, sensation de fatigue et de faiblesse dans la région rénale et lombaire, souvent associés à ces douleurs dues à une contusion lombaire ; douleur à la palpation ; présence d'un sédiment rouge brique dans les urines.
Cobalto 9CH : lombalgies avec troubles neurologiques ; hautes (D12-L1) ou basses (L5-S1), qui empirent en restant debout ou avec le coït, qui s'atténuent une fois couché ; faiblesse des genoux. 199
Oxalic acidum 4CH : douleurs lombaires qui s'atténuent en se couchant ; les membres inférieurs sont froids, avec un aspect marbré.
Rhus toxicodendron 4CH : douleur lombaire avec sensation de raideur articulaire, accentuée par le repos.
Sepia 9CH : lombo-sacralgies dues à une congestion pelvienne chronique ou à une ptôse utérine ; aggravation : en restant debout, à genoux ; même en marchant ; penché en avant ; avant les règles.
Sulfur 4CH : douleurs lombaires contusives ; aggravation en se levant d'une chaise, amélioration en marchant.

NÉVRALGIE SCIATIQUE

CARACTÉRISTIQUES

C'est un cadre clinique assez commun, lié à une souffrance causée par une discopathie située au niveau L4-L5 ou L5-S1. La douleur siège dans la fesse, parcourt l'extérieur du mollet en oblique et atteint la face dorsale du gros orteil (L5) ; si le parcours suit la voie postérieure, la douleur atteint la face plantaire et le bord externe du gros orteil (S1). L'inflammation de la racine nerveuse, congestionnée et œdémateuse, s'unit au facteur mécanique de la protrusion latéro-postérieure. L'inflammation recule avec les remèdes homéopathiques appropriés ; la hernie discale a peu de chance d'être réduite avec des médicaments.

Remèdes contre l'inflammation

Il faut prendre de 4 à 6 fois par jour le remède similaire au symptôme, selon l'intensité personnalisée de la douleur (**7CH** au minimum ; **15CH** au maximum).

Belladonna : douleur sourde, corrosive, usante ; aggravée par les secousses, la toux ; au moindre courant d'air et même en exposant sa tête au froid.
Chamomilla 15CH : hyperesthésie, douleur somatisée ; aggravation avec la colère et les contrariétés ; avec le café.
Colocynthis 15CH : comme *Chamomilla* ; mais amélioration avec le café, et non avec la flexion de la jambe sur le ventre ; sciatique côté gauche.
Ferrum metallicum : sciatique qui s'améliore avec le mouvement.
Gnaphalium : « tour de rein » classique, aigu, de type crampe, qui s'atténue en s'asseyant ; alternant avec des paresthésies.
Nux vomica : douleur qui empire au réveil ; en s'asseyant ; en cas de congestion portale ; amélioration en marchant.

Remèdes contre la hernie discale

Il faut prendre le remède le plus proche de la cause mécanique supposée ; 4 granules à **9CH** 3 fois par jour.

Arnica : traumatisme avec signes de contusion, après un travail lourd, un effort prolongé (courbatures, agitation).
Hypericum : douleur intense aux terminaisons nerveuses après une chute sur le coccyx (coccygodynie) ; sciatique après une intervention chirurgicale ; aggravation avec l'humidité, l'orage, au moindre contact.

Sciatiques très douloureuses

Il faut prendre de 4 à 6 fois par jour le remède similaire au symptôme, selon l'intensité personnalisée de la douleur (**7CH** au minimum ; **15CH** au maximum).

Belladonna, Bryonia : en cas d'aggravation au moindre mouvement.
Chamomilla, Colocynthis : tendance à la psychosomatisation.
À associer à un complémentaire chronique :
Medorrhinum (nosode) 15-30CH, 1 fois par jour.
➜ Ischialgie souvent côté gauche, insupportable, chez un sujet sortant d'infections génitales, avec cellulite pelvienne.
➜ Rhumatisme infectieux sous-cutané et chronique.
Luesinum (nosode) 15-30CH, 1 fois par jour.
➜ Douleurs nocturnes, profondes, vertébrales.
➜ Ostéophyte vertébral, en général peu douloureux.
➜ Dysmorphie de la structure vertébrale.
Magnesia phosphorica 15CH, 1 fois par jour.
➜ Remède des névralgies de type crampe dues à un coup de froid, au démarrage brusque, qui s'améliorent avec une chaleur locale.
➜ Spasmes et crampes sont atténués par la flexion forcée.
➜ Sciatique locale côté droit (*Medorrhinum* côté gauche).

PATHOLOGIE DE L'ÉPAULE ET DU COUDE

PÉRIARTHRITE SCAPULO-HUMÉRALE

Caractéristiques

C'est la forme la plus commune de localisation rhumatismale à l'épaule. Elle débute généralement à partir de 40 ans à cause d'une rupture-dégénérescence des structures de l'articulation, et présente des cadres cliniques variés : douleur simple de l'épaule, épaule pseudo-paralysée, épaule bloquée ou capsulite rétractile, épaule atteinte d'arthrite microcristalline.

Traitement homéopathique

Il faut prendre le remède le plus similaire au cas rencontré, ou bien alterner deux ou trois remèdes pour couvrir l'ensemble de la symptomatologie.

Asparagus 9CH : 4 granules matin et soir.
➜ Douleurs osseuses, articulaires à l'épaule gauche.
➜ Chez le sujet qui souffre de lithiase ou d'arthrite.

Ferrum metallicum 9CH : 4 granules matin et soir.
➜ Douleurs locales dans le muscle deltoïde (épaule).
➜ Douleurs dans les deux épaules.
➜ Douleurs qui empêchent le mouvement du bras.
➜ Amélioration avec la chaleur, le mouvement.

Ferrum muriaticum 9CH : 4 granules matin et soir.
➜ Douleurs à l'épaule droite, lancinantes, paralysantes.
➜ Douleurs qui s'atténuent avec le mouvement lent.

Rhododendron chrysanthum 9CH : 4 granules matin et soir.
➜ Douleurs dans l'épaule sur laquelle le sujet est couché.
➜ Douleurs à l'épaule sans latéralité habituelle.
➜ Gonflement inflammatoire aigu des articulations.

Sticta pulmonaria 9CH : 4 granules matin et soir.
➜ Douleurs rhumatismales dans l'épaule droite ; bursite.
➜ Gonflement, rougeur, chaleur locale ; bursite.

ÉPICONDYLITE

Caractéristiques

Le coude est exposé à des traumatismes et des microtraumatismes en tout genre, à des maladies comme la goutte, à l'érosion dégénérative, aux rhumatismes extra-articulaires. L'épicondylite est un syndrome dû à un excès d'utilisation et de contraintes multiples des structures intra et extra-articulaires de la région du coude.

Traitement homéopathique

Il faut prendre le remède le plus similaire au cas rencontré, ou bien alterner deux ou trois remèdes pour couvrir l'ensemble de la symptomatologie.

Symphytum teinture mère : frictions locales.

Symphytum 4CH : 4 granules 3 fois par jour.
➜ Remède contre la formation du cal osseux.
➜ Douleurs osseuses du périoste.

Ruta 9CH : 4 granules matin et après-midi.
➜ Remède contre l'épicondylite initiale.
➜ Action sur les ligaments et les tendons.
➜ Nodosité dans les tendons des articulations qui ont subi la lésion.
➜ Douleur au périoste ou aux ligaments.

Aurum metallicum 9CH : 4 granules matin et après-midi.
➜ Rhumatisme inflammatoire, avec douleurs profondes, nocturnes.

➜ Douleur locale, irradiant souvent dans l'avant-bras.

Ferrum metallicum 9CH : 4 granules matin et après-midi.

➜ Épicondylite, tennis-elbow.

➜ Action sur l'articulation du coude.

➜ Amélioration avec la chaleur, le mouvement.

Lypocodium 9CH : 4 granules matin et après-midi.

➜ Épicondylite côté droit.

Rhus toxicodendron 9CH : 4 granules matin et après-midi.

➜ Épicondylite côté gauche.

TROUBLES DE LA MINÉRALISATION

OSTÉOPOROSE

CARACTÉRISTIQUES

L'ostéoporose coïncide avec un phénomène physiologique.

Quand l'équilibre phosphore-calcium est normal, c'est la sénescence qui est la véritable maladie. Les cellules ostéoblastes vieillissent à la suite du déséquilibre hormonal de la ménopause et du climatère.

SCHÉMA DE TRAITEMENT À SUIVRE LONGTEMPS

Symphytum 4CH : 4 granules 3 fois par jour.

➜ En cas de raréfaction osseuse, sert de ciment cellulaire.

À alterner avec :

Calcarea phosphorica 4CH : 4 granules 3 fois par jour.

➜ En cas de carence minérale.

Prendre en outre, en alternance, 4 granules 2 fois par jour :

Parathiroidinum 4CH : glandes parathyroïdiennes ;

Os total 4CH : tissu osseux.

Enfin, chaque semaine, en alternance :

Cortisone 15CH : ostéoporose, ostéomalacie ;

Radium bromatum 15CH : ostéoporose, ostéomalacie.

En cas de ménopause et en âge du climatère, il faut ajouter :

Lachesis 9CH : 4 granules matin et après-midi.

➜ Remède du déséquilibre osseux et endocrinien causé par l'augmentation d'activité des ostéoclastes.

➜ Dans les troubles de la ménopause et du climatère.

LES MALADIES UROLOGIQUES

CYSTITES

SYMPTÔMES

Ce sont des inflammations de la vessie urinaire causées par des bactéries, des parasites ou des champignons, des substances chimiques ou encore des facteurs mécaniques.
Symptômes : douleur vésicale, besoin fréquent d'uriner, présence de pus dans les urines (signe de la présence de germes). Les douleurs suivent le parcours de l'urètre : elles sont brûlantes, localisées dans le bas-ventre, continues ou coïncidant avec la miction. Elles sont souvent accompagnées de spasmes douloureux du bas-ventre.
Symptômes généraux : malaise, fièvre inexplicable, frissons, parfois douleurs musculaires précèdent souvent les symptômes locaux.
Il existe également une douleur de la vessie (**cystalgie**), fréquente chez la femme, constante, sans cause apparente ; elle est en général associée aux troubles génitaux et sa cause réelle est de nature psychosomatique.

TRAITEMENT HOMÉOPATHIQUE

Cantharis est le remède le plus commun en cas de cystite.
Cantharis 15CH : 4 granules toutes les heures.
➜ Douleurs assez violentes, avant, pendant et après la miction, irradiant vers la vessie et l'urètre.
➜ Douleurs urétrales brûlantes, lacérantes comme des coups de rasoir.
➜ Besoin urgent d'uriner souvent, sans pouvoir se retenir.
➜ Urine en petite quantité, trouble, foncée ; parfois sang, pus.
➜ Chez un sujet hypersensible à toute sensation.
➜ Parfois, aggravation au contact ou à la vue de l'eau.
➜ Possibles : vulvovaginite, érections douloureuses.

AUTRES REMÈDES DISPONIBLES

Il faut choisir le remède le plus semblable au cas rencontré, ou alterner deux remèdes ayant une similitude partielle.

Aconitum 9CH : 4 granules toutes les heures.
➜ Douleurs pendant la miction, plus fortes au début.
➜ L'urine est brûlante, elle provoque de la tension et de l'anxiété.
➜ Mictions involontaires, accompagnées de peur et de soif.
Mercurius corrosivus 9CH-15CH : 4 granules toutes les 30 minutes.
➜ Miction très douloureuse, fréquente, mais goutte à goutte.
➜ Urine toujours hémorragique, avec beaucoup de pus.
➜ Ténesme vésical parfois associé au ténesme rectal.
➜ Cause : souvent, colibacillose chronique (faire des examens).
➜ Chez le sujet anxieux, déprimé, faible, insomniaque ; parfois phobique.
➜ Qui sue au moindre mouvement ; aggravation la nuit.
Associer :
Colibacillinum (nosode) 15CH : 4 granules par jour.
➜ À associer au remède homéopathique correspondant en cas de colibacillose chronique certifiée par les examens de laboratoire.

Capsicum 9CH : 4 granules toutes les heures.
➜ Cystite avec brûlure et ténesme.
➜ Miction fréquente, très douloureuse, abondante.
➜ Cause : alcool, abus de café, tabac, drogues ; après des inflammations des muqueuses ; coexistence d'hémorroïdes, d'inflammations rectale, anale, périanale.
Staphysagria 15CH : 4 granules 3 fois par jour.
➜ Cystites « traumatiques », causées par le premier rapport sexuel ou par d'autres événements en rapport avec les organes génitaux (examens, sonde chirurgicale, etc.).

COLIQUES RÉNALES

SYMPTÔMES

Les coliques néphrétiques ou rénales correspondent à la migration d'un calcul le long du canal de l'uretère, qui se trouve entre les reins et la vessie. Bloqué dans le canal, le calcul provoque des spasmes, une distension d'une partie du rein et des douleurs très intenses.
Il faut consulter d'urgence le médecin mais, en attendant, on peut essayer de calmer les douleurs en utilisant les remèdes homéopathiques similaires aux symptômes présents et aux caractéristiques du biotype du malade.

TRAITEMENT HOMÉOPATHIQUE

Il faut prendre *Calcarea carbonica*, remède systématique, quelle que soit la constitution du malade ; en effet, les troubles du métabolisme du calcium sont fréquents dans toutes les calculoses.

Calcarea carbonica 30CH : 4 granules toutes les 15 minutes.
➜ Remède antispasmodique pour calmer les douleurs de la crise.
➜ Remède « de fond » pour les organismes qui fabriquent des calculs.
➜ Spécifique si la calculose est carbonique, c'est-à-dire causée par une hypercalciurie, en raison d'une alimentation trop riche en calcium, d'une hypervitaminose D ou d'un hyperthyroïdisme.
➜ Spécifique en cas de **biotype carbonique** : petit, avec tendance à l'obésité, doigts courts, ongles carrés ; dents bien plantées, carrées ou rectangulaires ; type tranquille, réfléchi, un peu lent, méthodique ; craintif, facilement découragé.
Si le médecin prescrit un médicament classique, on peut y associer *Calcarea* (30CH, 1 dose toutes les 4 heures).

LITHIASE URIQUE, URINES ACIDES

Il faut alcaliniser les urines (eau minérale).
On choisit le remède le plus similaire au cas rencontré, ou bien, en alternance, deux remèdes à similitude partielle.

Berberis vulgaris 4CH : 4 granules toutes les 15 minutes.
➜ Douleurs rénales et urétrales côté gauche, qui irradient dans toutes les directions ; aggravation à la moindre secousse.
➜ Souvent chez le sujet atteint de lithiase, souffrant de douleurs vulvovaginales ou testiculaires.
➜ Urines avec sédiment rouge brique, en quantité variable.
➜ Douleurs lombaires associées chez le sujet atteint d'arthrite et de rhumatismes.
Acidum benzoicum 4CH : 4 granules toutes les 15 minutes.
➜ Coliques rénales avec cystites catarrhales.

➜Urines foncées, malodorantes à cause d'un excès d'acide hippurique.
➜Urine qui sent mauvais comme l'urine de cheval.

LITHIASE OXALIQUE, URINES ALCALINES

Il faut acidifier les urines (sels de magnésium, chlorure d'ammonium).
On choisit le remède le plus similaire au cas rencontré, ou bien, en alternance, deux remèdes à similitude partielle.

S'il y a une tendance diarrhéique :
Acidum oxalicum 9CH : 4 granules toutes les 12 heures pendant 15 jours.
➜Douleurs réno-urétrales irradiant jusqu'aux testicules.
➜Aggravation avec les aliments riches en oxalate de calcium : chocolat, café, fraises, épinards, volaille.
S'il n'y a pas de tendance diarrhéique :
Calcarea oxalica 9CH : 4 granules toutes les 12 heures pendant 15 jours.
➜Peut également être utilisé dans les douleurs du cancer (J. H. Clarke).
Asparagus 3CH : 4 granules 4 fois par jour.
➜Ténesme urinaire ; pollakiurie ; douleurs lancinantes.

INCONTINENCE URINAIRE

SYMPTÔMES

L'élimination involontaire des urines peut être causée par : des lésions des nerfs, des traumatismes, des inflammations, une hypertrophie prostatique chronique, une congestion pelvienne passive ; des épisodes accidentels comme un choc ou une émotion ; la toux, après un cathétérisme, pendant les règles, la grossesse, après un accouchement, des infections aiguës, du froid humide.

TRAITEMENT HOMÉOPATHIQUE

Il faut prendre le remède le plus similaire au cas rencontré.

Argentum nitricum 15CH : 4 granules matin et soir.
➜Incontinence diurne et nocturne ; fréquente, abondante.
➜Si l'urine s'écoule de façon inconsciente et ininterrompue.
➜Lorsque l'émotion, l'anxiété d'anticipation sont en jeu.
Causticum 15CH : 4 granules matin et soir.
➜Émission involontaire de quelques gouttes d'urine : en toussant, en éternuant, en se mouchant, en marchant, en s'excitant ; la nuit, en dormant (surtout pendant la première phase du sommeil).
Arnica 9CH : 4 granules 2 fois par jour.
➜Dans les maladies infectieuses aiguës.
Magnesia phosphorica 9CH : 4 granules 3 fois par jour.
➜Névralgie vésicale après un cathétérisme, besoin d'uriner.
➜Incontinence nocturne due à des spasmes vésicaux, nerveux.
Medorrhinum (nosode) 15CH : 4 granules 3 fois par jour.
➜Incontinence au moment des règles.
Sepia 15CH : 4 granules 3 fois par jour.
➜Incontinence pendant la grossesse, chez un sujet atteint de ptôse.
Pulsatilla 15CH : 4 granules 3 fois par jour.
➜Incontinence pendant la grossesse, chez un sujet non atteint de ptôse.

GYNÉCOLOGIE ET GROSSESSE

LA PUBERTÉ FÉMININE

La période de la puberté féminine est une excellente occasion pour connaître le terrain biologique d'un sujet. Des tendances latentes, qui se développeront plus tard, se manifestent : l'endocrinologie entre alors en jeu, mais aussi la sphère neuropsychique.
L'homéopathie saisit un des moments les plus propices de la vie pour réaliser une médecine préventive. Les retards pubertaires, tout comme les pubertés précoces simples, sans causes organiques graves, ont une signification **diagnostique-typologique** (qui permet de définir le biotype), ainsi que **diathésique-pronostique** (grâce à laquelle on peut prévoir les développements ultérieurs). Vous devrez choisir le remède le plus similaire au cas rencontré.

RETARD PUBERTAIRE

Calcarea carbonica

À prendre dans les mois qui précèdent et qui suivent les premières règles.
Puissance : **15CH**, 4 granules 1 fois par jour.
Biotype : carbonique trapu-lymphatique-sanguin ; asthénique, déficit hypophyso-thyroïdo-génital ; frileux, lent, têtu.
Enfance : troubles digestifs ; rhino-pharyngo-bronchites fréquentes.
Accompagnent le retard pubertaire : surcharge pondérale, ventre gros et mou, allergies (urticaire, rhinite, asthme), leucorrhée non irritante, congestion douloureuse des seins.
Diathèse pronostique : scoliose, obésité, hypertrophie mammaire, métrite chronique, allergie chronique, lithiase hépato-rénale.

Pulsatilla

À prendre dans les mois qui précèdent et qui suivent les premières règles. Puissance : **15CH**, 4 granules 1 fois par jour.
Biotype : lymphatique-sanguin, hypo-ovarien, dysthyroïdien, très sensible à la chaleur, avec humeur changeante, stase veineuse et capillaire.
Accompagnent le retard pubertaire : érythrocyanose des extrémités, stase sanguine veino-capillaire, engelures, dyspepsie due à l'intolérance aux graisses et aux sucreries ; déficit ovarien ; peur du sexe opposé.
Diathèse pronostique : règles peu abondantes et espacées ; petite insuffisance hépatique ; varicosités, varices, hémorroïdes ; leucorrhée jaunâtre, épaisse, non irritante, chronique ; douleurs vagues, hypotension chronique hyposurrénale ; psychonévrose.

Ferrum metallicum

À prendre dans les mois qui précèdent et qui suivent les premières règles.
Puissance : **15CH**, 4 granules 1 fois par jour.
Biotype : lymphatique-anémique, hypochromique, avec fausse obésité ; peau et muqueuses pâles, visage rouge et pieds froids, asthénie ; dépression, avec crises d'anxiété et colère ; découragement facile avec sentiment de culpabilité ; hypersensibilité.
Accompagnent le retard pubertaire : sensation de froid, fébricule, tendance

hémorragique, céphalée pulsative, nervosité, plénitude gastrique en mangeant peu ; fatigue rapide, dyspnée, tachycardie.
Diathèse pronostique : règles en avance, abondantes, accablantes ; fragilité face aux maladies infectieuses, respiratoires ; crises cardio-circulatoires, lipothymie, se fatigue facilement ; humeur variable.

PUBERTÉ PRÉCOCE

Calcarea phosphorica

À prendre dans les mois qui précèdent et qui suivent les premières règles.
Puissance : **15CH**, 4 granules 1 fois par jour.
Biotype : phosphorique, grand-lymphatique-nerveux ; instable ; hypergénital, hypermétabolique ; déminéralisé ; sans appétit ; fatigabilité physique, céphalée après l'application mentale.
Accompagnent la puberté précoce : développement somatique et sexuel ; précocité psychosexuelle ; règles abondantes et fréquentes, associées à des douleurs lombaires et sacro-iliaques ; perte de phosphates avec l'urine (phosphaturie, avec dépôt blanchâtre).
Diathèse pronostique : cyphose, scoliose (plus rarement), caries dentaires précoces, difficultés dans le travail scolaire (céphalée de l'étudiant), douleurs osseuses, névralgies rhumatismales, acné, chute des cheveux ; tendance aux maladies respiratoires, due à une hypersensibilité au froid ; comportement cyclothymique, avec des sautes d'humeur, de possibles névroses maniaco-dépressives.

Phosphorus

À prendre dans les mois qui précèdent et qui suivent les premières règles.
Puissance : **15CH**, 4 granules 1 fois par jour.
Biotype : phosphorique, nerveux-sanguin ; maigre, élancé ; psycho-hypersensible, aimable, bavard, enthousiaste, ouvert aux autres ; craignant la solitude, la maladie, la mort.
Accompagnent la puberté précoce : cycles menstruels courts avec règles longues, abondantes, sans caillots, précédées de périodes de sensualité.
Diathèse pronostique : acné, alopécie, asthénie nerveuse, asthme, hépatopathies, pancréatites, diarrhée, constipation, hémorroïdes, crises de vaginisme ou de nymphomanie, hypertension, myocardite.

RÈGLES DOULOUREUSES

DYSMÉNORRHÉE

Les troubles de l'écoulement menstruel (dysménorrhée) sont des douleurs périodiques qui suivent le déroulement des règles. S'ils apparaissent quelques jours avant, ils proviennent de dysfonctionnements hormonaux ; au premier jour des règles, ces troubles sont dus à des spasmes musculaires ; pendant les règles, ils sont causés par ces anomalies locales. La dysménorrhée peut également dépendre de troubles neurovégétatifs ou psychologiques, qui influent sur la régularité des fonctions féminines.
Du fait que les causes peuvent être multiples, il est toujours conseillé de consulter un médecin.

TRAITEMENT DES DOULEURS DU PREMIER JOUR

Il faut prendre le remède similaire au cas rencontré, en espaçant les prises en cas d'amélioration.
Puissance : **15CH**, 4 granules toutes les 15 minutes.

Actaea racemosa (Cimicifuga)
➔ Du premier au dernier jour.
➔ Plus l'écoulement menstruel est abondant, plus la douleur augmente.
➔ Les douleurs se déplacent continuellement, un peu partout dans le ventre.
➔ Troubles psychiques en rapport avec les règles.

Caulophyllum thalictroides
➔ Présence conjointe d'halitose.
➔ Règles trop précoces.
➔ Douleurs utérines spasmodiques qui irradient vers les seins.
➔ Douleurs semblables à celles d'une femme en couches.

Colocynthis 15CH
➔ Douleurs de type crampe, insupportables.
➔ Douleurs violentes, qui commencent et se terminent brusquement.
➔ Amélioration avec une forte pression et en se pliant en deux.

Dioscorea villosa 15CH
➔ Douleurs vives, erratiques.
➔ Douleurs de type crampe qui changent de place brusquement.
➔ Amélioration en s'étirant, un coussin sous le bassin.

TRAITEMENT DES DOULEURS D'ORIGINE NERVEUSE

Il faut prendre le remède similaire au cas rencontré, en espaçant les prises en cas d'amélioration.
Puissance : **15CH**, 4 granules toutes les 15 minutes.

Chamomilla
➔ Femme nerveuse, d'humeur bilieuse-coléreuse.
➔ Règles précoces, trop abondantes ; douloureuses.
➔ Coliques violentes, spasmes aux membres inférieurs.
➔ Seins durs et sensibles ; envie d'uriner.
➔ Écoulement foncé, fréquent, membraneux, avec caillots fétides.

Moschus
➔ Femme fantaisiste, hyperexcitée sexuellement.
➔ Règles trop précoces et trop abondantes.
➔ Douleurs lancinantes, piquantes, avec lipothymies fréquentes.
➔ Sensation que les organes génitaux sont tirés vers le bas.

Pulsatilla
➔ Chez les filles et jeunes femmes insouciantes.
➔ Règles en retard, faibles, qui ne s'écoulent que pendant la journée.
➔ Pouvant s'arrêter un jour avant de réapparaître.
➔ Les règles très douloureuses sont toujours accompagnées d'agitation.
➔ Au cours du cycle, leucorrhée non irritante, abondante.

Sepia
➔ Femme mûre, à la peau foncée, bilieuse.
➔ Règles en retard, peu abondantes ; rarement le contraire.
➔ Règles uniquement le matin ou seulement pendant une journée.
➔ Douleurs coliques dans les jours qui précèdent les règles.
➔ Pendant les règles, prolapsus ou lourdeur utérine.
➔ Pendant les règles, mélancolie, odontalgie, céphalée.
➔ Assèchement des organes génitaux féminins.
➔ Aversion pour les rapports sexuels.

Viburnum opulus
➔ Organotropisme des organes génitaux féminins.
➔ Dysménorrhée accompagnée d'une forte agitation nerveuse.
➔ La douleur va du rachis à l'utérus où elle devient spasmodique.
➔ Règles courtes, en retard, intermittentes ; avec caillots.
➔ Leucorrhée abondante, excoriante, incolore.

PERTES VAGINALES

Entre les règles, de nombreuses femmes souffrent de pertes vaginales plus ou moins abondantes, claires, inodores, en général non irritantes ; elles ne sont ni sanguinolentes ni forcément la conséquence d'une infection. On les appelle **leucorrhées**. Si les examens médicaux et de laboratoire ne font rien apparaître d'anormal, on peut utiliser avec profit les remèdes suivants.

Helonias dioica 4CH : 4 granules 4 fois par jour.
➜ Syndrome prémenstruel, forte tension aux seins et au pubis.
➜ Règles abondantes ; utérus sensible, lourd, douloureux.
➜ Pertes blanches, comme du lait caillé ; abondantes, brûlantes.
➜ Tendance aux mycoses vaginales récurrentes.
➜ **15CH**, 1 fois par jour, chez la femme mélancolique, déprimée.
➜ Obsédée par des préoccupations génitales (prurit vulvaire, vulvovaginite, mycose, leucorrhée).
➜ Femme dont l'état empire quand elle pense de façon obsessionnelle à son utérus qui « va mal ».
Pulsatilla 4CH : 4 granules 4 fois par jour.
➜ Règles espacées, courtes, peu abondantes, sang foncé.
➜ Pertes blanches, toujours abondantes, épaisses, homogènes, blanches ou transparentes, non irritantes.
Thuja 9CH : 4 granules 2 fois par jour.
➜ Règles précoces, abondantes.
➜ Leucorrhée épaisse, verdâtre, purulente.
➜ Chez la femme qui souffre souvent d'infections urinaires.
➜ Dont les muqueuses produisent des sécrétions épaisses, jaunes, verdâtres.
➜ Avec des foyers infectieux apyrétiques, résistants aux antibiotiques.

DERMATOSES GÉNITALES FÉMININES

S'il ne trouve pas son origine dans d'autres causes (**diabète**, **kraurosis**), le prurit vulvaire ou ano-vulvaire peut être la conséquence de pertes blanches irritantes d'origine inflammatoire (utérus et ses annexes) ou dues à une parasitose intestinale ou vulvaire ; ou d'un état nerveux particulier.
Il faut prendre le remède similaire au cas rencontré, après avoir déterminé la cause précise de la dermatose.

Ambra grisea 30CH : 4 granules 2 fois par semaine.
➜ Prurit voluptueux, chez la femme spasmophile, jeune, timide, pleurnicheuse ; mais aussi chez la femme ménopausée, avec atrophie des muqueuses génitales.
Arsenicum album 4CH : 4 granules 4 fois par jour.
➜ Prurit dû à une leucorrhée d'origine inflammatoire ; brûlante, acide, corrosive, faible, nauséabonde.
➜ Le prurit s'atténue avec des lavages à l'eau **très chaude.**
Helonias dioica 15CH : 4 granules 4 fois par jour.
➜ Prurit dû à une parasitose (**mycose vaginale**) et à une nervosité intense, obsessionnelle, hypocondriaque (**mélancolie génitale**).
➜ Leucorrhée blanche, albumineuse, comme du lait caillé.
➜ Il faut associer des irrigations vaginales alcalinisantes.
Kreosotum 4CH : 4 granules 4 fois par jour.
➜ Prurit dû à une leucorrhée acide, corrosive, très abondante ; intermittente ; qui teint le linge en jaune.
➜ Le prurit s'atténue avec des lavages à l'eau **chaude**.

Mercurius solubilis 4CH : 4 granules 4 fois par jour.
➜ Prurit très intense.
➜ Dû à une leucorrhée persistante, verdâtre, irritante, brûlante ; aggravation la nuit ; amélioration avec des lavages à l'eau **froide**.

MÉNOPAUSE ET CLIMATÈRE

La **ménopause** (« cessation ») met un terme aux règles. Elle marque la fin de la fertilité féminine, mais pas de la vie ! La femme acquiert sa maturité de jeunesse. Elle entre dans le **climatère** (« échelon », « point critique de la vie », que l'homme atteint lui aussi, bien qu'encore fertile, mais avec des désagréments qu'il ignorait auparavant).
Le climatère ne doit pas être confondu avec la fin de la fertilité. C'est une période de transformations qui comporte de grands avantages, mais également une symptomatologie multiforme qu'il faut savoir traiter « homéopathiquement » pour valoriser la vie.

REMÈDES SYMPTOMATIQUES ET REMÈDES « DE FOND »

Les remèdes homéopathiques **symptomatiques** agissent de façon ponctuelle, rapidement. Ils permettent de résoudre ces petits ou grands ennuis quotidiens qui créent de l'**anxiété** et parfois, à la longue, une **dépression**, quand ils ne sont pas traités d'une façon satisfaisante. Il faut choisir le remède adapté au cas rencontré (bouffées de chaleur, céphalées et migraines, hémorragies de sang rouge ou foncé, douleurs ostéo-articulaires, etc.), selon les besoins, en continuant jusqu'à amélioration.

Les **remèdes « de fond »** sont *Lachesis*, *Sepia*, *Graphites*, *Thuja*. Ils concernent des typologies sensibles différentes et peuvent guider un programme thérapeutique global.

TROUBLES CIRCULATOIRES, BOUFFÉES DE CHALEUR

Aconitum 15CH : 4 granules par heure.
➜ Bouffées de chaleur au visage associées à une grande anxiété.
Amylenum nitrosum 7CH : 4 granules par heure.
➜ Le sang afflue violemment au thorax, au cou et à la tête, provoquant de la chaleur et de l'hyperhidrose.
Glonoinum 4CH : 4 granules toutes les 15 minutes.
➜ Augmentation brutale de la pression artérielle.
Pilocarpos 12CH : 4 granules toutes les 12 heures.
➜ Troubles vasomoteurs, bouffées de chaleur.
➜ Hyperhidrose, sialorrhée diurne et nocturne.
Sanguinaria canadensis 12CH : 4 granules toutes les 12 heures.
➜ Bouffées de chaleur au visage, au cou et aux oreilles.
➜ Accompagnées de brûlures sur la paume des mains et la plante des pieds.
Stronzio carbonicum 9CH : 4 granules 3 fois par jour.
➜ Bouffées de chaleur chez la femme coléreuse, congestionnée, qui, paradoxalement, recherche la chaleur, les vêtements chauds.
Thlaspi bursa-pastoris 9CH : 4 granules 3 fois par jour.
➜ Pendant la période des règles : hémorragies utérines de sang noir.
➜ Avec crampes et leucorrhée sanguinolente.

CÉPHALÉES ET MIGRAINES

Aurum metallicum 9CH : 4 granules 3 fois par jour.
➜ Céphalées avec hypertension, palpitations artérielles carotidiennes et temporales visibles.
➜ Aggravation en se couchant.
Belladonna 9CH : 4 granules par heure.
➜ Céphalée intense au sommet du crâne, avec une grande chaleur, suivie parfois d'un froid glacial.
Opium 9CH : 4 granules par heure.
➜ Céphalée chez la femme congestionnée, hypertendue en phase critique.

HÉMORRAGIES

Crotalus horridus 4CH : 4 granules 3 fois par jour.
➜ Hémorragies de sang foncé, non coagulable.
➜ Épistaxis vicariante de règles en phase terminale.
Sabina 4CH : 4 granules 3 fois par jour.
➜ Ménométrorragies de sang rouge, abondantes.
➜ Hémorragies avec douleurs lombosacrées irradiant vers le pubis.
Sanguinaria canadensis 4CH : 4 granules 3 fois par jour.
➜ Métrorragies de sang rouge brillant, fétides.
Sulfuricum acidum 4CH : 4 granules 3 fois par jour.
➜ Hémorragies de sang noir, non coagulable.
➜ Ménométrorragies de la ménopause associées à des bouffées de chaleur et apparition d'ecchymoses spontanées, de pétéchies.
Ustilago maydis 4CH : 4 granules 3 fois par jour.
➜ Métrorragies de la ménopause, de sang rouge brillant, aqueuses, en partie liquides, en partie coagulées.

TROUBLES OSTÉO-ARTICULAIRES

Kalium carbonicum 5CH : 4 granules 3 fois par jour.
➜ Lombalgies chroniques, de longue date, après la grossesse ; ces douleurs redeviennent vives, chez la femme frileuse.
➜ Au moment de la ménopause, règles irrégulières.
➜ Douleurs lombaires et pelviennes aggravées par le repos.
➜ Amélioration avec le mouvement.
Natrum sulfuricum 4CH : 4 granules 3 fois par jour.
➜ Douleurs articulaires localisées dans le bas du dos, aux genoux, aux chevilles, à la hanche droite.

TRAITEMENT « DE FOND »

Lachesis

Chez la femme qui souffrait de dysménorrhée, mais dont l'état s'améliorait quand arrivaient les règles. Pendant la ménopause, les règles sont devenues irrégulières, avec du sang foncé, fétide. On observe :
➜ Ménométrorragies de la ménopause.
➜ Bouffées de chaleur sur la partie supérieure de la tête.
➜ Migraine supra-orbitaire côté gauche, hyperalgie pulsative.
➜ Bouffées de chaleur sur le visage, pieds gelés.
➜ Refus des écharpes, des vêtements serrés.
➜ Petite hausse de la pression artérielle systolique.
➜ Pouls tremblant, sensation de constriction au cœur.
➜ Mauvais rêves et cauchemars, dyspnée en cours de sommeil.
➜ Aggravation au réveil, avec la chaleur, au toucher.

Posologie : 30CH, 1 fois par semaine, pendant plusieurs mois.

Sepia

Chez la femme dont les règles sont en retard et courtes, frigide et hostile aux rapports sexuels. Pendant la ménopause, le cadre est aggravé par :

➜ Utérus fibromateux gonflé, lourd ; métrorragie.

➜ Céphalée fulgurante, frontale ou pariétale côté gauche.

➜ Bouffées de chaleur dans l'après-midi et le soir.

➜ Bouffées de chaleur comme provoquées par de l'eau chaude.

➜ Nausée le matin, à l'odeur des aliments.

➜ Foie chargé, vésicule biliaire douloureuse.

➜ Leucorrhée vert-jaune, irritante, fétide.

➜ Assèchement vaginal et vulvaire.

➜ Insomnie après 3 heures du matin.

➜ Aggravation avec le froid, le soir ; amélioration avec la chaleur, l'après-midi.

Posologie : 30CH, 1 fois par semaine, pendant plusieurs mois.

Graphites

Chez la femme en surcharge pondérale ou obèse ; frileuse ; avec un déficit hormonal sexuel, des règles peu abondantes, espacées, avec du sang clair. En préménopause, les cycles étaient sans ovulation. Pendant la ménopause :

➜ Accentuation de la frigidité, désintérêt, apathie.

➜ Règles faibles, en retard, sang pâle, prurit vulvaire.

➜ Leucorrhée abondante, aqueuse, excoriante.

➜ Leucorrhée qui a tendance à se substituer aux règles.

➜ Seins gonflés, endoloris, douloureux avant les règles.

➜ Bouffées de chaleur sur le visage, palpitations.

➜ Migraine supra-orbitaire côté gauche.

➜ Aggravation des varicosités, avec saignement.

Posologie : 30CH, 1 fois par semaine, pendant plusieurs mois.

Thuja

Chez la femme aux règles précoces, abondantes ; leucorrhée épaisse, purulente, verdâtre ; douleurs ovariennes côté gauche, mastose prémenstruelle ; infiltration adipo-cellulitique.

Pendant la ménopause, les irrégularités des règles peuvent prendre deux aspects :

➜ Règles en avance, abondantes ou faibles, prolongées.

➜ Règles en retard, faibles, courtes.

➜ Le sang est noirâtre, mélangé à des caillots.

➜ Pendant les règles, les douleurs ovariennes côté gauche augmentent.

➜ La leucorrhée verdâtre, irritante et corrosive, est la cause d'un coït douloureux et de vaginisme qui empêche tout rapport.

➜ Les inquiétudes obsessionnelles de *Thuja* sont à nouveau confirmées.

Posologie : 30CH, 1 fois par semaine pendant plusieurs mois.

GROSSESSE

La période de grossesse présente une série de problèmes : risque de fausse couche, malaise matinal, hémorroïdes, veines variqueuses, constipation persistante, problèmes urinaires, insomnie, douleur de l'accouchement, dépression après l'accouchement chez certaines femmes, allaitement, sevrage. L'homéopathie familiale peut apporter un réconfort à la future mère et être d'une grande aide pratique. Le gynécologue et l'obstétricien seront aidés dans leur tâche parce qu'ils trouveront une patiente qui sait comment l'homéopathie peut l'aider à résoudre ses problèmes.

RISQUE DE FAUSSE COUCHE

En attendant l'arrivée rapide du médecin, il faut prendre le remède correspondant aux symptômes.

Belladonna 4CH : 4 granules toutes les 30 minutes.
➜ Hémorragie abondante, céphalée, dou-leurs lombaires.
➜ Chez la femme ayant des règles abondantes, rouge vif, des caillots.
➜ Utérus très chaud avec fortes contractions irradiant partout.
Cinnamonium 4CH : 4 granules toutes les 30 minutes.
➜ Hémorragies rouge vif, brillantes, au troisième mois de gestation.
➜ Chez la femme sujette à la nausée, avec rots bruyants et vomissement.
➜ Aggravation avec le mouvement, amélioration à l'air libre.
Viburnum opulus 4CH : 4 granules toutes les 30 minutes.
➜ Douleurs irradiant de la colonne vertébrale à l'utérus.
➜ Chez une femme nerveuse avec des règles en retard, douloureuses.
➜ Aggravation avec la chaleur et le mouvement.
➜ Amélioration à l'air libre, avec le repos, la pression.

NAUSÉE ET VOMISSEMENT

Il faut prendre le remède similaire à la situation rencontrée.

Actaea racemosa (Cimicifuga) 15CH : 4 granules au besoin toutes les 10 minutes.
➜ Nausée le matin dès le réveil.
➜ Sensation de froid, de vide gastrique, d'inappétence.
➜ Chez la femme qui souffre habituellement d'épuisement nerveux, souvent en liaison avec des problèmes utéro-ovariens.
Asarum europaeum 15CH : 4 granules au besoin toutes les heures.
➜ Sialorrhée, nausée, haut-le-cœur.
➜ Chez la femme qui a habituellement les nerfs à fleur de peau.
➜ Aux règles précoces, prolongées, avec du sang noir.
➜ Aggravation avec le froid sec.
Colchicum autunnale 15CH : 4 granules au besoin toutes les heures.
➜ Nausée, grande faiblesse, rien qu'en sentant des odeurs de cuisine.
➜ Crise de vomissement violent, chez la femme psychasthénique.
Kreosotum 9CH : 4 granules 3 fois par jour.
➜ Sialorrhée, nausée et vomissement ; besoin d'uriner.
➜ Chez la femme aux règles très précoces, fortes et longues.
Sepia 9CH : 4 granules 3 fois par jour.
➜ Nausée et vomissement le matin, avant le petit déjeuner.
➜ Sensation de vide gastrique, abdomen gonflé, rots acides.
➜ Chez la femme bilieuse-nerveuse, qui ne tolère pas la nourriture.
Tabacum 4CH : 4 granules au besoin toutes les 15 minutes.
➜ Étourdissements, sialorrhée, nausée mortelle.
➜ Vomissement, avec palpitations et sensation de décomposition.
➜ Frissons, sueurs froides, resserrement gastrique.
➜ Aggravation avec la chaleur et au moindre mouvement.

DOULEURS DE L'ACCOUCHEMENT

Sous contrôle médical, il faut prendre le remède similaire au cadre symptomatologique observé.

Arnica 9CH : 4 granules toutes les 30 minutes.
➔ Pour faciliter l'épisiotomie.
➔ Pour soulager, après l'accouchement, les sensations de contusion, de douleur musculaire provenant de la tension.
Belladonna 15CH : 4 granules toutes les 10 minutes.
➔ Contractions spasmodiques du col de l'utérus, surtout chez une femme primipare qui n'est pas très jeune.
➔ Rétention placentaire avec hémorragie.
➔ Femme hyperesthésique, congestionnée, agitée.
Caulophyllum 9CH : 4 granules toutes les 10 minutes.
➔ Col de l'utérus raide, douleurs spasmodiques vagues et étranges, inhabituelles pour la patiente, qui lui semblent intolérables.
Pour faciliter un accouchement régulier, il faut, au cours du mois qui précède, prendre 2 fois par jour 4 granules à 4CH de ce remède.
Gelsemium 9CH : 4 granules toutes les 10 minutes.
➔ Inertie utérine : le col de l'utérus est flasque.
➔ Le corps de l'utérus ne se contracte pas du tout.
➔ Les efforts de la patiente sont inefficaces, mais elle s'oppose de toute sa volonté aux douleurs pénétrantes qu'elle subit.
Pulsatilla 4CH : 4 granules toutes les 10 minutes.
➔ Atonie utérine car les douleurs sont faibles, lentes, inefficaces.
➔ Ou bien, douleurs irrégulières, spasmodiques, qui finissent par provoquer de l'épuisement, un besoin d'air libre.
Ruta graveolens 12CH : 4 granules toutes les 15 minutes.
➔ Sensation de torture et d'épuisement généralisé pendant l'accouchement.
➔ Sensation de meurtrissure, d'épuisement généralisé, surtout à la hauteur des membres et des articulations.
➔ Chez la femme habituellement de mauvaise humeur, irritable.

APRÈS L'ACCOUCHEMENT

DOULEURS ET FATIGUE

L'accouchement peut provoquer de la fatigue, des douleurs périnéales persistantes dues à l'effort, parfois une fièvre modérée.
Si les deux premiers remèdes suivants sont nécessaires, il faut les prendre en alternance un jour sur deux.

Arnica 4CH : 4 granules 2 fois par jour.
➔ Douleurs périnéales qui font suite à l'effort de l'accouchement.
➔ Après la tension, avec hémorroïdes présentes ou possibles.
➔ À titre préventif chez la femme qui souffre de problèmes circulatoires.
China 4CH : 4 granules 2 fois par jour.
➔ Pendant la période des couches, en cas de perte de liquides vitaux organiques (sialorrhée, hémorragie, diarrhée, etc.).
Pyrogenium 9CH : 4 granules 1 fois par jour, pendant 10 jours.
➔ Pour prévenir les infections après l'accouchement.

SURPOIDS

La grossesse peut laisser place au surpoids, qu'il faut éliminer par les canaux émonctoires, selon les rythmes biologiques, sans se presser. Les remèdes

suivants sont à prendre en alternance un jour sur deux.
Chelidonium 3CH : 4 granules 3 fois par jour pendant 3 mois.
➜ Drainant spécifique pour le foie et la vésicule biliaire.
➜ Douleur à l'hypocondre droit, avec irradiation jusqu'à l'angle inférieur de l'omoplate droite.
Solidago 3CH : 4 granules 3 fois par jour pendant 2 mois.
➜ Drainant spécifique réno-vésical et hépatique.
➜ Sensibilité douloureuse sous la pression des deux angles costo-lombaires.

POUR CELLES QUI SE SENTENT « BIZARRES »

Il faut choisir le remède le plus adapté au cas rencontré.

Gelsemium 30CH : 7 granules tous les 3 jours.
➜ Avant l'accouchement, femme insouciante et tranquille.
➜ L'accouchement avec césarienne, inattendu, a été un choc. À présent, la patiente « tremble » intérieurement chaque fois qu'elle doit commencer quelque chose pour la première fois.
Ignatia 30CH : 7 granules tous les 3 jours.
➜ Après l'accouchement, la patiente est entrée dans une période de dépression.
➜ Les règles douloureuses sont plus abondantes qu'auparavant et s'accompagnent de changements d'humeur.
➜ Elle pleure facilement, soupire fréquemment.
➜ Elle recherche activement des distractions, mais ne sait pas lesquelles.
➜ Elle aime ses proches, mais veut s'évader de sa routine quotidienne.
Kalium carbonicum 30CH : 7 granules tous les 3 jours.
➜ Femme au comportement « différent » de celui qu'elle avait auparavant.
➜ Craintive ; ayant peur de rester seule à la maison avec son bébé.
➜ Découragée, déprimée.
Natrum muriaticum 30CH : 7 granules tous les 3 jours.
➜ L'accouchement a accentué la tristesse silencieuse, dont la patiente était déjà coutumière.
➜ À présent, elle ne fait que ruminer des choses désagréables du passé ; elle dilue sa rancune dans des larmes solitaires.
➜ En réalité, l'accouchement l'a mûrie et rendue consciente d'elle-même. Elle a besoin de « rompre » avec les points noirs de son caractère.
Sepia 30CH : 7 granules tous les 3 jours.
➜ Femme angoissée à la seule idée de reprendre les rapports sexuels avec son mari, envers lequel elle éprouve pourtant de l'affection.
➜ Qui évite même les gens, contrairement à ses habitudes précédentes.
➜ Qui pleure facilement ; incapable de se retenir quand elle parle de ses troubles récents ou du travail supplémentaire qu'elle a ; tout lui crée des problèmes.
➜ Qui se sent s'évanouir (et parfois cela arrive), comme si une très forte langueur la tirait vers le bas.

PROBLÈMES DE LA PÉRIODE D'ALLAITEMENT AU SEIN

MONTÉE DE LAIT INSUFFISANTE

Il faut prendre le remède le plus similaire aux symptômes rencontrés.

Agnus castus 15CH : 4 granules 1 fois par jour, le soir.
➜ Lait en petite quantité et maigre, chez une femme mentalement déprimée et devenue hostile à tout rapport sexuel ; surtout si elle pratiquait auparavant l'onanisme.
Calcarea carbonica 30CH : 4 granules tous les 2 jours.
➜ Absence de lait ou lait abondant mais peu nourrissant.
➜ Chez une femme ayant tendance à l'obésité ; à la peau blanche ou pâle, comme l'argile ; indolente, lente à se déplacer, déminéralisée par la grossesse ; frileuse ; avec les pieds humides et collants.
Causticum 30CH : 4 granules tous les 2 jours.
➜ Lait peu abondant chez une femme prédisposée aux rhumatismes.
➜ Ou fatiguée de ses activités de la journée, ou insomniaque.
Phytolacca 9CH : 4 granules 2 fois par jour.
➜ Poitrine congestionnée, conduits lactés obstrués.
➜ Seins durs, sensibles au toucher : en allaitant, la douleur passe des mamelons à l'ensemble du corps.
➜ Grande nervosité.
Pulsatilla 30CH : 4 granules 1 fois par jour, le soir.
➜ Seins gonflés, douloureux : peu ou pas de lait.
➜ Chez la femme mélancolique, qui pleure facilement, à l'humeur variable.
Ricinus communis 3CH : 4 granules 4 fois par jour.
➜ Quand le lait ne vient plus ou diminue sans raison apparente.
Urtica urens 3CH : 4 granules 4 fois par jour.
➜ En l'absence de symptômes qui désignent un autre remède.
➜ Si l'on ne connaît pas la cause de l'absence de lait.

LA MÈRE « EST FATIGUÉE » D'ALLAITER

La bonne volonté de la mère n'est pas en cause, car ce phénomène résulte d'un ensemble de circonstances. La lactation a un rythme fréquent, prenant. La mère perd du liquide organique, est affaiblie. À cela s'ajoute souvent la perte de sommeil.
Il existe trois remèdes importants, qu'il faut prendre en alternance.

China 7CH : 4 granules 2 fois par jour.
➜ Remède de la fatigue physique et de la perte de liquides.
Kalium phosphoricum 7CH : 4 granules 2 fois par jour.
➜ Remède de la fatigue mentale-émotionnelle, de l'insomnie, de l'irritabilité, de la nervosité, de la baisse de mémoire.
Silicea 7CH : 4 granules 2 fois par jour.
➜ Remède des douleurs du dos dues à la déminéralisation, à la perte de calcium pendant la lactation.

PLÉTHORE, CONGESTION DES SEINS

Si la montée de lait est excessive ou que l'enfant mange de façon irrégulière, le lait stagne lourdement dans les seins.
Il faut prendre le remède le plus similaire au cas rencontré.

Apis mellifica 9CH : 4 granules 3 fois par jour.
➜ Seins endoloris et douloureux, gonflés, de couleur rose.
➜ Douleurs piquantes et brûlantes.
➜ Amélioration avec les applications de linges froids.
➜ La femme n'a pas soif et peut ressentir une légère fièvre.
Belladonna 9CH : 4 granules toutes les heures jusqu'à amélioration.

➜ Seins gonflés, rouges, endoloris, douloureux.
➜ Fièvre possible.
Bryonia 4CH : 4 granules 4 fois par jour.
➜ Seins engorgés et alourdis, très endoloris.
➜ Le moindre mouvement accentue la douleur et la souffrance.
➜ La femme a très soif, veut beaucoup d'eau froide.

CREVASSES DES MAMELONS

Elles sont douloureuses et très gênantes pour les femmes qui doivent allaiter. Des remèdes homéopathiques peuvent être associés aux traitements locaux conseillés par le médecin traitant (qui ne doit jamais délivrer de pommades antibiotiques, inutiles dans ce cas).
Il faut choisir le remède en similitude totale avec les lésions.

Castor equi 4CH : 4 granules 4 fois par jour.
➜ Crevasses des mamelons, craquelés et ulcérés.
➜ Seins gonflés et assez prurigineux.

Graphites 4CH : 4 granules 4 fois par jour.
➜ Crevasses douloureuses des mamelons, qui exsudent un suintement épais et jaune comme du miel.
➜ Le suintement sèche en croûtes jaune châtain.
➜ Les mamelons sont très sensibles, brûlants et douloureux, avec des excoriations qui saignent facilement.
Nitricum acidum 9CH : 4 granules 3 fois par jour.
➜ Crevasses nettes comme des blessures au rasoir.
➜ Le saignement intervient au moindre contact ; la douleur est assez vive.
➜ Amélioration relative avec des applications tièdes.

Castor equi est également utile sous forme de pommade : on l'applique sur le mamelon, que l'on recouvre d'une compresse de gaze. Il ne faut pas oublier de nettoyer complètement le mamelon pour retirer toute trace de pommade avant d'allaiter de nouveau. ***Graphites*** peut aussi être utilisé en pommade. Il est conseillé d'essayer les deux formules. Il faut éviter les pommades antibiotiques.

ANDROLOGIE

PATHOLOGIES VASCULAIRES

PRIAPISME

Il s'agit d'une érection violente, prolongée, douloureuse, qui survient sans excitation sexuelle et ne produit pas d'éjaculation. Causes : toxiques, neurologiques, hématologiques et, dans la plupart des cas, psychiques.

Cantharis 30CH : 4 granules toutes les 30 minutes.
➜ Désir sexuel irrésistible ; gland douloureux.
➜ Douleurs vésicales intenses, brûlantes ; besoin d'uriner.
➜ Urine souvent sanguinolente, qui coule goutte à goutte.
➜ Douleurs brûlantes avant, pendant et après la miction.
➜ Aggravation au contact, en buvant de l'eau froide, du café ; amélioration avec des applications chaudes.

MALADIE DE LA PEYRONIE

Elle se traduit par l'induration plastique des corps caverneux avec déviation de la verge, troubles de l'érection et de l'éjaculation. Il faut prendre le remède le plus similaire aux symptômes rencontrés.

Baryta carbonica 30CH : 4 granules par jour.
➜ Symptômes généraux d'hypertrophie, de sclérose, d'induration.
➜ Douleurs osseuses très intenses, térébrantes, profondes.
➜ Hypertension artérielle, hypersensibilité au froid.

Calcarea fluorica 30CH : 4 granules par jour.
➜ Tissu élastique osseux et ganglionnaire durci, déformé.
➜ Hyperlaxité, malformations, asymétrie squelettique.

Tubercolinum residuum 30CH : 4 granules par jour.
➜ Sujet maigre, pâle, aux lèvres cyanotiques, sclérotique, triste.
➜ Raideur et ankylose articulaire endolorie et douloureuse.

MALADIES DE L'URÈTRE

URÉTRITE

Il existe cinq remèdes principaux pour soigner cette inflammation de la muqueuse de l'urètre. Il faut prendre celui qui est le plus similaire aux symptômes rencontrés.

Argentum nitricum 9CH : 4 granules 2 fois par jour.
➜ Douleurs urétrales d'écharde brûlante dans la muqueuse.
➜ Urine rare, en faible quantité, parfois sanguinolente.
➜ Gonorrhée avec écoulement purulent, épais, jaune.

Cannabis sativa 9CH : 4 granules 2 fois par jour.
➜ Émission goutte à goutte d'une urine rare, sanguinolente.
➜ Ou bien, jet d'urine bifide, intermittent.
➜ En urinant, brûlure intense irradiant vers la vessie.

Cantharis 9CH : 4 granules 2 fois par jour.
➜ Douleurs vésicales intenses, brûlantes ; besoin d'uriner.

➜Urine souvent sanguinolente, coulant goutte à goutte.
➜Douleurs brûlantes avant, pendant et après la miction.
Sulfur 9CH : 4 granules 2 fois par jour.
➜Envie constante d'uriner, accompagnée de brûlures.
➜Dans le cas de gonorrhées qui ne sont pas guéries par d'autres remèdes.
➜Inflammation du pénis et du gland, prurit insistant.
➜Sueur et fétidité spontanées des organes génitaux.
Terebenthina 9CH : 4 granules 2 fois par jour.
➜Méat urinaire très irrité, avec sécrétion purulente qui colle les bords, bloquant le début de la miction.
➜Miction brûlante, douloureuse, de très peu d'urine, bien que les envies soient fréquentes et pressantes.
➜Coexistence de lombalgie et de prostatorrhée.

MALADIES DE LA PROSTATE

INFLAMMATION DE LA PROSTATE

Il faut prendre le remède le plus similaire aux symptômes.

Apis mellifica 9CH : 4 granules 2 fois par jour.
➜Urine qui coule goutte à goutte après de grands efforts.
➜Urine chaude, brûlante, sanguinolente ; miction angoissante.
➜Gonflement œdémateux des organes génito-urinaires.
Climaphilla umbellata 9CH : 4 granules 2 fois par jour.
➜Symptôme clé : besoin de se lever plusieurs fois par nuit et de faire un effort pour uriner ; urètre douloureux.
➜Urine fétide avec beaucoup de mucus, épais, filandreux.
Nitricum acidum 9CH : 4 granules 2 fois par jour.
➜Inflammation blennorragico-spécifique.
➜Urine foncée, qui sent mauvais comme celle d'un cheval.
Pulsatilla 9CH : 4 granules 2 fois par jour.
➜Besoin pressant, ténesme ; urines fréquentes, en petite quantité.
➜Émissions involontaires d'urine, en toussant, en riant, en étant debout, pendant le premier sommeil.
Terebenthina 9CH : 4 granules 2 fois par jour.
➜Strangurie très douloureuse ; mictions fréquentes la nuit.
➜Urines rares, sanguinolentes ; urines qui sentent la violette.
Thuja 9CH : 4 granules 2 fois par jour.
➜Il faut attendre assez longtemps pour parvenir à uriner.
➜Mictions fréquentes, difficiles, avec une sensation de brûlure urétrale.
➜Jet qui s'interrompt cinq ou six fois en urinant.
➜Émission des dernières gouttes très difficile.
Viscum album 9CH : 4 granules 2 fois par jour.
➜Douleurs de type crampe touchant la prostate.
➜Ténesme urinaire ; urines abondantes, troubles, fétides.

SUPPURATION DE LA PROSTATE

Il faut prendre le remède le plus similaire aux symptômes rencontrés, à la puissance de **9CH** si les symptômes sont uniquement physiques, de **30CH** s'ils sont également psychiques.

Hepar sulfur 9CH-30CH : 4 granules 1 ou 2 fois par jour.
➜Tendance constitutionnelle à la suppuration.
➜Suppuration de la prostate, dans la prostatite.

➜ Urine sans jet, qui coule verticalement, inerte.
➜ Urine avec pus et dépôts muco-purulents abondants.
➜ Douleurs piquantes comme des aiguilles ou des échardes enfoncées dans la chair.
➜ Douleurs atroces, insupportables, subjectivement exagérées.
➜ Chez un sujet irritable, ombrageux, bougon, triste, hypersensible à la douleur, au froid, au moindre contact.
➜ Amélioration avec le temps humide, la chaleur, avec la tête emmitouflée et après avoir mangé.

Silicea 9CH-30CH : 4 granules 1 ou 2 fois par jour.
➜ Tendance constitutionnelle à la suppuration.
➜ Suppuration étendue ou localisée des voies urinaires.
➜ Suppuration de la prostate, dans la prostatite.
➜ Pus dense et grumeleux ou filiforme, sanguinolent, fétide.
➜ Pus qui coule goutte à goutte avec l'urine.
➜ En cas de mictions fréquentes, rapprochées, avec ténesme.
➜ Accès possibles sur le pénis, le périnée, les testicules.
➜ Causes : vaccinations, surmenage intellectuel ; insomnie, veilles, courants d'air, disparition de la transpiration.
➜ Chez un sujet hypersensible, hyperesthésique, fatigué physiquement et mentalement, irritable, découragé, obsédé.
➜ Symptôme clé : phobie des aiguilles, qu'il recherche toutefois et dont il fait collection ; phobie des piqûres, qu'il refuse.

ADÉNOME DE LA PROSTATE, FORME AIGUË

L'adénofibrome prostatique est une tumeur bénigne qui s'est développée dans le tissu prostatique. C'est l'équivalent, chez l'homme, du fibrome utérin. Il faut prendre le remède le plus similaire aux symptômes.

Climaphilla umbellata 9CH : 4 granules 2 fois par jour.
➜ Symptôme clé : besoin constant d'uriner, la nuit.
➜ Le sujet doit se forcer pour uriner et est parfois obligé d'uriner les jambes très écartées, penché en avant.
➜ Après la miction, ténesme ; avec douleurs urétrales piquantes.
➜ Symptôme clé : gonflement périnéal, mais surtout sensation d'être assis sur un ballon.
➜ Urine avec beaucoup de mucus, épais, filandreux, et parfois du sang.
➜ Possibles : prostatorrhée, douleurs rénales unilatérales.

Histaminum hydrochloricum 9CH : 4 granules 2 fois par jour.
➜ Chaleur vésicale insupportable ; avec besoin d'uriner à chaque instant, mais il ne sort que quelques gouttes.
➜ Urine brûlante comme du feu, tandis qu'une douleur d'aiguilles irradie de la vessie vers le canal de l'urètre.
➜ Le sujet est gêné d'être obligé de pousser pour uriner ; de passer de longs moments aux toilettes.
➜ Aggravation avec le mouvement, la chaleur, la nervosité.

Hoitzia coccinea 9CH : 4 granules 2 fois par jour.
➜ Miction lente, difficile, due à une congestion prostatique intense, à un ténesme vésical persistant, tenace.
➜ Douleurs et brûlures urétrales constantes, fébriles.
➜ Urine rouge, écumeuse, sanguinolente.

ADÉNOME DE LA PROSTATE, FORME CHRONIQUE

Il faut prendre le remède le plus similaire aux symptômes rencontrés, à la puissance de **9CH** si les symptômes sont uniquement physiques, de **30CH** s'ils sont également psychiques.

Baryta carbonica 9CH-30CH : 4 granules 1 ou 2 fois par jour.
➜ Particulièrement indiqué en cas d'hypertrophie prostatique sénile.
➜ Prostate dure, grosse, pleine de bosses, avec des troubles urinaires.
➜ Besoin d'uriner souvent et avec urgence en se levant la nuit.
➜ Besoin d'uriner surtout quand la pression artérielle monte.
➜ Urines troubles, jaunâtres ; écoulement blanchâtre non infecté.
➜ Possible coexistence d'atrophie testiculaire et d'impuissance.
➜ Chez un sujet atteint de sénilité précoce, ou à l'apparente sénilité prématurée ; lent à comprendre, à retenir ; à se déplacer ; avec des attitudes et des façons infantiles de penser et d'agir.
➜ Aggravation avec le froid et après les repas.
Calcarea carbonica 9CH-30CH : 4 granules 1 ou 2 fois par jour.
➜ Mictions fréquentes et douloureuses ; brûlures urétrales.
➜ Urines en petite quantité, rougeâtres avec sédiment blanchâtre (lithiase).
➜ L'hypertrophie prostatique est associée au durcissement des testicules.
➜ Chez un sujet gras ou ayant tendance à l'obésité ; faible ; apathique ; insomniaque, frileux, atteint de rhumatismes, dyspeptique ; anxieux, fatigué par tout effort mental.
Conium 9CH-30CH : 4 granules 1 ou 2 fois par jour.
➜ Besoin fréquent d'uriner, surtout la nuit.
➜ Parfois, incontinence urinaire nocturne, mais aussi diurne.
➜ Difficultés à vider entièrement sa vessie.
➜ Écoulement intermittent d'urine et douleurs après la miction.
➜ Douleurs coupantes, dysurie avec jet intermittent.
➜ Douleurs rénales si le besoin urinaire n'est pas satisfait immédiatement.
➜ Ténesme avec mictions douloureuses, goutte à goutte.
➜ Testicules plus volumineux, durs.
➜ Écoulement prostatique pendant la défécation.
➜ Éjaculations involontaires en présence d'une femme.
➜ Chez un sujet au caractère sombre, renfrogné, taciturne ; qui déteste les gens.
Digitalis 12CH : 4 granules 2 fois par jour.
➜ Rétention urinaire, avec besoin continuel d'uriner.
➜ Urine goutte à goutte ; pertes séminales pendant le sommeil.
➜ Chez un sujet cyanotique (peau, lèvres, paupières, ongles).
➜ Avec un pouls lent, intermittent ou rapide, et un cœur faible.
➜ Avec une respiration irrégulière, lente, profonde, des soupirs.
➜ Le sujet a la sensation subjective de mourir s'il ne bouge pas.
Pulsatilla 9CH-30CH : 4 granules 1 ou 2 fois par jour.
➜ Besoins d'uriner fréquents, surtout couché sur le dos, mais le plus souvent entièrement inefficaces.
➜ Mictions fréquentes, marquées par un ténesme extraordinaire.
➜ Ténesme douloureux suivi d'urines sanguinolentes.
➜ Urines sanguinolentes, brûlantes comme le feu.
➜ Émission involontaire d'urine en toussant, en éternuant ; en restant assis, surtout longtemps ; la nuit.
➜ Émission d'urine au moindre choc, à la moindre provocation.
➜ Brûlures du méat urinaire pendant et après la miction.
➜ La vessie souffre d'un catarrhe chronique invétéré.

➡ Avec ou sans hypertrophie, sensation de meurtrissure testiculaire.
➡ Chez un sujet au caractère changeant, instable, sur un fond d'affabilité, d'ouverture sur les gens.
➡ Chez l'homme, même sénile, peut persister l'exaltation de l'appétit sexuel, invétérée.
➡ Avec érections matinales prolongées.
➡ Excès sexuels suivis de céphalées, de douleurs dorsales.
➡ Sensation de lourdeur des membres.

Pulsatilla représentait peut-être le meilleur remède dans les épisodes de blennorragie, avec écoulement épais, jaune verdâtre ; aujourd'hui, il conserve son rôle dans l'hypertrophie prostatique.

Sabal serrulata 9CH-30CH : 4 granules 1 ou 2 fois par jour.
➡ Remède classique contre les mictions fréquentes, surtout nocturnes.
➡ Mictions douloureuses, tension vésicale, absence de jet.
➡ Douleurs périnéales ; érection nocturne douloureuse.
➡ Une insuffisance sexuelle peut coexister.

Selenium 9CH-30CH : 4 granules 1 ou 2 fois par jour.
➡ Mictions fréquentes, avec besoins urgents.
➡ Besoin d'uriner pendant la nuit (nycturie).
➡ Parfois, phénomènes d'énurésie nocturne.
➡ Mictions très fréquentes pendant la nuit (pollakiurie et nycturie).
➡ Urine goutte à goutte, perte d'urine en marchant.
➡ Urines rougeâtres, sombres, en petite quantité, épaisses, avec sédiments.
➡ Irritation rouge, prurigineuse, localisée sur la verge.
➡ Perte de liquide prostatique en restant assis.
➡ Chez un sujet affable, amaigri, apathique, déprimé.
➡ Qui souffre de céphalée frontale côté droit, oppressante, pulsatile.
➡ Avec un sommeil tardif et léger, entrecoupé de rêves.
➡ Avec des rêves érotiques ou angoissants de voleurs ou de feu.

SEXUALITÉ ET SEXOLOGIE

La **sexologie** est la science de la sexualité. Elle étudie les manifestations normales et pathologiques qui concernent le sexe dans ses aspects physiques, hormonaux, psychiques. La sexologie est une branche de la biologie, mais elle est étudiée dans une perspective interdisciplinaire (médicale, psychologique, socioculturelle, éducative).
La thérapie sexologique agit peu puisqu'elle n'aborde les problèmes que d'un seul point de vue, avec une méthodologie réductionniste. Le **neurologue** prescrit un psychotrope, car il est convaincu que la maladie provient de l'altération des neurotransmetteurs cérébraux ; le **psychologue** considère que la cause des troubles sexuels est à rechercher parmi les conflits de l'enfance ou dans d'autres conditionnements ; le **sociologue** la recherche dans le milieu extérieur au psychisme.
L'homéopathie, en revanche, prend en compte l'unité psychomotrice de l'homme et son ancrage relationnel dans un contexte sociogéographique, qui caractérise les aspects typiques de sa vie. En concrétisant la **notion d'homme intégral** sous forme de remèdes qui sont semblables aux symptômes somatiques et psychiques du malade, l'homéopathie élargit l'optique diagnostico-thérapeutique, évitant ainsi l'impasse du réductionnisme, afin de donner une réponse globale aux troubles fonctionnels de la sexualité, qui sont nombreux.

TROUBLES DE LA SEXUALITÉ MASCULINE

Les premiers problèmes sexuels de l'homme par rapport à la femme se retrouvent dans la **libido**, l'appétit sexuel. Si l'impulsion sexuelle fait défaut, l'**érection** du pénis est absente, faible, brève ou insuffisante pour le rapport. Si l'impulsion est excessive, l'érection est douloureuse, violente et également infructueuse, avec des délires paroxystiques ou des tremblements qui peuvent se traduire par une impuissance temporaire ou chronique. Il peut également y avoir des érections sans désir sexuel, trop rapides, permanentes après le désir sexuel.
Aux troubles de l'érection peuvent s'associer des anomalies éjaculatrices. Pendant le coït, l'**éjaculation** peut être absente, prématurée ou trop tardive, douloureuse, difficile, ou comporter des traces de sang. En dehors du coït, elle peut survenir involontairement après le rapport sexuel, sans érection, en regardant une femme ou simplement en y pensant. Des émissions séminales peuvent survenir en déféquant ou en dormant, d'une façon tout à fait naturelle et irrépressible.

ABSENCE OU CARENCE DU DÉSIR SEXUEL

UN REMÈDE POUR L'INTELLECTUEL : *SILICEA*

Silicea agit sur l'intellectuel pur, qui travaille mentalement : l'étudiant, le professeur, le magistrat, l'avocat, le médecin, le notaire, tous les représentants des professions intellectuelles en général.
Symptôme clé : peur de ne pas réussir dans sa profession.
Symptômes sexuels : comportement biphasé (hauts et bas).
➔ Éréthisme sexuel pendant la **phase sthénique**, de vigueur psychophysique.
➔ Baisse de la libido pendant la **phase asthénique**, de faiblesse physique.

➜ Baisse dans les périodes d'anxiété, d'angoisse, de doute, de découragement.
➜ La faiblesse sexuelle s'accompagne d'irritabilité psychique.
Posologie : 30CH, 7 granules matin et soir.

UN REMÈDE POUR L'HOMME D'AFFAIRES : *LYCOPODIUM*

Lycopodium agit sur l'**homme d'affaires** mentalement actif et doté d'un sens pratique, mais faible musculairement, maigre, avec des rides précoces, signe que son foie est toujours en alerte. Son ventre proéminent semble indiquer que le centre vital de son organisme se situe dans cette région.
Symptôme clé : autoritarisme dans les décisions et caractère coléreux cachent un tempérament d'artiste, inquiet et mélancolique.
Symptômes sexuels : le cerveau et le sexe ne font pas bon ménage.
➜ Le sujet a abusé, quand il était plus jeune, de la masturbation ; du sexe.
➜ À présent, pris par le rythme de son emploi du temps, il se sent vidé de toute énergie sexuelle, son cerveau ne communique plus avec son pénis.
➜ Il ne manque pas de libido, mais ses organes sexuels n'obéissent pas.
➜ Il a sommeil et recherche inconsciemment la tranquillité dans l'impuissance.
➜ Ainsi, l'homme d'affaires... s'endort pendant le rapport sexuel.
Posologie : 30CH, 7 granules matin et soir.

UN REMÈDE POUR L'IMPUISSANT OCCASIONNEL : *AGNUS CASTUS*

L'impuissant occasionnel se plaint de sa vie gâchée. Il est pâle, triste, semble avoir vieilli précocement. Il pense au suicide ou envisage de renoncer au sexe.
Symptôme clé : érection absente ou insuffisante.
Symptômes sexuels : manque de confiance dans ses propres capacités sexuelles.
➜ Organes génitaux flasques et inertes, froids et sans tonus.
➜ Impuissance génitale, malgré des émissions séminales involontaires, qui surviennent au moment de la défécation ou en dormant.
Posologie : 15CH, 7 granules matin, midi et soir.

AUGMENTATION OU EXCÈS DU DÉSIR SEXUEL

L'augmentation de la libido est un phénomène physiologique. Elle peut se traduire par l'onanisme (***Anantherum muricatum***) ou se conclure par une éjaculation précoce (***Calcarea carbonica***), si la libido s'exprime exclusivement d'une façon psychique.
L'excès de libido, en revanche, est un phénomène pathologique. Il peut aller jusqu'au délire érotique passionnel de ***Phosphorus***, à l'exhibitionnisme convulsif et spasmodique de ***Stramonium***, ou encore au tremblement libidineux persistant, obsessionnel, de ***Zincum***.

UN REMÈDE POUR L'ONANISME PSYCHONÉVROTIQUE : *ANANTHERUM MURICATUM*

Ce remède est utile à ceux dont la situation empire après un rapport avec leur partenaire, et qui lui préfère la pratique de l'onanisme. Ils ont perdu le contact avec la réalité (**autisme psychonévrotique**), en se construisant une vie intérieure coupée de la réalité.
Symptôme clé : onanisme, comme refuge psychonévrotique.

Symptômes psychiques : humeur gaie, joyeuse et légère. Le sujet, s'en remettant à son imagination, perd la mémoire des choses concrètes pour vivre dans un monde d'hallucinations qui sert de support mental à la masturbation.
Symptômes non sexuels caractéristiques : ongles altérés, fins et friables ou épais et déformés ; lésions cutanées suppurantes.
Posologie : 30CH, 7 granules matin et soir.

UN REMÈDE POUR L'OBSESSION SEXUELLE IMPUISSANTE : *CALCAREA CARBONICA*

Ce remède convient au sujet hyperexcité sexuellement et impuissant. Le jeune homme a tendance à être obèse, l'homme adulte est corpulent. Le sujet est flegmatique, indolent, vite « épuisé ».
Symptôme clé : obsédé par le sexe, il n'arrive pas à s'endormir.
Symptômes sexuels : excès uniquement mental de libido.
➜ L'hyperexcitation est le fruit de l'imagination libidineuse.
➜ Les érections sont rares, brèves, laborieuses, insuffisantes.
➜ L'éjaculation est précoce ; elle provoque de la faiblesse, des céphalées, une sensation de froid, des vertiges, la flaccidité des genoux.
Posologie : 30CH, 7 granules matin et soir.

UN REMÈDE POUR LE DÉLIRE ÉROTIQUE FANTAISISTE : *PHOSPHORUS*

Agité, toujours en mouvement, le sujet ne reste jamais tranquille un seul instant. Son désir sexuel est au sommet, irrésistible.
Symptôme clé : désir excessif associé à de l'impuissance.
Symptômes sexuels : forte exaltation de l'appétit sexuel.
➜ Manie sexuelle fantaisiste ; extase amoureuse durant le sommeil.
➜ Érections douloureuses et fréquentes, le jour et la nuit.
➜ L'excitation tombe dans l'impuissance au moment du passage à l'acte.
➜ Le désir est toujours élevé, même si le pénis reste mou.
Symptômes psychiques : le sujet est mentalement et physiquement déprimé.
➜ Idées riches, brillantes ; mais grande fatigue cérébrale.
➜ Troubles mentaux, après une frayeur, des peines ou des extravagances sexuelles.
➜ Anxiété hypocondriaque, appréhension pour sa santé, son avenir.
Posologie : 30CH, 7 granules matin et soir.

UN REMÈDE POUR LE DÉSIR ÉROTIQUE EXHIBITIONNISTE : *STRAMONIUM*

Libertin impudique, dans l'esprit, dans les mots, dans les chansons, le sujet exhibe sa libido par des symptômes autoritaires et violents. Il l'évacue par des excès sauvages, un onanisme maniaque, un grand « chahut », avant de tomber dans l'impuissance grossière.
Premier symptôme clé : lascivité associée à l'impuissance.
Second symptôme clé : peur de l'eau et des tunnels.
Symptômes sexuels : excitation extrême et violente.
➜ Mouvements désordonnés des muscles du visage et des jambes.
➜ Douleur sourde aux testicules, prurit scrotal voluptueux.
➜ Spermatorrhée, pollutions nocturnes ; absence de douleur.
Symptômes psychiques : colère délirante, maniaque, destructrice. Homme gentil qui devient violent par jalousie.
Posologie : 30CH, 7 granules, matin et soir.

UN REMÈDE POUR LES TREMBLEMENTS LIBIDINEUX : *ZINCUM*

Sujet faible, amaigri, épuisé, pâle, au teint terreux.
Premier symptôme clé : tremblement constant des membres inférieurs.
Second symptôme clé : intolérance au vin.
Symptômes sexuels : érections violentes qui se terminent par l'onanisme.
➜ Gonflements testiculaires avec douleurs le long des cordons spermatiques.
➜ Éjaculations trop précoces pendant le rapport sexuel.
Symptômes psychiques : hypocondrie, amnésie, fléchissement intellectuel.
➜ Hypersensibilité avec douleurs le long du trajet des nerfs.
Autres symptômes : le sujet ne peut pas uriner s'il n'est pas assis.
Posologie : 30CH, 7 granules matin et soir.

TROUBLES DE L'ÉRECTION

ÉRECTIONS ABSENTES OU RARES

Agnus castus

4 granules, 1 ou 2 fois par jour.
9CH : symptômes physiques uniquement ; **15CH** : symptômes physiques et psychiques.

➜ Organes génitaux flasques et inertes ; froids et sans tonus.
➜ Impuissance complète ; sénilité précoce, même seulement psychique.
Symptôme clé : célibataire qui souffre de faiblesse nerveuse.

China

4 granules, 1 ou 2 fois par jour.
9CH : symptômes physiques uniquement ; **15CH** : symptômes physiques et psychiques.

➜ Sexuellement excité, avec une impuissance persistante.
➜ Pollutions nocturnes accablantes, associées à des rêves érotiques.
➜ Gonflement des organes génitaux, douloureux à la palpation.
➜ Pâleur, céphalée, tristesse, découragement, sensation de froid.
Symptôme clé : maladies après une perte de liquides organiques.

Medorrhinum (nosode)

4 granules, 1 ou 2 fois par jour.
9CH : symptômes physiques uniquement ; **15CH** : symptômes physiques et psychiques.

➜ Absence d'érection chez un sujet affaibli et impuissant, qui passe une bonne partie de la nuit dans des sorties.
Symptôme clé : dort en chien de fusil.

ÉRECTIONS DIFFICILES, LABORIEUSES

Serum anti-colibacillinum

4 granules, 1 ou 2 fois par jour.
9CH : symptômes physiques uniquement ; **15CH** : symptômes physiques et psychiques.

➜ Lenteur de l'érection causée par un faible désir.
➜ Testicules petits, mous, douloureux, décevants.
➜ Sujet aboulique, sans énergie, hypotendu, phobique, sans mémoire.
Symptôme clé : phobie de la foule, des grands espaces.

Terebenthina

4 granules, 1 ou 2 fois par jour.
9CH : symptômes physiques uniquement ; **15CH** : symptômes physiques et psychiques.

➜ Érections laborieuses, avec émission de liquide prostatique.
➜ Sujet rêveur, distrait, absent.
➜ Déprimé, il voudrait se pendre, mais a peur de la mort.
Symptôme clé : urine qui sent la violette.

ÉRECTIONS TROP BRÈVES

Conium

4 granules, 1 ou 2 fois par jour.
9CH : symptômes physiques uniquement ; **15CH** : symptômes physiques et psychiques.

➜ Désir intense, mais érections trop brèves, inadaptées.
➜ Sujet timide, taciturne, ombrageux, boudeur et déprimé.
➜ Mais aussi autoritaire, qui ne supporte pas d'être contredit.
➜ La continence forcée passée chez un sujet élevé selon une éducation répressive peut avoir une influence sur son impuissance.
Symptôme clé : frustration due à une abstinence sexuelle.

Nux vomica

4 granules, 1 ou 2 fois par jour.
9CH : symptômes physiques uniquement ; **15CH** : symptômes physiques et psychiques.

➜ Sujet hypersensible, anxieux, agité, nerveux et mélancolique.
➜ Hyperlibidineux ; érections brèves et rares ; douleurs de crampes.
➜ Onanisme. Émissions séminales fréquentes, nocturnes et diurnes.
➜ Rêves de femmes lascives et provocantes, y compris pendant la journée.
Symptôme clé : colère, quand il est obligé de répondre.

Phosphoricum acidum

4 granules, 1 ou 2 fois par jour.
9CH : symptômes physiques uniquement ; **15CH** : symptômes physiques et psychiques.

➜ Testicules mous, pendants ; érections difficiles, insuffisantes.
➜ Spermatorrhée pendant la nuit ; ou bien en déféquant des selles molles.
➜ Sujet apathique, scorbutique ; abattu à cause d'une perte de liquides vitaux.
➜ Ou après des excès sexuels, des émotions.
➜ Ou après des douleurs morales, des peines, des disputes, des amours déçues.
Symptôme clé : tristesse après la masturbation.

Selenium

4 granules, 1 ou 2 fois par jour.
9CH : symptômes physiques uniquement ; **15CH** : symptômes physiques et psychiques.

➜ Érections brèves, qui mollissent et se traduisent par des éjaculations précoces.
➜ Le sujet s'excite avec la pornographie, rêve de femmes lascives.
➜ S'il parvient à accomplir un rapport sexuel, il s'endort.
➜ Pollutions en dormant, en rêvant, ou même en restant assis.
Symptôme clé : cheveux douloureux quand on les touche.

ÉRECTIONS INSUFFISANTES, PAS ASSEZ RIGIDES

Agnus cactus

4 granules, 1 ou 2 fois par jour.
9CH : symptômes physiques uniquement ; **15CH** : symptômes physiques et psychiques.

➜ Libido absente, organes génitaux flasques, froids ; impuissance
➜ Vieux débauché avec urétrite chronique et asthénie nerveuse.
Symptôme clé : odeur imaginaire de hareng ou de musc.

Graphites

4 granules, 1 ou 2 fois par jour.
9CH : symptômes physiques uniquement ; **15CH** : symptômes physiques et psychiques.

➜ Aversion pour le coït : érections laborieuses, même si le désir existe.
➜ Érections mal assurées, avec chute de la libido pendant le rapport.
➜ Le sujet ne jouit pas et éjacule de façon précoce, avec un sentiment d'ennui.
➜ Il est mélancolique, timide, craintif, gauche, hésitant.
Symptôme clé : dermopathies génitales nombreuses.

Indium metallicum

4 granules, 1 ou 2 fois par jour.
9CH : symptômes physiques uniquement ; **15CH** : symptômes physiques et psychiques.

➜ Libido croissante qui se termine en spermatorrhée nocturne.
➜ Érections insuffisantes qui se traduisent par des éjaculations précoces.
➜ Homme inactif, épuisé, somnolent, déprimé.
➜ Sujet aux céphalées, aux pustules ; se plaignant de douleurs rétrosternales, de rhumatismes aux jambes, de fatigue musculaire.
Symptôme clé : en urinant, perd le contrôle de son anus.

Lycopodium

4 granules, 1 ou 2 fois par jour.
9CH : symptômes physiques uniquement ; **15CH** : symptômes physiques et psychiques.

➜ Adolescent, jeune homme ou jeune adulte qui ressent de l'impuissance, cause de l'onanisme ou d'habitudes libertines ; ou bien de l'aversion mentale ou émotionnelle pour le rapport sexuel.
➜ Pénis froid, de taille réduite, avec une érection incomplète.
➜ Homme âgé, avec un fort désir et une faible érection ; qui s'endort pendant le rapport ; qui éjacule précocement.
➜ Maladies à la suite d'un appétit sexuel excessif.
➜ Maladies à la suite de la disparition du désir sexuel.
Symptôme clé : frissons au rectum avant la défécation.

Sepia

4 granules, 1 ou 2 fois par jour.
9CH : symptômes physiques uniquement ; **15CH** : symptômes physiques et psychiques.

➜ Comme la frigidité féminine, l'impuissance masculine chronique est une réaction face à une sexualité trop sollicitée, imposée.
➜ Causes annexes : sédentarité, excès alimentaires, tabac.
➜ Érections inconsistantes, éphémères, dues à une asthénie génitale.
➜ Irritabilité après le rapport sexuel, après des efforts.
➜ Émissions séminales après l'onanisme ; écoulement urétral nocturne.
➜ Sujet triste, solitaire, apathique, indifférent aux plaisirs.
➜ Colérique, ne supportant pas la contradiction.
Symptôme clé : sensation d'être assis sur un ballon.

Sulfur

4 granules, 1 ou 2 fois par jour.
9CH : symptômes physiques uniquement ; **15CH** : symptômes physiques et psychiques.

➜ Libido normale, mais incapacité de conserver une érection utile.
➜ Érection faible, compliquée par des éruptions génitales prurigineuses.
➜ Coexistence d'inflammation du gland et du prépuce.
Symptôme clé : horreur de l'eau, depuis l'enfance.

ÉRECTIONS VIOLENTES ET DOULOUREUSES

Argentum nitricum

4 granules, 1 ou 2 fois par jour.
9CH : symptômes physiques uniquement ; **15CH** : symptômes physiques et psychiques.

➔ Des douleurs piquantes comme des aiguilles accompagnent l'érection et le coït, suivis d'un suintement sanguinolent persistant.
➔ Douleurs piquantes étendues au scrotum et aux testicules.
➔ Sujet fébrile, dispersé, toujours sur le qui-vive.
➔ Sujet émotif, agité, pressé, claustrophobe.
Symptôme clé : ne ressent pas la présence de son urètre en urinant.

Cannabis indica

4 granules, 1 ou 2 fois par jour.
9CH : symptômes physiques uniquement ; **15CH** : symptômes physiques et psychiques.

➔ Libido intense, érections violentes et très douloureuses.
➔ Rêves érotiques avec douleurs postcoïtales lombo-sacrées.
➔ Sujet vif, sans cesse à la recherche de sa satisfaction sexuelle (satyriasis). Peut souffrir de priapisme.

Cantharis

4 granules, 1 ou 2 fois par jour.
9CH : symptômes physiques uniquement ; **15CH** : symptômes physiques et psychiques.

➔ Érections si violentes que le pénis semble devoir éclater.
➔ Érections douloureuses et persistantes après le coït (priapisme).
➔ Libido insatiable chez un sujet d'une extrême sensibilité.
➔ Sujet avec des troubles mentaux-sexuels et des crises maniaques.

Fluoricum acidum

4 granules, 1 ou 2 fois par jour.
9CH : symptômes physiques uniquement ; **15CH** : symptômes physiques et psychiques.

➔ Éréthisme libidineux paroxystique, avec érections nocturnes qui interrompent le sommeil et tiennent éveillé toute la nuit.
➔ Érections fréquentes, même sans la compagnie d'une femme.
➔ Sujet content de soi, qui prend tout en riant.

ÉRECTIONS SANS DÉSIR SEXUEL

Ammonium carbonicum

4 granules, 1 ou 2 fois par jour.
9CH : symptômes physiques uniquement ; **15CH** : symptômes physiques et psychiques.

➔ Érections accompagnées de fréquentes pertes séminales ; d'une douleur prurigineuse au scrotum et aux cordons spermatiques.
➔ Chez un sujet grassouillet, sédentaire, sans énergie, sans réaction, délicat et faible même s'il est apparemment robuste.

ANOMALIES DE L'ÉJACULATION

Au moment de l'orgasme sexuel, le sperme est émis par l'urètre pénien sous l'impulsion des contractions rythmiques des muscles bulbo-caverneux et ischio-caverneux.
L'anomalie la plus fréquente est l'**éjaculation précoce**, trouble généralement de nature névrotique, qui peut survenir juste avant l'accouplement (*ante portas*) ou juste à son début (de 30 à 60 secondes environ).

C'est la femme qui déplore l'habituelle éjaculation précoce de son partenaire, puisqu'il faut une présence plus longue du pénis dans son vagin pour qu'elle puisse satisfaire sa tension sexuelle.
Cette anomalie peut entraîner chez l'homme une **érection insuffisante** qui peut se transformer en **impuissance sexuelle** si la femme reproche à son partenaire l'issue décevante de sa prestation.

ÉJACULATIONS « ANTE PORTAS »

Gelsemium sempervirens
30CH : 7 granules 1 fois par jour.

➜ Sujet souffrant d'anomalies dues à une excitation nerveuse.
➜ Tremblement intérieur, anxiété d'anticipation, blocage dû à une émotion.
➜ Sujet envahi par la peur de l'acte d'accouplement, chaque fois qu'une manifestation sexuelle est imminente.
➜ Autres symptômes possibles : sensation d'avoir un trou dans l'estomac, accompagnée d'angoisse ; diarrhée urgente après une émotion.

ÉJACULATIONS TROP RAPIDES

Graphites
30CH : 7 granules 1 fois par jour.

➜ Éjaculation rapide, précipitée.
➜ Sujet anxieux, surtout le matin.
➜ Sujet agité, impatient, s'il doit s'engager dans quelque chose.
➜ Hyperexcité sexuel qui souffre de pollutions nocturnes.

Lycopodium
30CH : 7 granules 1 fois par jour.

➜ Aversion préconçue pour les rapports sexuels.
➜ Éjaculation prématurée (ou trop tardive, ou absente).
➜ Sujet mélancolique ou colérique, avec asthénie psychophysique.
➜ Qui manque de confiance en soi.
➜ Mais qui apparaît orgueilleux, dictatorial, dominateur.

Selenium
30CH : 7 granules 1 fois par jour.

➜ Éjaculation trop rapide (érection laborieuse, difficile).
➜ Sujet physiquement impuissant avec des pensées lascives.
➜ Émissions séminales goutte à goutte après le coït, pendant la défécation, en dormant.

Zincum metallicum
30CH : 7 granules 1 fois par jour.

➜ Éjaculation trop rapide (ou difficile).
➜ Désir sexuel excessif.
➜ Tendance à l'onanisme.
➜ Intolérance à l'alcool.
➜ Sujet fatigué parce qu'il a trop « tiré sur la corde ».

ÉJACULATIONS TROP RETARDÉES

Calcarea carbonica
30CH : 7 granules 1 fois par jour.

➜ Éjaculation tardive.
➜ Sujet émotif, impressionnable.
➜ Agitation impatiente pendant le rapport sexuel.
➜ Irritabilité après le rapport sexuel.
➜ Peur d'être observé, critiqué.

ÉJACULATIONS SANS ÉRECTIONS

Cobalto
15CH : 7 granules 2 fois par jour.

➜ Pertes séminales fréquentes sans érection, avec impuissance.
➜ Désir inconstant, érections faibles, éjaculations précoces possibles, comme les pollutions nocturnes.

➜ Douleurs lombo-sacrées après le coït ou les pollutions.
➜ Sommeil de longue durée, avec des rêves lascifs, peu reposant.
➜ Changements d'humeur, dépression, dégoût du travail.

Dioscorea villosa
12CH : 7 granules 3 fois par jour.

➜ Pénis habituellement froid et flasque, avec émissions séminales.
➜ Possibles érections en phase tonique, fréquentes, avec la libido.
➜ Rêves lascifs nocturnes, avec spermatorrhée.

ÉJACULATIONS APRÈS LE COÏT

Natrum muriaticum
30CH : 7 granules 1 fois par jour.

➜ Libido au-dessus de la normale, chez un sujet ayant des problèmes urétraux ; écoulement urétral laiteux, indolore, chronique.
➜ Émissions de liquide prostatique en présence d'une femme jeune.
➜ Éjaculation après le coït, avec augmentation de la libido.
➜ Impuissance avec éjaculations tardives, après des excès sexuels.
➜ Anxiété hypocondriaque, maladies dues à une déception amoureuse.
➜ Tristesse silencieuse, ressentiment, larmes involontaires.

ÉJACULATIONS PENDANT DES CARESSES OU EN PRÉSENCE D'UNE FEMME

Conium
15CH : 7 granules 3 fois par jour.

➜ Érotisme mental et émotionnel, incapacité de traduire l'imagination en acte et de satisfaire son désir.
➜ Impuissance de l'érection et, parfois, également de l'éjaculation.
➜ Émissions séminales pendant les caresses.
➜ Émissions séminales en pensant à une femme ou en en rencontrant une.
➜ Ensuite : grande tristesse, état hypocondriaque, abattement.

Nux vomica
30CH : 7 granules 1 fois par jour.

➜ Éjaculation due à la seule présence d'une femme.
➜ Émissions séminales fréquentes, pendant la journée.
➜ Émissions séminales après l'onanisme.
➜ Hypersensibilité, excitabilité sexuelle.
➜ Caractère ardent, tempérament irritable, impatient, colérique, agressif, gardant du ressentiment.

REMÈDES À LA MASTURBATION

Anantherum muricatum
30CH : 7 granules matin et soir.

L'excitation sexuelle augmente avec le rapport sexuel, ce qui aggrave l'état d'esprit du sujet et le pousse à l'onanisme, dans lequel il trouve un réconfort à sa psychonévrose.

Bufo rana
30CH : 7 granules matin et soir.

➜ Érections fréquentes, éjaculations rapides et involontaires.
➜ Le sujet s'isole pour se masturber.
➜ Il est sexuellement incontrôlé, mentalement faible, malade.

Origanum majorana
30CH : 7 granules matin et soir.

➜ Surexcité sexuel, érotomane paroxystique.
➜ Qui s'abandonne à l'imagination et aux lectures pornographiques.

➔ Attiré par tout ce qui est voluptueux, lascif.

Platina
30CH : 7 granules matin et soir.

➔ Prurit voluptueux des organes génitaux.
➔ Désir violent avec tremblements libidineux.
➔ Hypersensibilité des organes génitaux.
➔ Érections violentes ; le sujet se masturbe même en dormant.

Staphysagria
30CH : 7 granules matin et soir.

➔ Hypersensibilité des organes génitaux.
➔ Prurit voluptueux au scrotum.
➔ Sujet obsédé par le sexe et la frustration sexuelle, avec derrière lui une pratique de longue date de l'onanisme.
➔ Apathie, indifférence aboulique après s'être masturbé.

TROUBLES DE LA SEXUALITÉ FÉMININE

L'orgasme est la phase du rapport sexuel qui coïncide avec **la plus grande intensité des sensations sexuelles**, qui vont de la volupté physique à l'extase psychique. La femme ressent comme une sensation de non-conscience (que les médecins d'autrefois appelaient la « petite mort ») suivie d'une onde de plaisir clitoridien-pelvien intense. Il survient ensuite une sensation de chaleur qui se diffuse dans tout l'organisme à partir de la zone pelvienne. L'orgasme se termine par des pulsations vaginales et des tremblements pelviens.
L'**anorgasmie** et la **frigidité** sont les deux troubles de l'orgasme. L'homéopathie intervient sur les motivations intrapsychiques qui expriment ce malaise, souvent inconscient et profond, d'une féminité frustrée et inhibée dans ses pulsions instinctives les plus naturelles. L'amélioration s'étend également au plan physique.

ANORGASMIE

L'anorgasmie est l'**impossibilité d'atteindre l'orgasme dans un rapport sexuel**.
La réponse féminine à l'entente sexuelle est un problème important et délicat. Elle dépend du **rapport de couple** et détermine son bon déroulement, mais a toujours une influence intense et profonde sur l'ensemble de l'équilibre existentiel et biologique de la femme.
D'un point de vue émotif et sexuel, la femme qui souffre d'anorgasmie peut participer au rapport et atteindre un certain degré d'excitation et de plaisir, mais elle ne parvient pas à réaliser un orgasme psychophysiologique exaltant.
Les **interférences négatives** qui influent sur l'absence d'orgasme féminin peuvent être de nature **somatique** (déséquilibres hormonaux, pollutions pharmacologiques, altérations de la sphère génitale, fléchissement organico-fonctionnel). Elles peuvent aussi dépendre de motivations **psychologiques** propres au psychisme personnel, qui se traduisent par une tension conflictuelle plus ou moins inconsciente et non résolue dans le cadre de la sexualité.

INTERFÉRENCES PSYCHOLOGIQUES NÉGATIVES

Les interférences psychologiques qui empêchent la réalisation de l'orgasme doivent être recherchées dans l'apparition d'**anxiété-angoisse** (même sporadique) pendant le rapport, ou bien dans l'**incapacité de communiquer** avec le partenaire pendant l'intimité. La persis-

tance chez la femme de **barrières perceptivo-mentales** contre les sensations et les tensions érotico-libidineuses, constitue par ailleurs un facteur typique d'anorgasmie chronique.
Ces interférences obligent la femme à adopter un comportement passif pendant le rapport sexuel, étant plus **spectatrice** que participante active, incapable de s'abandonner sainement à ses sensations orgasmiques et à celles de son partenaire, ce qui augmenterait la dilatation orgasmique réciproque.
Pour que le traitement soit précis, il est indispensable que le biothérapeuthe entende de la voix de la patiente la description des **symptômes psychiques authentiques** qui gênent son rapport de couple. Il faut que la femme apprenne à analyser la sphère **cerveau-cœur-utérus** pour connaître d'un point de vue analytique sa symptomatologie sexuelle ; si elle ne sait pas ce qu'elle éprouve, l'homéopathe ne peut que tâtonner dans l'obscurité.
Toutefois, dans des troubles de cette nature, aussi personnels, l'**auto-analyse**, suivie d'une **automédication responsable** bien dosée et patiente, est probablement le meilleur chemin pour se soigner en connaissance de cause sans instaurer de liens de dépendance charismatique avec quiconque, sauf avec soi-même.

FRIGIDITÉ

La frigidité est un trouble plus grave, globalement plus profond, lié à des motivations rigides, difficiles à ébranler, parce que ses racines plongent au cœur d'une **personnalité égotiste**, qui se voue un véritable culte, qui éprouve une satisfaction narcissique et raffinée pour ses propres qualités – ce qui est différent de l'égoïsme et de l'égocentrisme.
Une femme frigide est notoirement celle qui « reste froide », indifférente, sans éprouver le moindre plaisir, aussi bien dans les préliminaires du rapport que pendant l'union charnelle.
Le désir sexuel est absent, tout comme la capacité de réponse érotique à la stimulation sexuelle. On rencontre de l'indifférence, de l'apathie, de la répulsion, un **refus névrotique de la féminité sexuelle**.
Ce n'est pas un symptôme en soi, une attitude pseudo-infantile de froide supériorité dédaigneuse par rapport aux hommes, liée au rêve du Prince Charmant, mais cela se traduit par d'**autres symptômes gênants et contrariants** : l'irritabilité, la paresse pour traiter les affaires ordinaires, la fatigue même en se reposant, la pollakiurie, la leucorrhée, l'assèchement vaginal, le prurit vulvaire et les douleurs dorsales et pelviennes. Tout cela confirme que la femme frigide ou sans orgasme est très souvent « chaude », réactive et passionnelle, et que **son dysfonctionnement orgasmique est une maladie authentique et non pas un caprice**.

PSYCHODYNAMISME DE LA FRIGIDITÉ

L'**examen clinique** montre la grande variabilité, d'une femme à l'autre, des motivations qui sont à la base de la frigidité. De même, ces motivations ont tendance à se superposer, dans leur complexité, et à former des syndromes différents selon les moments psychologiques. On peut néanmoins isoler :
– l'**attachement excessif à la mère**, symbole de sécurité et de refuge : un partenaire masculin sera toujours considéré comme un « intrus » dans le rapport mère-fille ;
– l'**identification insuffisante avec le rôle sexuel de la femme**, parce que la mère, en refusant son propre rôle sexuel, a transmis inconsciemment à sa fille l'idée que tout ce qui a un rapport avec le sexe est honteux ou sale (règles, développement des caractères sexuels secon-

daires, contact social avec l'homme, expériences intimes, mariage) ;
– l'**attachement excessif aux figures familiales masculines** (pères, frères), chez une enfant qui, une fois devenue femme, sera bloquée d'un point de vue affectif devant un étranger ;
– un **complexe d'Œdipe non résolu** : le partenaire masculin est considéré comme un concurrent du père, et donc comme une menace pour le narcissisme de la fille, qui s'est identifiée à la prestigieuse figure paternelle, sur laquelle s'appuie son culte de soi narcissique ;
– le **désir inconscient de posséder un pénis** chez la femme qui ne peut pas dominer l'homme, qui de ce fait sent ce dernier supérieur et voudrait le « castrer » psychologiquement ;
– l'**attente excessive de l'homme idéal**, suivie de la désillusion de la rencontre avec l'homme réel, auquel la femme se refuse d'une façon névrotique, dégoûtée par le sexe ;
– la **rivalité excessive avec les autres femmes**, considérées comme étant plus capables qu'elle de satisfaire l'homme, ce qui débouche sur un complexe inconscient d'infériorité sexuelle humiliant ;
– la **crainte de ne pas parvenir à satisfaire sexuellement un homme**, notamment quand le partenaire, habituel éjaculateur précoce, arrive vite à l'orgasme, la privant ainsi du sien et lui donnant la sensation qu'elle ne vaut rien sexuellement ;
– l'**homosexualité latente chez des femmes devenues hétérosexuelles** après des expériences homosexuelles, mais restées inhibées à cause de besoins homosexuels bien ancrés ;
– l'**hostilité rancunière mûrie contre les hommes**, considérés comme des êtres égoïstes et grossiers, qui ne cherchent qu'à satisfaire leur propre plaisir.
La frigidité est la vengeance de la femme qui se sent sexuellement exploitée par un homme qui ne montre aucune affection et qui est incapable de lui apporter des satisfactions.
La **psychologie analytique** est intervenue depuis longtemps dans la thérapie de la femme frigide. Aujourd'hui, on pratique aussi la **thérapie familiale ou de groupe** dans le domaine sexuel mais avec des moyens modernes de communication.
L'**homéopathie** peut jouer un rôle de **traitement global**, en abordant non seulement les aspects psychiques et psychosomatiques du problème, mais aussi les aspects somatopsychiques liés aux maladies organiques qui sont à la base des troubles de la sexualité, ou qui les aggravent en les rendant chroniques.

VAGINISME

Les troubles du coït douloureux peuvent survenir aussi bien au moment de l'entrée du membre masculin (vaginisme) qu'une fois que celui-ci est à l'intérieur (dyspareunie).
Le vaginisme (moins fréquent que l'anorgasmie et la frigidité) se traduit par un spasme réflexe des muscles vulvo-vagino-périnéaux dirigé contre l'introduction d'un corps étranger : la pénétration devient laborieuse ou impossible, mais toujours douloureuse.
Les **causes organiques** du vaginisme peuvent être exceptionnelles, fugaces ou additionnelles. La douleur peut trouver son origine dans des malformations constitutionnelles, une sténose vaginale, un hymen résistant, une inflammation, des hémorroïdes, des blessures dues au coït, une pathologie due à l'accouchement. En dehors du spasme, la douleur peut aussi provenir de la peur (vaginisme absolu).
Les **motivations psychiques** et psychonévrotiques sont les plus communes.
Le **vaginisme psychonévrotique** peut être fugace, lié à une anxiété d'anticipation ; chronique, lié à des tentatives incons-

cientes de défense, selon une conception psychanalytique (désir du pénis) ; ou avoir plusieurs causes (éducation religieuse stricte, partenaire impuissant, viol, malformation sexuelle, conflit sexuel latent avec peur de la punition).
Toutefois, le vaginisme est toujours le produit d'un **traumatisme psychosexuel bouleversant**. Le traumatisme qui déclenche le spasme vaginal involontaire peut être physiologique, psychologique ou les deux à la fois, surtout si la femme est prédisposée intérieurement au choc.
Une femme sexuellement infantile peut être frigide : on lui a appris à considérer le coït comme une chose douloureuse, pénible ou sale, qui ne convient pas à une femme soumise.
Chez certaines femmes, le début de l'activité sexuelle a été bouleversé par l'agressivité instinctive de l'homme ou, pire, par son inexpérience sexuelle et affective déconcertante et grossière.
Chez d'autres femmes, le vaginisme fait suite à un conditionnement éthico-religieux austère du milieu familial, ou au conflit entre la jeune femme et l'attitude anti-sexe de ses proches.
La peur anormale de l'accouchement ou d'une grossesse non désirée peut également intervenir.
La **psychothérapie** essaie de modifier la cause immédiate du trouble, la réaction inconditionnelle. Elle soigne les causes profondes quand elles font obstacle à la désensibilisation.
En **psychiatrie**, on soigne les troubles mentaux considérés comme des complications du vaginisme. Ce dernier a une part de responsabilité dans les syndromes hystériques, les troubles affectifs et humoraux (épisodes maniaques ou maniaco-dépressifs, névrose dépressive) et dans les troubles d'anxiété (névrose d'anxiété, névroses obsessionnelles compulsives, crises de panique, agoraphobie, phobies sociales, troubles post-traumatismes dus au stress).

L'**homéopathie** joue le rôle de **thérapie psychosomatique et médicale**. Ses résultats sont positifs dans les cas de **vaginisme fonctionnel**, c'est-à-dire les spasmes involontaires de la musculature de l'extérieur du vagin, qui interfèrent avec le coït d'une façon récurrente et persistante. Dans les cas qui relèvent de la psychiatrie, son apport collatéral est essentiel pour renforcer les défenses immunitaires et compenser les dommages causés par les médicaments de synthèse.

DYSPAREUNIE

La dyspareunie (du grec signifiant « celle qui a un accouplement malheureux ») indique une participation douloureuse au coït de la part de la femme. La douleur est absente ou faible au moment de la pénétration, mais elle est profonde pendant le rapport. L'excitation est rare, l'orgasme rarissime.
Dans la majorité des cas, les motivations de la dyspareunie sont organiques. La femme refuse un rapport dans lequel l'intégrité fonctionnelle et organique de son appareil génital entre en jeu. Cela peut se produire par exemple après un accouchement ayant donné lieu à une intervention chirurgicale sténosante lorsque le périnée a été déchiré au moment de la sortie du fœtus (colpopérinéorraphie).
La sexologie moderne a élargi la notion de dyspareunie en l'opposant à l'eupareunie, rapport normal avec entière satisfaction de la femme et de l'homme. Dans cette définition entrent également les rares **causes psychogènes** de la dyspareunie, qui s'identifient ou se superposent aux causes du vaginisme. On trouve ainsi les expériences pénibles et décevantes sur le plan de la tendresse affective, qui est essentielle dans un rapport sexuel. Toutefois, l'anatomie et la physiopathologie de l'appareil génital

occupent toujours le premier plan. Parmi les symptômes de la dyspareunie les plus ennuyeux, figure la sensation de brûlure, de prurit ou de douleur dans le vagin pendant ou après le rapport. La présence d'une irritation chronique vulvaire ou vaginale et l'absence de lubrification vaginale enlèvent à la femme son entière disponibilité pour agir sexuellement comme elle le désire. Le coït est envisagé dans son esprit comme un événement qui provoque de l'irritation et de la frustration : en résumé, il va à l'encontre du dialogue de couple. C'est pourquoi beaucoup de femmes, atteintes par des dysfonctionnements sexuels qu'elles croient irréversibles, exagèrent leur douleur pour éviter ou réduire le nombre de leurs rapports avec leur partenaire. Le rapport sexuel est précisément refusé pour sauvegarder le rapport affectif, qui pourrait être gâché par de probables troubles névrotiques secondaires après des dérangements organiques gynécologiques. Chaque femme devrait parler clairement de ces problèmes à son partenaire et au médecin afin que des contrôles systématiques de l'acidité du milieu vaginal soient effectués pour vérifier la présence éventuelle d'agents infectieux, qui alimentent les vulvovaginites et les vaginites bactériennes.
L'**homéothérapie** peut jouer un rôle décisif en tant que **thérapie psychosomatique et médicale**. C'est notamment le cas dans la **dyspareunie fonctionnelle**, quand le rapport sexuel est accompagné de douleurs récurrentes et persistantes aux organes génitaux, en l'absence d'infections, d'altérations ou de lésions. Dans le cas de la **dyspareunie organique**, l'homéopathie soigne à la fois le symptôme de dyspareunie et le trouble organico-génital qui le provoque. Mais il ne faut pas oublier que la dyspareunie organique, avant d'être traitée homéopathiquement, doit passer au crible de la médecine gynécologique conventionnelle spécialisée.

STÉRILITÉ PSYCHOGÈNE

Il est impossible d'évaluer statistiquement le nombre de grossesses déclarées après des mesures purement psychologiques mais on en rencontre assez fréquemment. Il existe ainsi des cas de grossesses après l'adoption d'un enfant par un couple stérile. Ou bien, après la séparation d'un conjoint (lui-même fertile), et la rencontre d'un autre partenaire, plus adapté à ce rapport de couple. Les ressources et la complexité de l'organisme humain sont insondables.
La femme doit réfléchir longuement sur elle-même, sur son partenaire et sur son rapport de couple, seule ou à deux, pour rechercher les **causes profondes d'une stérilité psychogène**.
La **gynécologie** considère que la raison la plus fréquente se trouve dans la **peur de ne pas parvenir à concevoir**, autour de laquelle gravitent, comme des satellites, d'autres peurs.
Le milieu dans lequel vit la femme est souvent en cause (parents qui veulent des petits-enfants, proches dont le mariage est déjà fertile). La conception devient une **obligation**, qui pollue un terrain biologique potentiellement fertile. La femme et l'homme s'en trouvent intoxiqués d'un point de vue mental et émotionnel. Le sentiment de culpabilité se développe et se transmet aux organes de reproduction par somatisation. L'échec se projette sur le rapport, avec des symptômes d'**anorgasmie** d'un côté et d'**éjaculation précoce** ou d'**impuissance** de l'autre.
Il ne faut pas s'étonner si les organes génitaux de la reproduction décident de « faire la grève » en refusant le premier devoir qui leur est assigné par la nature.
Pendant ce temps, des **peurs satellites** de la peur de ne pas réussir apparaissent. Peur de la grossesse et de l'accouchement, peur de concevoir un enfant anormal, peur pour son avenir dans le monde

d'aujourd'hui, peur des frais occasionnés, ne sont que des prétextes que le cerveau et le cœur ne partagent pas, mais qui tuent le sexe. Ils constituent pour le couple l'alibi à sa peur de ne pas réussir, une justification sociale facile.
Le sexe et la fécondation sortent vaincus de cette bataille. Ces couples vivent leur condition avec beaucoup de souffrance et d'abattement. Cette situation peut créer une stérilité psychogène et même organique, en se répercutant sur les voies génitales féminines et sur la cellule-œuf, pouvant aller jusqu'à activer des anticorps antispermatozoïdes, surtout dans les voies génitales et le sérum de la femme.

Mécanisme de la stérilité

Le mécanisme responsable de la stérilité psychogène est généralement relié par les gynécologues à une occlusion spastique des tubes utérins. Des facteurs émotifs peuvent aussi intervenir en bloquant l'ovulation (aménorrhée), en activant des hémorragies fonctionnelles ou en agissant sur l'endomètre et la sécrétion hormonale.
En cas de stérilité, il est possible que la femme atteinte d'anorgasmie ou de dyspareunie libère, comme nous l'avons dit, des **anticorps antispermatozoïdes**, qui expriment son déséquilibre psycho-organique.
Il est du reste surprenant que cette réponse de défense immunitaire soit absente chez la majorité des femmes, alors que chaque rapport sexuel se traduit, de fait, par le « contact » de millions de cellules antigéniques « étrangères ».
Les mécanismes à travers lesquels les anticorps antispermatozoïdes peuvent interférer dans la fécondation sont multiples, aussi bien pendant la phase de transport par les voies génitales, qu'au moment de l'interaction avec la cellule-œuf féminine, qui est alors abîmée.
Une stérilité psychogène peut ainsi se traduire en stérilité organique.

L'action de l'homéopathie

Un traitement est possible si l'on connaît la cause psychologique qui entraîne la stérilité.
La future mère doit **se libérer des opinions des autres**, qui sont étrangères à elle-même et à son rapport de couple. Elle doit les écouter et les ignorer. Ses peurs tomberont d'elles-mêmes.
Une femme peut soigner seule sa stérilité, après avoir effectué avec son partenaire des examens qui permettent d'exclure des facteurs organiques et qui se concluent par un **diagnostic de stérilité inexplicable**.
La médecine académique n'a aucune flèche à son arc pour les cas de stérilité inexplicable.
La psychothérapie se heurte à un mur de glace quand elle traite une femme atteinte d'anorgasmie et de dyspareunie.
Il faut soigner la femme **en même temps que son partenaire**, en empruntant la voie principale de l'**auto-analyse homéopathique**, en cherchant les symptômes clés de sa peur de ne pas réussir, une peur qui a détruit sa vie sexuelle et l'a remplacée par un sentiment de culpabilité et d'échec.
L'homéopathie **reconstruit la vie sexuelle** de la femme, grâce au choix de remèdes similaires à ses troubles psychosexuels, en empruntant à nouveau la voie de son cœur de mère qui a confiance en elle et en son compagnon. Ainsi, le bébé est déjà en elle ! Il viendra tout seul, quand elle s'y attendra le moins…

REMÈDES POUR LES TROUBLES SEXUELS FÉMININS

Caractéristiques du traitement

Dyspareunie, vaginisme, frigidité, anorgasmie ne sont pas séparables dans la pratique thérapeutique.

Par exemple, un remède contre la dyspareunie peut aussi soigner la frigidité et le vaginisme, et être décisif contre l'anorgasmie dans les soins de la stérilité psychogène.
Ces troubles se mêlent, se superposent, mais tous concourent à priver la femme du plaisir naturel de sa féminité corporelle. La distinction entre les différents cadres nosographiques n'a qu'une valeur didactique. L'objectif de la thérapie est la réalisation de l'orgasme en agissant sur les causes psychogènes du trouble sexuel, afin d'éliminer également les perturbations somatiques de la vie sexuelle. L'aspect anatomique et physiopathologique de ces dernières doit être pris en charge par un gynécologue.

COMMENT CHOISIR LE REMÈDE ?

Pour tous ces troubles, on choisit un **remède polyvalent**, qui reflète les différentes facettes d'un trouble global de la personne dont le dysfonctionnement sexuel ne représente qu'un aspect ; ce dernier sera amélioré si l'on soigne également la totalité bioénergétique de la personne.
Il faut partir de la **biotypologie** dans laquelle la personne peut être classée et s'assurer qu'elle correspond plus ou moins, même de loin, avec son biotype.
On vérifie en particulier que les **symptômes sexuels** et les **symptômes physiopathologiques-gynécologiques** sont similaires. Ce sont deux rubriques très importantes, qui introduisent aussitôt dans le concret de la recherche des similitudes malade-remède.
Certaines similitudes de valeur essentielle permettent de prescrire le remède à la puissance de **12CH**. Si l'évolution des symptômes (aggravation, amélioration) est également semblable, on peut choisir une puissance plus élevée, **15CH**. La puissance de **30CH** peut être choisie sans hésitation quand on observe également une similitude suffisante avec les symptômes psychiques du remède.
Ceux qui se passionnent pour le « jeu » de l'auto-analyse pourront réfléchir sur les **complexes inconscients** qui ouvrent des brèches sur la vie intérieure, permettant ainsi de comprendre l'origine des symptômes sexuels et psychiques.

Actaea racemosa (Cimicifuga)

Biotypologie
Jeune femme inquiète, changeante et hypersensible, très fantaisiste.
De constitution délicate, sujette aux rhumatismes, frileuse et les nerfs à fleur de peau, elle a de forts liens de dépendance avec l'évolution de son appareil génital, qui transmet des messages neurospasmodiques à l'ensemble de l'organisme. Elle somatise son anxiété en crises hystériques, logorrhée, migraine supra-orbitaire côté droit, cervicalgie, dorsalgie.
Symptômes sexuels
➜ Rapports sexuels conditionnés par la nervosité, l'hystérie, les spasmes et les crampes.
➜ Anxiété-angoisse en relation avec l'intimité et le contact physique.
➜ Problèmes sexuels chez la femme hypocondriaque avec troubles génitaux organiques.
Complexes inconscients
➜ Conflit entre le désir de plaisir sexuel et la peur de le manifester.
Symptômes psychiques
➜ Nervosité associée à une hyperesthésie spasmodique centrée sur l'utérus.
➜ Bavardages incessants, un peu incohérents, en alternance avec du mutisme.
➜ Nombreuses phobies : de la mort, de l'accouchement, de devenir folle.
Symptômes étranges
➜ Impression d'avoir du plomb dans la tête.

Symptômes physiopathologiques-gynécologiques

➜ Sensation d'avoir un utérus lourd, prêt à tomber.

➜ Spasmes pelviens d'une hanche à l'autre.

➜ Douleurs utérines foudroyantes d'un côté à l'autre du bassin.

➜ Règles irrégulières, abondantes, avec caillots, très douloureuses.

➜ Ovulation douloureuse. Hémorragie entre les règles.

➜ Hypersensibilité spasmodique entièrement concentrée sur l'utérus.

➜ Troubles constants de la grossesse et de l'accouchement.

➜ Ovaralgie côté gauche. Kyste fonctionnel.

➜ Affections récurrentes des ovaires et de l'utérus.

Évolution des symptômes

➜ Aggravation avec le froid, la nuit, pendant les règles.

➜ Aggravation des symptômes mentaux ou nerveux à l'approche des règles.

➜ Plus les règles sont abondantes, plus les douleurs sont intenses.

➜ Amélioration avec la chaleur, en mangeant.

Rayon d'action du remède

➜ Dyspareunie. Vaginisme. Frigidité. Anorgasmie. Stérilité.

➜ Désordres menstruels. Leucorrhée. Ménorragie. Douleurs après l'accouchement.

➜ Troubles mentaux nerveux ou spasmodiques.

Agnus castus

Biotypologie

Femme mûre, un peu distraite, avec un affaiblissement et un vieillissement précoces.

État de dépression génitale ; avec nostalgie d'un passé sexuellement heureux.

Séquelles psycho-organiques d'un passé sexuellement dissolu qui s'est terminé par de la mélancolie.

L'apathie et la honte de soi à cause des abus sexuels s'unissent à la mélancolie.

La dépression est somatisée en nausée, lourdeur intestinale, pollakiurie, douleurs arthritiques.

Symptômes sexuels

➜ Aversion pour le sexe, répulsion, frigidité, insensibilité, absence de plaisir.

➜ Anorgasmie chez une femme jeune qui a abusé de l'onanisme et du sexe dans le passé.

➜ Anorgasmie chez la femme mariée qui aime son mari, mais n'éprouve pas de plaisir avec lui.

➜ Anorgasmie chez la femme atteinte de ptôse génitale, de début de prolapsus utérin.

➜ Dyspareunie tardive chez la femme atteinte de rétroversion utérine secondaire (kyste, fibrome).

➜ Stérilité chez la femme atteinte d'aménorrhée, qui a peu ou pas de désir sexuel.

Complexes inconscients

➜ Sentiment de culpabilité avec frigidité et dysfonctionnement orgasmique.

➜ Anorgasmie, frigidité, vaginisme en cas de complexe d'Œdipe non résolu.

➜ Anorgasmie en présence d'un partenaire, orgasme avec la masturbation.

Symptômes psychiques

➜ Tristesse, fixation sur une mort proche. Mais aussi désir de mort.

➜ Dépression chronique associée à des problèmes sexuels, à des pensées de vieillissement.

➜ Absence ou manque de centres d'intérêt, indifférence envers le présent.

Symptômes étranges

➜ Troubles de l'odorat, qui capte des odeurs désagréables (hareng, musc).

Symptômes physiopathologiques-gynécologiques

➜ Épisodes d'aménorrhée chez une femme jeune, qui a abusé de l'onanisme.

➜ Aménorrhée en cas de prolapsus génital, leucorrhée avec horreur du rapport sexuel.

➡ Aménorrhée avec hémorragies utérines.

➡ Conditions de ptôse viscérale, génitale, utérine.

➡ Agalactie avec tristesse, dépression morale, fixation sur une mort proche.

➡ Leucorrhée transparente comme du blanc d'œuf, mais qui laisse des traces jaunes sur le linge.

Évolution des symptômes

➡ Non vérifiés dans la pathogenèse.

Rayon d'action du remède

➡ Anorgasmie. Frigidité chez la femme qui aime son mari. Onanisme latent. Stérilité.

➡ Dyspareunie tardive due à une position anormale de l'utérus.

➡ Dépression génitale associée à une psychasthénie.

➡ Mélancolie. Présénescence psychique.

Argentum nitricum

Biotypologie

Femme maigre, nerveuse, active, à présent préoccupée par les problèmes de son appareil génital, qui ne s'adapte plus aux rythmes rapides de sa journée. L'impulsivité et l'anxiété d'anticipation l'empêchent d'avoir une sexualité satisfaisante. Elle somatise son anxiété et ses phobies en brûlures gastriques, éructations, aérophagie, ulcère peptique, diarrhée émotive, laryngite chronique, céphalées, lombalgie, asthénie des membres inférieurs.

Symptômes sexuels

➡ Dyspareunie, vaginisme ; orgasmes nocturnes involontaires.

➡ Hyperesthésie vaginale qui rend le rapport douloureux, impossible.

➡ Un suintement hématique vaginal suit les rapports rapides et douloureux.

Complexes inconscients

➡ Anxiété d'anticipation avec peur de l'orgasme.

Symptômes psychiques

➡ Agitation. Anxiété. Nervosité. Précipitation. Peur. Phobies.

➡ Envie d'avoir terminé sa tâche avant même de l'avoir commencée.

➡ États de déséquilibre psychique et nerveux, trac et phobies s'amoncellent.

➡ Éréthisme, excitation nerveuse spasmodique au moment des règles.

➡ Éréthisme nerveux associé à une métrorragie pendant la ménopause et le climatère.

➡ Appréhension à l'idée de se rendre à un rendez-vous ; diarrhée.

Symptômes étranges

➡ Véritable volcan d'idées bizarres, qui font peur.

➡ Sensation que son urètre a disparu pendant la miction.

➡ Impression que sa tête a grossi.

Symptômes physiopathologiques- gynécologiques

➡ Règles irrégulières en quantité et en durée, toujours avec du sang noir et des caillots.

➡ Métrorragie des jeunes veuves, de la stérilité, de la ménopause.

➡ Leucorrhée abondante, jaunâtre, muco-purulente ou sanguinolente.

➡ Vaginite. Vulvovaginite. Ovaralgie côté gauche.

➡ Inflammation des organes pelviens, ovarite, fortes douleurs dans la région du bassin.

➡ Ulcération du col de l'utérus et de la zone génitale.

➡ Traces hématiques sporadiques après un rapport sexuel.

Évolution des symptômes

➡ Aggravation avec la chaleur, la nuit, avec les sucreries, après avoir mangé, couché sur le côté droit.

➡ Amélioration avec le froid, à l'air libre, en éructant.

Rayon d'action du remède

➡ Dyspareunie, vaginisme. Orgasmes nocturnes involontaires. Stérilité.

➜ Dysménorrhée. Inflammations et ulcérations pelviennes. Métrorragie.
➜ Anxiété d'anticipation associée à l'hypocondrie, la mélancolie.
➜ Anxiété avant et pendant le rapport sexuel.
➜ Dépression mentale et affective associée à de l'impulsivité et de la dépression.

Baryta carbonica

Biotypologie
Femme à l'aspect viril, de type femme d'affaires ou bonne exécutrice, scrupuleuse, impassible, qui occupe un poste gratifiant depuis plusieurs années dans une grande société.
Tempérament lymphatique, hypogénital ; hypertendue, constipée, avec des selles dures, des sueurs froides aux pieds. Sexuellement atrophiée, indifférente à l'orgasme, célibataire par choix.
Elle somatise sa dépression dans des troubles dus à l'hyperlipidémie, l'hypertension vasculaire, les troubles cardiovasculaires, les spasmes œsophagiens, les rots, la défécation anxieuse et difficile, les hémorroïdes.
Symptômes sexuels
➜ Insuffisance sexuelle, due à une régression ovarienne virilisante chez les femmes jeunes.
➜ Frigidité chez les femmes hystériques, célibataires, avec de faibles règles, sans chaleur vitale.
➜ Stérilité due à l'infantilisme génital. Absence ou fléchissement de la libido.
➜ Atrophie des ovaires, mais pas des autres glandes endocriniennes.
Complexes inconscients
➜ Frigidité due à une identification insuffisante avec le rôle sexuel de la femme.
➜ Due à un attachement excessif aux figures masculines familiales.
➜ Due à un complexe d'Œdipe non résolu.
➜ Due au désir de posséder un pénis.
➜ Due à une homosexualité latente.
Symptômes psychiques
➜ Timidité constitutionnelle, aversion pour les personnes étrangères.
➜ Signes de présénilité, de vieillissement précoce, de durcissement des artères.
➜ Déficit mnésique, désorientation, régression.
Symptômes étranges
➜ Agitation incessante dans la région lombaire.
Symptômes physiopathologiques- gynécologiques
➜ Règles faibles et trop brèves.
➜ Leucorrhée blanchâtre, épaisse, persistante, lente, souvent abondante.
➜ Atrophie des glandes mammaires.
➜ Épistaxis prémenstruelle, règles difficiles, seins atrophiés.
➜ Régression ovarienne, atrophie ovarienne. Vaginite avec atrophie.
➜ Syndrome ovarien virilisant avec oligoménorrhée ou aménorrhée, virilisme.
Évolution des symptômes
➜ Aggravation avec le froid humide, en pensant à ses propres malaises.
➜ Amélioration avec le froid, enroulée dans des couvertures.
Rayon d'action du remède
➜ Dyspareunie, vaginisme, régression ovarienne virilisante. Stérilité organique.
➜ États de fléchissement du désir sexuel chez des femmes encore jeunes.
➜ Sclérose cérébrale psychique associée à une sclérose sexuelle.

Berberis vulgaris

Biotypologie
Femme obèse, au tempérament sanguin-bilieux, hypométabolique et atteinte de dysménorrhée.
Phénomènes congestifs hépato-rénaux, lithiase urique, diurèse irrégulière, sensation de froid. Dépression après le rapport sexuel, associée à une pression lombaire douloureuse.

Somatise son hypocondrie en éructations, dyspepsie gastro-hépatique, diarrhée indolore, hémorroïdes, coliques rénales, violent besoin d'uriner, lombalgie, eczéma, herpès, psoriasis.

Symptômes sexuels

➡ Coït douloureux, avec brûlures vaginales piquantes, comme une plaie vive.

➡ Vaginisme avec douleurs vulvovaginales piquantes et brûlantes, irradiant vers les reins et les cuisses.

➡ Fléchissement de la libido, baisse du désir sexuel, abattement mental.

➡ Aversion pour le coït, orgasme retardé ou absence d'orgasme.

Complexes inconscients

➡ Frigidité due à la crainte de ne pas parvenir à satisfaire l'homme.

➡ Frigidité, anorgasmie due à l'hostilité à l'égard de l'homme qui ne pense qu'à son propre orgasme.

➡ État de dépression inexplicable, avec inquiétude, après le rapport sexuel.

Symptômes psychiques

➡ Souvent mentalement abattue, apathique et indifférente.

➡ Très imaginative le soir et la nuit, elle se crée des visions terrifiantes.

➡ Très déprimée à cause de préoccupations durables concernant son travail.

Symptômes étranges

➡ Sensation de gargouillement dans les reins.

➡ Impression que sa tête se gonfle d'air, grossit.

Symptômes physiopathologiques- gynécologiques

➡ Dysménorrhée membraneuse, avec douleurs violentes, spasmodiques au ventre.

➡ Dysménorrhée avec douleurs sacro-lombaires irradiant vers les cuisses.

➡ Règles douloureuses, accompagnées de brûlures anales piquantes.

➡ Règles faibles, remplacées par une leucorrhée grisâtre.

➡ Assèchement vaginal. Émission de gaz du vagin pendant les règles.

➡ Troubles réno-vésicaux, coliques rénales (côté gauche), néphrites pendant la grossesse.

Évolution des symptômes

➡ Aggravation avec le mouvement, amélioration avec le repos.

Rayon d'action du remède

➡ Anorgasmie, frigidité, vaginisme, dyspareunie, aversion pour le coït.

➡ Stérilité organique et/ou psychogène.

➡ Pathologie réno-vésicale et biliaire.

➡ États dépressifs transitoires ou chroniques.

Bromium

Biotypologie

Femme en âge fertile ou en ménopause, avec une tendance à l'obésité. Elle se dit fatiguée et découragée par la routine quotidienne. Elle a vécu pendant des années sans recevoir de gratification sexuelle de la part d'un partenaire qui n'a pensé qu'à lui d'un point de vue sexuel.

À présent, elle est devenue plus anxieuse, se sent différente d'autrefois et en ignore la raison. Elle a très peur et refuse le sexe. Elle somatise sa rancune dans des accès de toux, de la dyspnée, une bouche amère, des brûlures pharyngées, des douleurs gastriques profondes, des gaz abdominaux abondants, une diarrhée urgente après les repas ou les règles.

Symptômes sexuels

➡ Anorgasmie. Frigidité. Vaginisme. Dyspareunie. Stérilité.

➡ Vaginisme dû/avec des troubles de l'anxiété, des crises de panique, des phobies.

Complexes inconscients

➡ Frigidité due à une hostilité mûrie contre les hommes qui ne pensent qu'à leur propre plaisir.

➡ Vaginisme dû à un refus inexplicable du rapport sexuel.

Symptômes psychiques

➜ Humeur triste et ombrageuse. Anxiété le soir et la nuit. Dépression asthénique.

➜ Désintérêt pour les travaux ménagers, fatigue, indifférence.

➜ Faiblesse et abattement physique et mental.

Symptômes étranges

➜ Sensation d'avoir une toile d'araignée sur le visage.

➜ Mouvements d'écartement involontaire des ailes du nez.

Symptômes physiopathologiques-gynécologiques

➜ Forte émission de gaz du vagin.

➜ Dysménorrhée membraneuse, avec douleurs violentes, spasmodiques au ventre, avant et pendant les règles ; amélioration en se pliant en deux.

➜ Dysménorrhée souvent accompagnée d'une céphalée et d'une ovaralgie côté gauche.

➜ Règles précoces, trop abondantes.

➜ Céphalée accompagnée de tristesse, avant les règles.

➜ Hypertrophie et durcissement de la glande mammaire gauche, avec douleurs aiguës, lancinantes, qui s'aggravent la nuit.

➜ Tendance aux affections glandulaires, dures (prémalignes).

Évolution des symptômes

➜ Aggravation après un coup de froid pendant une journée chaude, avec l'humidité, le soir.

➜ Amélioration en se déplaçant, au bord de la mer, en voyageant sur l'eau.

Rayon d'action du remède

➜ Anorgasmie, dyspareunie, vaginisme, frigidité acquise. Stérilité.

➜ Dysménorrhée membraneuse. Ovarite côté gauche.

➜ Hypertrophie et durcissement mammaires.

➜ État anxieux-dépressif avec phobies le soir et la nuit.

Cactus grandiflora

Biotypologie

Jeune femme très mélancolique, qui se replie sur elle-même et finit par présenter des signes de constriction thoracique, associés à de l'angoisse et une crainte de la mort causée par une maladie incurable. L'heure critique de cet état d'angoisse agitée tombe exactement à 21 heures.

Taciturne et de mauvaise humeur, elle n'aime pas parler de ses douleurs. Elle recherche la solitude. Elle somatise son agitation habituelle en congestion sanguine, céphalée, palpitations violentes, douleurs précordiales, hémorroïdes, jambes gonflées, douleurs rhumatismales.

Symptômes sexuels

➜ Vaginisme exaspéré (dû à un traumatisme psychosexuel).

➜ Dyspareunie. Anorgasmie. Frigidité. Stérilité psychogène.

➜ Constriction vaginale gynécologique (en touchant le vagin).

Complexes inconscients

➜ Frigidité due à la crainte de ne pas satisfaire l'homme.

➜ Due à un attachement excessif aux figures familiales masculines.

➜ Due à une attente excessive et décevante de l'homme idéal.

Symptômes psychiques

➜ Crises d'anxiété-angoisse qui empêchent d'atteindre l'orgasme.

➜ Phobie des maladies graves qui induit un état dépressif.

➜ Sensation de constriction générale de tous les organes, comme sous l'action d'un étau.

Symptômes étranges

➜ Sommeil perturbé par des pulsations épigastriques ou derrière l'oreille droite.

Symptômes physiopathologiques- gynécologiques

➜ Sensation de constriction de l'utérus et des ovaires.

➜ Métrorragie de sang noir, avec caillots.

➜Règles en avance, avec du sang noir comme du goudron et sous forme de caillots.
➜Règles précédées de palpitations violentes et d'une constriction cardiaque.
➜Règles qui s'arrêtent lorsqu'on se couche.

Évolution des symptômes
➜Aggravation lorsqu'on se couche sur le flanc gauche (palpitations).
➜Amélioration à l'air libre.

Rayon d'action du remède
➜Vaginisme, dyspareunie, anorgasmie. Stérilité organique et psychogène.
➜Métrorragie. Douleurs angineuses, coercitives.
➜Phobie, état d'alerte, appréhension, mélancolie, dépression.

Causticum

Biotypologie
Femme maigre, brune, au tempérament nerveux-bilieux, très sensible au froid sec. Habituellement mélancolique et triste, elle craint beaucoup de choses, est coutumière d'un pessimisme qui la fait pleurer facilement, en s'intéressant d'une façon altruiste aux malheurs des autres.
Elle a une aversion pour le coït parce que son appareil génital lui procure plus d'ennuis que de joies.
Elle somatise son anxiété, sa dépression et ses phobies en céphalées, névralgies avec raideur articulaire, douleurs de crampes gastriques, dyspepsie acide, gaz fétides, constipation, hémorroïdes, urine avec urée.

Symptômes sexuels
➜Anorgasmie. Frigidité. Vaginisme. Dyspareunie. Stérilité psycho-organique.
➜Refus du coït chez la femme souffrant d'assèchement vaginal et d'autres troubles génitaux.
➜Aversion spécifique pour le coït pendant une leucorrhée.

Complexes inconscients
➜Frigidité due à une recherche décevante de l'homme idéal.
➜Frigidité, vaginisme dû à la crainte de ne pas parvenir à satisfaire l'homme.
➜Frigidité, vaginisme dû à un complexe d'Œdipe non résolu ou au désir de posséder un pénis.

Symptômes psychiques
➜Dépression morale, tristesse après des déceptions et des soucis.
➜Dépression nerveuse avec compassion pathologique pour les malheurs des autres.
➜Femme anxieuse, timide, pleine d'imagination au crépuscule.
➜Femme taciturne, méfiante, suspicieuse, irritable, hypercritique, « méchante ».
➜Anxiété due à l'appréhension, avec un besoin urgent de déféquer.
➜Tristesse avant les règles, très mauvaise humeur pendant les règles.

Symptômes étranges
➜Les selles passent mieux en restant en position debout.

Symptômes physiopathologiques-gynécologiques
➜Leucorrhée sanguinolente et débilitante, qui ne s'écoule que la nuit.
➜Règles en retard ; le sang ne s'écoule que pendant la journée.
➜Avant les règles, douleurs coliques ; pendant les règles, douleurs déchirantes au dos et aux pieds.
➜Douleurs de crampes menstruelles ; amélioration en se pliant en deux.
➜Diarrhée après les règles. Toutes les douleurs menstruelles cessent la nuit.
➜Inertie utérine pendant l'accouchement ; hémorragie *post partum*.

Évolution des symptômes
➜Aggravation avec le froid sec, en pensant à ses propres malheurs, en buvant du café, la nuit.
➜Amélioration par temps humide, avec la chaleur du lit, en buvant une gorgée d'eau froide.

Rayon d'action du remède
➜Frigidité. Anorgasmie. Dyspareunie. Vaginisme. Stérilité psycho-organique.

➜ Dysménorrhée. Inertie utérine. Leucorrhée débilitante.
➜ Dépression, idées mélancoliques. Sentiment de culpabilité.

Ferrum metallicum

Biotypologie
Femme anémique avec un visage et des muqueuses pâles, mais aussi des bouffées de chaleur vasomotrices. Faible, frileuse, obèse, incapable d'effectuer un effort rapide ou prolongé, insistant. Passant par des phases de faim insatiable et de perte totale de l'appétit ; régurgitant les aliments.
Cette femme somatise son hypersensibilité et son découragement en : céphalée congestive, martelante ; vertiges, asthme bronchique ; toux sèche, spasmodique ; boulimie et anorexie, dyspepsie flatulente.

Symptômes sexuels
➜ Insensibilité du vagin pendant le coït.
➜ Anorgasmie. Frigidité. Dyspareunie. Vaginisme. Stérilité. Asthénie sexuelle.
➜ Aversion pour le coït en cas de vaginisme chronique, dû à un traumatisme psychosexuel.
➜ Baisse de la libido après une perte de liquides vitaux (hémorragies, règles).

Complexes inconscients
➜ Frigidité due à une identification insuffisante avec le rôle sexuel de la femme.
➜ Due à une peur de ne pas parvenir à satisfaire l'homme.
➜ Due à un refus névrotique du rôle sexuel de la femme, considéré comme insoutenable.

Symptômes psychiques
➜ Hypersensibilité chez une femme déprimée, anémique et irritable.
➜ Impatience, irritabilité constante pour un rien, découragement chronique.
➜ La moindre contrariété met hors de soi.
➜ Tristesse après les règles, sentiment de culpabilité et d'échec.

Symptômes étranges
➜ Douleur simultanée à l'épaule droite et à la hanche gauche.

Symptômes physiopathologiques-gynécologiques
➜ Aménorrhée avec hémorragie vicariante supplémentaire (épistaxis, hémoptysie).
➜ Aménorrhée avec leucorrhée vicariante : claire, filandreuse, corrosive.
➜ Règles fréquentes, fluides, liquides, de sang pâle, débilitantes, avec céphalée.
➜ Règles en avance, trop abondantes, de longue durée, un jour sur deux.
➜ Métrorragie, expulsions paroxystiques de caillots.
➜ Douleurs utérines en étant couchée. Prolapsus utérin.
➜ Tendance aux hémorragies dans n'importe quel organe.

Évolution des symptômes
➜ Aggravation en se déplaçant rapidement, après des bains froids, à minuit.
➜ Amélioration en marchant lentement, avec la chaleur.

Rayon d'action du remède
➜ Frigidité. Anorgasmie. Vaginisme. Dyspareunie. Stérilité psycho-organique.
➜ Dysménorrhée. Douleurs utérines. Prolapsus utérin. Métrorragie.
➜ Tristesse après les règles. États d'irritation dépressive.
➜ Agitation nerveuse et impatiente à la moindre contrariété.

Graphites

Biotypologie
Femme lymphatique-sanguine, grassouillette, avec une peau malsaine, constipée, frileuse. Ses fonctions thyroïdiennes utéro-ovariennes sont insuffisantes, son sang est anémique, ses muqueuses irritées, des troubles cutanés alternent avec des gastralgies, une flatulence intestinale, des hémorroïdes. Elle

somatise son hypersensibilité par une augmentation de poids, de la constipation, de la transpiration, des dermopathies, un prurit.

Symptômes sexuels

➜ Frigidité. Anorgasmie. Vaginisme. Dyspareunie. Stérilité.

➜ Aversion obstinée pour le coït, due à des motivations organiques, chez une femme hypovariqueuse et hypothyroïdienne.

➜ Refus volontaire du coït pour ne plus être utilisée-exploitée sexuellement.

Complexes inconscients

➜ Frigidité, vaginisme dû à l'hostilité contre l'homme qui ne remplit pas convenablement son rôle.

➜ Anorgasmie comme refus du rôle sexuel de la femme.

Symptômes psychiques

➜ Grande dépression après les règles, accompagnée d'enrouement.

➜ Beaucoup de timidité et d'hésitation, lenteur au travail, distraction.

➜ Tristesse et découragement, tendance à pleurer et à penser à la mort.

Symptômes étranges

➜ Sensation d'avoir une toile d'araignée ou du blanc d'œuf sur le visage.

➜ Paupières collées, le matin au réveil.

Symptômes physiopathologiques- gynécologiques

➜ Leucorrhée âcre, excoriante, jaillissante, surtout le matin.

➜ Écoulement menstruel en retard et faible, remplacé par une leucorrhée.

➜ Règles en retard, faibles, avec du sang pâle, débilitantes.

➜ Règles accompagnées de fortes coliques et d'un prurit vulvaire.

➜ Métrites chroniques. Cervicites. Cancer cervical.

➜ Éruptions vulvaires, périgénitales. Hémorroïdes. Crevasses anales.

➜ Congestion ovarienne gauche, kystes ovariens.

➜ Mamelons excoriés, fissurés, hypersensibles.

➜ Cicatrices sur les mamelons et cicatrice de la césarienne.

Évolution des symptômes

➜ Aggravation avec le froid, l'humidité, la chaleur du lit, les règles.

➜ Amélioration dans l'obscurité, en se promenant en plein air.

Rayon d'action du remède

➜ Frigidité. Anorgasmie. Vaginisme. Dyspareunie. Aménorrhée. Stérilité.

➜ Sujet hypovariqueux. Leucorrhée. Dysménorrhée. Prurit vulvaire.

➜ Crevasses et cicatrices sur le sein. Dermopathies de tous types.

➜ Dépression, état d'appréhension, dégoût pour le sexe et le travail.

Ignatia amara

Biotypologie

Femme brune, pâle avec des bouffées de rougissement émotif ; nerveuse, présentant des symptômes contradictoires. Ses troubles sont provoqués par les émotions, les peines silencieuses, la colère, l'anxiété, la peur, les préoccupations, un amour non partagé, la jalousie, la mortification. Elle ne supporte pas la contradiction. Très active et méticuleuse, elle associe une hypersensibilité émotive à des changements d'humeur et des réactions paradoxales. Elle somatise son anxiété en dyspnée, enrouement, palpitations, diarrhée, pollakiurie, rots, dyspepsie.

Symptômes sexuels

➜ Frigidité alternant avec des phases d'excitation libidineuse.

➜ Hypersensibilité ; un contact déplacé peut la gêner et l'irriter.

➜ Variabilité orgasmique, selon l'humeur du moment.

Complexes inconscients

➜ Envie de posséder un pénis.

➜ Envie-rivalité envers les autres femmes.

➜ Attente déçue de l'homme idéal.

Symptômes psychiques

➜ Hypersensibilité chez une femme déprimée, anémique et irritable.

➜ Changements d'humeur ou de comportement, avec alternances et variations.

➜ L'état mental passe dans un temps très court de la joie à la tristesse.

➜ Larmes involontaires, surtout pendant les règles, avec aggravation en cas de consolation.

➜ Tempérament nerveux, facilement excitable, suave, doux, affectueux, sentimental.

➜ Sentiments délicats ; mais la moindre contrariété la met en colère.

➜ Tristesse après les règles ou si celles-ci disparaissent à la suite d'une contrariété ou d'une frayeur.

➜ Insomnie due à une dépression psychique, avec un besoin urgent de se déplacer.

Symptômes étranges

➜ Sensation d'avoir un nœud dans la gorge qui monte de l'estomac ; aggravation en buvant.

➜ Douleur simultanée à l'épaule droite et à la hanche gauche.

➜ Insomnie avec vide épigastrique ; s'endort en mangeant quelque chose.

Symptômes physiopathologiques-gynécologiques

➜ Aménorrhée causée par la contrariété, la frayeur, le stress.

➜ Règles fluides, liquides, avec du sang pâle, débilitantes.

➜ Règles en avance, trop abondantes, qui durent longtemps.

➜ Règles trop fréquentes, avec du sang noir et des caillots, fétides.

➜ Métrorragie, expulsions paroxystiques de caillots.

➜ Douleurs utérines en étant couchée. Prolapsus utérin.

Évolution des symptômes

➜ Aggravation au repos, après des bains froids ; après une perte de liquides vitaux.

➜ Amélioration en se distrayant, au lever, en marchant lentement, avec la chaleur.

Rayon d'action du remède

➜ Frigidité. Anorgasmie. Vaginisme. Dyspareunie. Stérilité psychogène.

➜ Aménorrhée due au stress. Dysménorrhée. Prolapsus utérin. Métrorragie.

Kreosotum

Biotypologie

Femme maigre, fine, élancée, lymphatique-nerveuse, frileuse, sujette au collapsus. Irritable, têtue, jamais contente, encline aux larmes et à la dépression morale, à la mélancolie allant jusqu'à l'exaspération. Elle somatise ses peines par des toux lacérantes, des vomissements hystériques, des troubles gastriques, un ulcère et un carcinome gastrique, une incontinence urinaire, un dépérissement organique.

Symptômes sexuels

➜ Dyspareunie très douloureuse. Vaginisme. Anorgasmie. Frigidité. Stérilité.

➜ Brûlures vaginales pendant le coït, écoulement sanguin même le lendemain.

➜ Prurit brûlant dans le vagin et sur les grandes lèvres.

➜ Excitation sexuelle avec élancements douloureux sur les mamelons.

➜ États d'insuffisance endocrinienne générale, avec inappétence et atonie digestive.

Complexes inconscients

➜ Frigidité, vaginisme dû à une homosexualité latente.

➜ Conflit entre l'excitation, le plaisir sexuel et la peur du coït.

➜ Conflit entre le désir et la peur de l'orgasme.

Symptômes psychiques

➜ Multiplicité des désirs que personne ne peut satisfaire, chez une femme irritable.

➜ Dépression émotive : inquiétude, tristesse, larmoiement, mauvaise humeur.

Symptômes étranges

➜ Bourdonnements d'oreilles avec hypoacousie avant et pendant les règles.

Symptômes physiopathologiques- gynécologiques

➜ Écoulement menstruel en position couchée uniquement.

➜ Règles trop en avance, abondantes et qui durent longtemps.

➜ Écoulement menstruel intermittent, clair ou foncé et coagulé.

➜ Règles toujours irritantes et extrêmement fétides, corrosives.

➜ Leucorrhée fétide, jaune, abondante, acide, corrosive, prurigineuse.

➜ Douleurs piquantes, brûlantes entre les grandes lèvres et les cuisses.

➜ Hémorragies en plaques, sur les muqueuses, de sang foncé et décomposé.

➜ Ovarite. Vaginite. Prurit vulvaire. Métrite. Ménorragie.

➜ Ulcération fréquente du col de l'utérus (à contrôler !). Cancer de l'utérus.

➜ Tumeur bénigne et chronique du sein. Cancer du sein.

➜ Nodosités dures, en relief, violacées, sur les mamelons.

➜ Incontinence urinaire, polyurie, pollakiurie.

Évolution des symptômes

➜ Aggravation avec le froid et à l'air libre ; après les règles.

➜ Amélioration avec la chaleur et le mouvement, les aliments chauds, en dormant.

Rayon d'action du remède

➜ Frigidité. Anorgasmie. Vaginisme. Dyspareunie. Stérilité.

➜ États d'excitation sexuelle avec élancements mammaires douloureux.

➜ États d'infection générale des organes génitaux. Métrorragie.

Lycopodium

Biotypologie

Femme d'une intelligence brillante, autoritaire, femme d'affaires ; évoluée intellectuellement mais physiquement fragile ; d'un tempérament nerveux-bilieux, maigre, brune, avec peu de chaleur. Son manque de confiance en soi se cache derrière un orgueil dictatorial coléreux ou de la timidité. Elle présente une insuffisance fonctionnelle hépatique et une discontinuité du comportement sexuel. Elle somatise ses paranoïas en brûlures gastriques, flatulence intestinale, constipation, hémorroïdes.

Symptômes sexuels

➜ Vaginisme. Dyspareunie. Frigidité. Anorgasmie. Stérilité. Nymphomanie.

➜ Dyspareunie due à un assèchement vaginal, des varices vulvaires, une émission de gaz vaginaux.

➜ Brûlures vaginales intenses et persistantes pendant et après le rapport.

➜ Le désir sexuel surgit et augmente pendant les règles.

➜ Le désir sexuel est changeant, il peut augmenter ou diminuer.

Complexes inconscients

➜ Frigidité et nymphomanie dues à un désir-refus du plaisir orgasmique.

➜ Homosexualité latente. Crainte de ne pas satisfaire l'homme. Peur de l'échec.

➜ Besoin de procurer du plaisir à son partenaire par une manie de supériorité.

➜ Réticence à s'abandonner à l'orgasme en raison d'un complexe d'Œdipe non résolu.

Symptômes psychiques

➜ Craint la solitude, mais préfère rester seule et se faire désirer.

➜ Tristesse et mélancolie précèdent les règles, suivent le coït.

Symptômes étranges

➜ Un pied est froid, l'autre chaud.

➜ Frisson rectal avant la défécation.

Symptômes physiopathologiques- gynécologiques

➜ Retard des premières règles pendant la puberté et absence de développement des seins.

➜ Aménorrhée et oligoménorrhée chez une femme atteinte d'hépatopathie.

➜ Aménorrhée persistante après l'usage de contraceptifs.
➜ Aménorrhée chez une jeune femme aux petits seins ou chez une veuve qui souffre d'abstinence.
➜ Dysménorrhée si violente et douloureuse qu'elle provoque l'évanouissement.
➜ Règles souvent en retard, abondantes et prolongées.
➜ Règles avec caillots de couleur goudron mêlés à du sang rouge vif.
➜ Leucorrhée jaunâtre, corrosive, parfois sanguinolente.
➜ Métrorragie pendant la ménopause.

Évolution des symptômes
➜ Aggravation de 16 à 18 heures, avec la chaleur, en mangeant des huîtres.
➜ Amélioration avec le mouvement, à l'air libre, avec les aliments chauds, après minuit.

Rayon d'action du remède
➜ Dyspareunie. Vaginisme. Anorgasmie. Frigidité. Nymphomanie. Stérilité.
➜ Aménorrhée. Dysménorrhée. Assèchement vaginal.

Medorrhinum

Biotypologie
Femme impétueuse malgré sa faiblesse, qui a toujours l'air de manquer de temps et fait tout rapidement mais ne finit jamais rien. Elle sursaute au moindre bruit, avec une anxiété d'anticipation. Elle est dominée par un sentiment de culpabilité, a des peurs diverses, excessives, et semble parfois vivre dans l'imaginaire. Elle s'agite la nuit bien qu'elle ait sommeil, et dort en chien de fusil, sur le ventre, le visage caché sous l'oreiller. Elle vit tellement dans l'obsession qu'elle finit par déprimer. Elle somatise son appréhension sous forme d'onycophagie, d'aérophagie, de douleurs précordiales, de constipation, de névralgies rhumatismales.

Symptômes sexuels
➜ Éréthisme sexuel avec désir excessif et accroissement des sensations vaginales.
➜ Elle éprouve du plaisir en s'allongeant nue par terre sur le ventre pour détendre ses muscles et ses nerfs.
➜ Elle aime sortir la nuit, fréquenter des endroits animés, dîner, s'amuser jusqu'à l'aube.
➜ Augmentation du désir sexuel après les règles, bouffées de chaleur, transpiration.
➜ Mais absence d'orgasme, sauf la nuit, involontairement, pendant le sommeil.
➜ Dyspareunie reliée à une inflammation pelvienne, dysménorrhée, leucorrhée, sécrétions fétides.
➜ Stérilité due à des infections pelviennes, des vulvovaginites, des cervicites, des suppurations.

Complexes inconscients
➜ Conflit entre le désir de jouissance sexuelle et la peur de le laisser voir.
➜ Besoin excessif de procurer du plaisir à son partenaire.

Symptômes psychiques
➜ Même si elle est fatiguée, elle s'agite et court à ses rendez-vous, mais est toujours en retard.
➜ Très nerveuse à cause de ses phobies, elle vit dans une agitation continuelle, avec épuisement.
➜ Agitation, impatience, fébrilité, appréhension ; sursaut au moindre bruit.
➜ Épuisement le matin, tristesse pendant la journée ; amélioration le soir et la nuit.
➜ Fléchissement habituel de la mémoire des noms et des événements quotidiens.

Symptômes étranges
➜ Les seins et les mamelons sont douloureux au toucher.

Symptômes physiopathologiques- gynécologiques
➜ Dysménorrhée accompagnée de douleurs sacro-coccygiennes et à l'intérieur des cuisses.
➜ Leucorrhée abondante, verdâtre, sentant la saumure, avec prurit vulvaire.

➜ Métrite persistante. Salpingo-ovarite côté gauche. Kystes et tumeurs pelviens.

➜ Seins froids comme le marbre, très sensibles au toucher.

Évolution des symptômes

➜ Aggravation le matin, pendant la journée, à la montagne.

➜ Amélioration en position penchée, au bord de la mer, par temps humide, la nuit.

Rayon d'action du remède

➜ Stérilité. Anorgasmie. Vaginisme. Dyspareunie. Libido excessive.

➜ Désordres dans le comportement sexuel féminin.

Natrum muriaticum

Biotypologie

Femme qui a besoin de l'affection dont elle a été privée dans l'enfance. Sa frustration affective lui fait rechercher un amour impossible, l'homme idéal ; avec une nostalgie mélancolique et inconsolable. Sa désillusion la rend agressive, irritable, inquiète pour l'avenir, habitée de nombreuses peurs. Elle vit dans un état permanent d'excitation sensorielle, encore accru le soir et la nuit, et convertit ses peines en crises d'hystérie libératrices ou en larmes, en pensant à ses malheurs. Elle somatise ses troubles en céphalées périodiques, douleurs aux yeux, frissons, constipation, douleurs utérines.

Symptômes sexuels

➜ Aversion pour le coït causée par des désillusions amoureuses ou la perte d'une personne chère.

➜ Aversion pour le coït avec absence d'orgasme, sensation de froid, assèchement vaginal.

➜ Vaginisme, frigidité, dyspareunie, anorgasmie, stérilité, onanisme, nymphomanie.

Complexes inconscients

➜ Frigidité et nymphomanie dues au désir-refus du plaisir sexuel.

➜ Vaginisme, frigidité due à un complexe d'Œdipe non résolu.

➜ Due à une identification insuffisante avec le rôle sexuel de la femme.

➜ Besoin excessif de procurer du plaisir à son partenaire.

➜ Conflit entre le désir de jouissance sexuelle et la peur de le montrer.

Symptômes psychiques

➜ Amour frustré, agressivité réprimée et ressentiment (symptômes clés).

➜ Forte disposition pour les larmes, humeur pleurnicheuse sans raison apparente.

➜ Affliction. Refus de la compagnie, de la conversation et de la consolation.

➜ Irascibilité. Colère. Fébrilité. Indifférence. Distraction. Indolence. Tristesse.

Symptômes étranges

➜ Perd du poids même en mangeant beaucoup.

➜ Chaque fois qu'elle tousse, ses yeux s'emplissent de larmes.

Symptômes physiopathologiques- gynécologiques

➜ Les premières règles apparaissent avec difficultés ; aménorrhée fréquente.

➜ Règles irrégulières et abondantes, associées à la lombalgie et à la constipation.

➜ Leucorrhée âcre, épaisse, excoriante, transparente.

➜ Assèchement de la muqueuse vaginale avec dyspareunie.

➜ Douleurs utérines. Métrite. Vulve enflammée et prurigineuse.

➜ Lourdeur pelvienne, prolapsus utérin avec douleurs urétrales.

Évolution des symptômes

➜ Aggravation vers 10 ou 11 heures, au bord de la mer, au soleil, en étudiant, en cas de consolation.

➜ Amélioration à l'air libre, avec des bains froids, en faisant des repas irréguliers, en suant.

Rayon d'action du remède

➜ Vaginisme. Frigidité. Dyspareunie. Anorgasmie. Stérilité. Onanisme. Nymphomanie.

➜ Irascibilité. Colère. Fébrilité. Indifférence. Distraction. Indolence. Tristesse.

Platina

Biotypologie

Femme attirante, brune, élancée, dominée par le narcissisme, orgueilleuse, froide ; qui méprise son entourage et tous les autres gens, mais se pardonne tout. Se considérant comme une personne exceptionnelle dans tout ce qu'elle entreprend et très intelligente, elle a un comportement exagéré de séductrice, mais sa relation avec un homme les déçoit tous les deux.

Elle s'habille de façon à étonner les gens et fréquente les clubs, les discothèques, le sauna, les salons d'esthétique, à la recherche du partenaire idéal, inaccessible.

Elle somatise ses désillusions en crises d'hystérie, constipation tenace, douleurs au dos et aux membres.

Symptômes sexuels

➜ Développement prématuré ou excessif du désir sexuel.

➜ Désir sexuel exagéré, surtout chez les filles vierges.

➜ Hypersensibilité des organes génitaux, qui ne supportent pas le contact ; lipothymie.

➜ Prurit voluptueux spontané, qui maintient un désir permanent.

➜ Vulve douloureusement sensible pendant le coït, avec évanouissement.

➜ Vaginisme, spasmes et constriction. Prurit vulvaire, fourmillement dans les organes génitaux.

➜ Libido violente. Nymphomanie. Orgasme involontaire, y compris chez les filles vierges.

Complexes inconscients

➜ Frigidité et nymphomanie dues au désir-refus du plaisir sexuel.

➜ Narcissisme exaspéré, complexe d'Œdipe, envie de posséder un pénis, attente de l'homme idéal.

➜ Homosexualité latente liée à sa propre mère, insatisfaite sexuellement.

Symptômes psychiques

➜ Hystérique ou paranoïaque, avec des passages de l'exaltation à la tristesse ou au désespoir.

➜ Dépression sérieuse, aggravée par la moindre contrariété, suivie d'une colère furieuse.

➜ Irritabilité extrême, désir de tuer ; dégoût de la vie ; peur ; angoisse.

Symptômes étranges

➜ Sensation d'augmenter de volume dans toutes les directions.

Symptômes physiopathologiques- gynécologiques

➜ Règles précoces, abondantes, longues, avec beaucoup de caillots couleur goudron. Dysménorrhée.

➜ Leucorrhée comme du blanc d'œuf, qui coule après la miction, le jour.

➜ Inflammations utérines. Ovaralgie côté gauche. Kyste ovarien.

➜ Ptôse pelvienne, prolapsus, polypes, métrorragie.

Évolution des symptômes

➜ Aggravation le soir, la nuit, en se reposant, assise, debout.

➜ Amélioration en se déplaçant, à l'air libre.

Rayon d'action du remède

➜ Éréthisme sexuel. Nymphomanie. Vaginisme. Stérilité. Prurit vulvaire. Dysménorrhée.

➜ Prolapsus, fibromes et polypes utérins. Ovarite. Ovaralgie. Convulsions puerpérales.

➜ Troubles liés à l'homosexualité latente et non acceptée par la conscience.

Psorinum

Biotypologie

Femme sans tonus, amaigrie et triste, ombrageuse, préoccupée par sa santé. Très frileuse, fatiguée, elle ne recherche que du repos et du calme, refusant toute compagnie. Ses troubles les plus évidents sont ceux de la peau, qui a un aspect sale (éruptions et beaucoup de prurit). Fatiguée de la vie, elle voudrait mettre fin à ses souffrances par la mort, mais elle en a très peur. Son appétit est excessif. Elle a faim la nuit, surtout d'aliments acides et de bière ; elle déteste le porc. Elle somatise sa tristesse et son anxiété par une mauvaise odeur cutanée, des dermopathies, des migraines périodiques, des vertiges, des névralgies tenaces, de la constipation, des mictions douloureuses, un prurit généralisé.

Symptômes sexuels

➜ Répulsion très forte, névrotique, pour tout contact sexuel.

➜ Hostilité envers l'orgasme, qu'elle n'a probablement jamais connu jusqu'alors.

➜ Frigidité accompagnée d'apathie, de dépression, d'une sensibilité des seins, d'hypoménorrhée.

Complexes inconscients

➜ Vaginisme, frigidité due à un complexe d'Œdipe non résolu.

➜ Identification insuffisante avec le rôle sexuel de la femme.

➜ Peur de mourir au moment où elle peut éprouver un orgasme.

➜ Crainte irrationnelle d'ennuis physiques à la suite d'une approche sexuelle.

Symptômes psychiques

➜ Anxiété très marquée, issue d'un sentiment de culpabilité très fort et d'une peur de tout.

➜ Idées fixes et bizarres, irrationnelles ; misanthropie, perte de mémoire, boulimie nocturne.

➜ Rumination obsessionnelle silencieuse et mélancolique (suicide mental).

➜ États de dépression qui lui font penser au suicide.

Symptômes étranges

➜ Tristesse inexplicable et persistante qui survient après le prurit.

➜ Le corps sent toujours mauvais, même s'il a été bien lavé.

Symptômes physiopathologiques- gynécologiques

➜ Aménorrhée, hypoménorrhée, ovulation insuffisante. Stérilité.

➜ Règles irrégulières et faibles, nauséabondes.

➜ Seins gonflés et douloureux. Mamelons rouges, douloureux, prurit brûlant.

➜ Métrites. Symptômes d'involution utérine. Tumeurs bénignes du sein. Cancer du sein.

➜ Troubles de la ménopause, avec bouffées de chaleur, métrorragie.

➜ Vomissement qui ne cesse pas pendant la grossesse, tandis que le fœtus bouge violemment.

Évolution des symptômes

➜ Aggravation avec le froid, en hiver, avant la pluie.

➜ Amélioration en mangeant, avec la chaleur, en été.

Rayon d'action du remède

➜ Dysfonctionnement sexuel général. Frigidité absolue. Stérilité.

➜ Dysfonctionnement causé par des conflits psychiques internes.

Pulsatilla

Biotypologie

Incarnation du type féminin de la femme blonde, aux yeux bleus, lymphatique, avec une fausse obésité. Elle attire par son attitude suave et douce, affectueuse, docile, pudique et qui rougit facilement. Mais elle est aussi hypocrite, jalouse, envieuse, avare, possessive, bigote.

Elle ressent une aversion religieuse pour les représentants du sexe opposé ; elle craint les hommes, parfois même de façon caricaturale, au point de chercher un prétexte pour s'enfuir, comme en proie à la panique. Elle est attachée à sa mère qui la conforte dans ses peurs et la conseille en toutes choses. Elle somatise son émotivité et sa peur en céphalée, coryza, asthme, dyspepsie, diarrhée, cystite, énurésie, phlébite, varices, hémorroïdes.

Symptômes sexuels

➜ Femme très coquette mais sexuellement phobique à l'égard du sexe opposé.

➔ Onanisme. Augmentation de la libido pendant les règles. Nymphomanie.
➔ Libido réprimée par des censures éducatives. Vaginisme. Anorgasmie.
➔ Anxiété pendant le rapport qui se solde par un échec ou ne lui procure aucun plaisir.

Complexes inconscients

➔ Conflit entre l'augmentation de la libido et la répression phobico-mystique du plaisir sexuel.
➔ Conflit sexuel latent avec peur de la punition. Homosexualité latente.
➔ Attachement excessif pour la mère. Complexe d'Œdipe. Envie de posséder un pénis.

Symptômes psychiques

➔ Capricieuse, changeante, contradictoire, elle pleure facilement en exposant ses symptômes.
➔ Manquant de confiance en soi, elle s'adresse des reproches à cause d'un sentiment de culpabilité.
➔ Introversion. Misanthropie. Mélancolie, tristesse, peur de tout.
➔ Hallucinations, comme si un homme nu était dans sa chambre.

Symptômes étranges

• Tension à l'intérieur des dents.

Symptômes physiopathologiques-gynécologiques

➔ Aménorrhée, difficultés pendant les premières règles chez les jeunes filles.
➔ Règles en retard, faibles ou absentes, après s'être mouillé les pieds.
➔ Règles en retard, peu abondantes, avec du sang noir ou dense, avec des caillots.
➔ Dysménorrhée avec des douleurs pelviennes, rénales, aux cuisses, de la diarrhée et beaucoup d'agitation.
➔ Leucorrhée épaisse, laiteuse, jaune verdâtre, non irritante.
➔ Inflammation des ovaires et de l'utérus. Prolapsus utérin.
➔ Assèchement, fistules vaginales et congestion ovarienne qui ont une influence sur le coït.
➔ Lochies (écoulements liquides de la période puerpérale) peu abondantes, insuffisantes ; absentes.

Évolution des symptômes

➔ Aggravation avec la chaleur, les aliments gras, pendant la puberté, la grossesse.
➔ Amélioration en bougeant, à l'air libre, en étant consolé.

Rayon d'action du remède

➔ Augmentation de la libido. Nymphomanie. Onanisme. Vaginisme. Stérilité.
➔ Tempérament psychasthénique. Rigidité mystico-phobique. Suicide mental.

Sepia

Biotypologie

Incarnation de la femme mûre, avec des problèmes nerveux, hépato-biliaires et utérins. Elle « voit tout en noir », éprouve de la désaffection et du désintérêt pour son mari et ses enfants, un sentiment de solitude. Elle n'a pas envie de travailler, encore moins de s'amuser, et évite les gens qu'elle rencontre. Elle manifeste une grande tristesse, une irritabilité habituelle, un caractère très ombrageux, et ne supporte pas la contradiction.
Elle somatise ses états d'âme par des bouffées de chaleur, de la sueur, une chute soudaine de ses forces, de la nausée, une paresse gastrique, de la dyspepsie, des douleurs hypogastriques, des troubles hépatiques et rénaux, de la constipation ; des douleurs lombo-sacrées avec une extrême fatigue, irradiant vers les jambes, qui s'aggrave après le déjeuner.

Symptômes sexuels

➔ Absence de libido. Aversion pour le coït, qui l'irrite et dont la seule pensée lui donne la nausée.
➔ Frigidité absolue, vaginisme, dyspareunie, anorgasmie, stérilité psychogène.
➔ Inhibition des impulsions. Introversion émotive des sentiments.

➜ Horreur pour toute manifestation de spontanéité sexuelle.

Complexes inconscients

➜ Négation inconsciente de la sexualité. Masochisme répressif.

➜ Complexe d'Œdipe non résolu. Envie de posséder un pénis. Homosexualité latente.

Symptômes psychiques

➜ Incapacité de ressentir de l'amour, de l'affection, de la sympathie ; de le montrer si elle l'éprouve.

➜ Dépression avec langueur, larmes faciles, indifférence envers toute chose ou personne.

➜ Conscience de son indifférence affective, mais sans désir d'y remédier.

➜ Craintes, idées noires, hypocondrie. Inquiétude égoïste, uniquement pour sa propre santé.

➜ Caractère difficile, désagréable, coléreux. Toujours de mauvaise humeur. Tout l'agace.

Symptômes étranges

➜ Sensation d'avoir un corps étranger dans le rectum ; que son abdomen tourne sur lui-même ; que ses ovaires sont plus grands que d'habitude ; que son utérus glisse hors de son corps (elle croise les jambes pour le retenir).

Symptômes physiopathologiques- gynécologiques

➜ Sensation de chute de tous les organes pelviens, avec miction fréquente.

➜ Règles irrégulières, souvent faibles, tardives ; ou abondantes, avec du sang foncé.

➜ Dysménorrhée spasmodique, associée au mal de dents, au mal de tête et aux coliques par anticipation.

➜ Leucorrhée jaune verdâtre, acide, excoriante sur les cuisses, prurigineuse et fétide.

➜ Douleurs utérines semblables à celles de l'accouchement. Douleurs brûlantes intra-utérines. Prolapsus utérin.

➜ Prurit vulvaire, vaginal ; même pendant la grossesse. Douleurs d'accouchement anormales, excessives.

Évolution des symptômes

➜ Aggravation en cas de consolation, avec le froid, dans les pièces surpeuplées.

➜ Amélioration avec la chaleur, le sommeil, les aliments acides.

Rayon d'action du remède

➜ Frigidité, vaginisme, dyspareunie, anorgasmie, stérilité psychogène.

➜ Prurit vulvaire. Sensation de ptôse pelvienne. Manque de tonus général.

➜ Dyspepsie, troubles hépatiques et rénaux, douleurs hypogastriques, constipation.

SOURCES

ALGAZI J., *Homéopathie en psychiatrie,* Éd. Maloine, 1989.

BARBANCEY J., *Pratique homéopathique en psychopathologie,* Éd. Similia 1981.

DJIAN J., *Homéopathie préventive et de terrain*, Diffusion générale de librairie, 1984.

DUFILHO R., *Les Symptômes mentaux en homéopathie*, Éd. Marrimpouey, 1986.

FABROCINI V., *Cours d'homéopathie, médecine naturelle*, Éd. De Vecchi, 1992.

FABROCINI V. et C., *Le Guide des fleurs de Bach*, Éd. De Vecchi, 1996.

GESSANT P., *Homéopathie et lombo-sciatalgie*, Éd. Similia, 1985.

GUERMOMPREZ M., PINKAS M., TORCK M., *Matière médicale*, Éd. Boiron, 1985.

JULIAN O. A., *Dictionnaire de matière médicale homéopathique*, Éd. Masson, 1981.

KENT J.T., *La science et l'art de l'homéopathie*, Éd. Maisonneuve, 1969.

KENT J.T., *Matière médicale homéo-pathique*, Éd. P. Joly, 1976.

LATHOUD J. A., *Études de matière médicale homéopathique*, Éd. Boiron, 1981.

MICHAUD J., *Le Vieillissement précoce ou sycose,* Éd. Doin, 1967.

NICOLAS M., *Psychiatrie homéopathique*, Éd. Doin, 1984.

PINTO R., *Manuel pratique d'homéopathie*, Éd. R. Pinto, 1984.

SANANES R., *Homéopathie et langage du corps,* Éd. Laffont, 1982.

SANANES R., *Homéopathie et rhumatologie*, Éd. Similia, 1984.

SANANES R., *Maux de tête et bleus de l'âme*, Éd. Laffont, 1986.

SANANES R., *La Consultation homéopathique*, Éd. Similia, 1987.

TETEAU M., *Matière médicale homéopathique clinique et biothérapie*, Éd. Maloine, 1979-1983.

TETEAU M., *Homéopathie et pathologie respiratoire*, Éd. Similia, 1983.

TETEAU M., *Homéopathie et pathologie digestive*, Éd. Similia, 1984.

TETEAU M., *Homéopathie et neuro-psychiatrie*, Éd. Similia, 1986.

TETEAU M., *Théorie et pratique de l'homéopathie moderne*, Éd. Maloine, 1987.

VERET P., *La Médecine énergétique*, Éd. Rocher, 1982.

VERET O., *La Spasmophilie enfin vaincue*, Éd. Rocher, 1985.

VOISIN H., *Thérapeutique et répertoire homéopathiques du praticien*, Éd. Maloine, 1978.

ZISSU R., *Matière médicale constitutionnelle*, Éd. Boiron, 1959-1964.

ZISSU R., Guillaume M., *Manuel de médecine homéopathique*, Éd. Boiron, 1985.

INDEX

Achevé d'imprimer en mai 2003
à Milan, Italie,
sur les presses de Ingraf s.r.l.

Dépôt légal : mai 2003
Numéro d'éditeur : 8049